Auf einen Blick

Michael Sperling
Marienburger Str. 46
81929 München
(01 73) 6 74 62 60

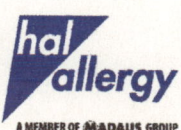

A MEMBER OF MADAUS GROUP

Mit freundlichen Grüßen

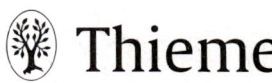

Taschenatlas der Allergologie

Gerhard Grevers
Martin Röcken

Unter Mitarbeit von

Jürgen Behr
Stephan C. Bischoff
Eike Krause
Roland Riedl-Seifert
Christoph von Ritter
Cordula Sturm
Peter Thomas
Stephan Thurau
Stefan Zippel

95 Farbtafeln von Jürgen Wirth

Georg Thieme Verlag
Stuttgart · New York

Die Deutsche Bibliothek –
CIP-Einheitsaufnahme

Grevers, Gerhard:
Taschenatlas der Allergologie / Gerhard Grevers ; Martin Röcken. Unter Mitarb. von Jürgen Behr ... [Zeichn.: Jürgen Wirth]. - Stuttgart ; New York : Thieme, 2001

Wichtiger Hinweis: Wie jede Wissenschaft ist die Medizin ständigen Entwicklungen unterworfen. Forschung und klinische Erfahrung erweitern unsere Erkenntnisse, insbesondere was Behandlung und medikamentöse Therapie anbelangt. Soweit in diesem Werk eine Dosierung oder eine Applikation erwähnt wird, darf der Leser zwar darauf vertrauen, dass Autoren, Herausgeber und Verlag große Sorgfalt darauf verwandt haben, dass diese Angabe **dem Wissensstand bei Fertigstellung des Werkes** entspricht.

Für Angaben über Dosierungsanweisungen und Applikationsformen kann vom Verlag jedoch keine Gewähr übernommen werden. **Jeder Benutzer ist angehalten,** durch sorgfältige Prüfung der Beipackzettel der verwendeten Präparate und gegebenenfalls nach Konsultation eines Spezialisten festzustellen, ob die dort gegebene Empfehlung für Dosierungen oder die Beachtung von Kontraindikationen gegenüber der Angabe in diesem Buch abweicht. Eine solche Prüfung ist besonders wichtig bei selten verwendeten Präparaten oder solchen, die neu auf den Markt gebracht worden sind. **Jede Dosierung oder Applikation erfolgt auf eigene Gefahr des Benutzers.** Autoren und Verlag appellieren an jeden Benutzer, ihm etwa auffallende Ungenauigkeiten dem Verlag mitzuteilen.

© 2001 Georg Thieme Verlag
Rüdigerstraße 14
D- 70469 Stuttgart
Unsere Homepage: http://www.thieme.de
Printed in Germany

Lektorat/Projektmanagement: s|t|m
Verlagsdienstleistungen GbR, Bad Waldsee
Zeichnungen: Prof. Jürgen Wirth, Dreieich-Offenthal
Umschlaggestaltung: Thieme Marketing
Satz: primustype Hurler GmbH, Notzingen
Druck: J. R. Himmer GmbH & Co. KG, 86167 Augsburg

ISBN 3-13-117551-6   1 2 3 4 5 6

Geschützte Warennamen werden **nicht** besonders kenntlich gemacht. Aus dem Fehlen eines solchen Hinweises kann also nicht geschlossen werden, dass es sich um einen freien Warennamen handele.

Das Werk, einschließlich aller seiner Teile, ist urheberrechtlich geschützt. Jede Verwertung außerhalb der engen Grenzen des Urheberrechtsgesetzes ist ohne Zustimmung des Verlages unzulässig und strafbar. Das gilt insbesondere für Vervielfältigungen, Übersetzungen, Mikroverfilmungen und die Einspeicherung und Verarbeitung in elektronischen Systemen.

Vorwort

Allergien zählen heute zu den häufigsten und volkswirtschaftlich wichtigsten Erkrankungen Europas, insbesondere auch deshalb, weil sie gerade Kinder, Jugendliche und Menschen im Berufsleben betreffen. Die Allergologie ist die Lehre von den unerwünscht überschießenden Immunreaktionen. Der Begriff wurde Anfang des letzten Jahrhunderts durch den Kinderarzt Clemens von Pirquet geprägt und in die medizinische Fachliteratur eingeführt. Zu den wichtigen Erkenntnissen, die unser heutiges Verständnis wesentlich geprägt haben, zählen die Beschreibung der Soforttyp-Reaktion und der Atopie, des IgE als Vermittler der Überempfindlichkeit vom Soforttyp, die modernen Einsichten in den Ablauf von Immunantworten, wie z. B. die Immunglobulinproduktion durch B-Lymphozyten, die antigenpräsentierenden Zellen und T-Zell-vermittelten Immunantworten, den Regelkreis der Lymphokine und Chemokine.

Eine Reihe dieser Entdeckungen wurde mit dem Nobelpreis geehrt. Die neueste Entwicklung liegt im Verstehen der Regelkreise, die einerseits ungewöhnliche Immunreaktionen auslösen, und andererseits diese Immunreaktionen in allergische Erkrankungen überführen.

Der Leser wird heute mit einer sehr großen Auswahl an Primär- und Sekundärliteratur konfrontiert, die oftmals entweder mehr die Grundlagenforschung oder mehr die Klinik betont. Auch finden sich wichtige und sehr gute Übersichtswerke.

Herausgeber und Autoren dieses Taschenatlas haben es sich zum Ziel gesetzt, neben der großen Vielfalt der Literatur eine klare, möglichst einfache, aber hoch aktuelle Übersicht zu erstellen, die insbesondere den Ärzten und Studenten, möglichst aber auch dem Laien einen schnellen Einblick in die Allergologie gewährt. Zum Einen soll es möglich sein, sich einen soliden Überblick zu verschaffen, zum anderen aber auch bei bestimmten Fragen zu Klinik, Praxis und Theorie schnell nachzusehen und hilfreiche und kompetente Antworten zu erhalten.

Die Struktur der Taschenatlanten bietet hierfür eine ideale Grundlage. Bei der Gestaltung der Grafiktafeln mit der Visualisierung von z. T. vielfach vernetzten Informationen stellte sich häufig die Frage, ob bekannte oder leicht vorstellbare Dinge und Vorgänge besser nur verbal bzw. textlich erläutert werden sollten. Die Entscheidung, dennoch den Symbolgehalt von Bildern zu nutzen, fiel leicht, weil deren Bedeutung schneller zu erkennen ist und leichter im Gedächtnis behalten werden kann. Die Vielfalt und Dichte der grafischen Elemente mit Zeichnungen, Fotos und Typografie in einer einzigen Grafiktafel erforderte eine didaktisch sinnvolle Reduzierung mit einfachen formalen Umsetzungen. Auf eine allzu naturalistische Wiedergabe von morphologischen oder anatomischen Gegebenheiten und Strukturen musste verzichtet werden, weil damit z. B. die Anmutung und Lesbarkeit von grafischen Fließdiagrammen mit Richtungspfeilen, Hinweislinien und anderen Überlagerungen gestört worden wäre.

Wir möchten ganz herzlich allen Autoren danken, die es uns durch ihre kompetenten Beiträge erlaubt haben, die verschiedenen Aspekte der Allergologie zu erfassen. Sie alle haben wesentlich zu diesem Buch beigetragen. Unser besonderer Dank gilt aber der Lektorin, Frau S. Engelhardt, die durch ihre sehr freundliche und zielgerichtete Projektkoordination die Fertigstellung des Buches erst ermöglicht hat. Ebenso danken wir Frau Dr. C. Sturm und Herrn Privatdozent Dr. P. Thomas, die durch ihre profunden Fachkenntnisse, die Verfassung zahlreicher Beiträge und ihre unermüdliche Arbeit im Rahmen der Korrektur einen Großteil der Arbeit getragen haben. Herrn Professor Dr. G. Plewig danken wir für die Fotos der Klinik und Herrn P. Bilek für seine exzellenten dermatologischen Photographien. Dem Thieme-Verlag gebührt Dank und Anerkennung dafür, dass er ein derartiges interdisziplinäres Buchprojekt ermöglicht hat.

So hoffen und wünschen wir, dass wir den Lesern mit diesem Atlas ein klar verständliches, aufschlussreiches Buch übergeben, das eine hohe Resonanz findet und mit Freude und Nutzen in Studium und Beruf gelesen wird.

Gerhard Grevers
Martin Röcken
München

Jürgen Wirth
Darmstadt

im Dezember 2000

Anschriften

Priv.-Doz. Dr. med. Jürgen Behr
Klinikum der Universität München
Medizinische Klinik und Poliklinik I – Großhadern
Ludwig-Maximilians-Universität München
Marchioninistraße 15
81377 München
(S. 74–77, 136–145, 190f)

Priv.-Doz. Dr. med. Stephan C. Bischoff
Zentrum für Innere Medizin und Dermatologie
Abtlg. Gastroenterologie und Hepatologie
Medizinische Hochschule Hannover
30623 Hannover
(S. 79, 158f)

Univ.-Prof. Dr. med. Gerhard Grevers
Klinikum der Universität München
Hals-Nasen-Ohren-Klinik – Großhadern
Ludwig-Maximilians-Universität München
Marchioninistraße 15
81377 München

Dr. med. Eike Krause
Klinikum der Universität München
Hals-Nasen-Ohren-Klinik – Großhadern
Ludwig-Maximilians-Universität München
Marchioninistraße 15
81377 München
(S. 2–7, 36–43, 94f, 98f, 102–107, 160f)

Dr. med. Roland Riedl-Seifert
Facharzt für Kinderheilkunde
Kurt-Schumacher-Straße 11
34117 Kassel
(S. 162–171)

Priv.-Doz. Dr. med. Christoph von Ritter
Medizinische Abteilung
Kreiskrankenhaus Prien am Chiemsee
Harasser Straße 61–63
83209 Prien am Chiemsee
(S. 20f, 78f, 152–159)

Univ.-Prof. Dr. med. Martin Röcken
Klinikum der Universität München
Klinik und Poliklinik für Dermatologie
und Allergologie – Innenstadt
Ludwig-Maximilians-Universität München
Frauenlobstraße 9–11
80337 München

Dr. med. Cordula Sturm
Klinikum der Universität München
Hals-Nasen-Ohren-Klinik – Großhadern
Ludwig-Maximilians-Universität München
Marchioninistr. 15
81377 München
(S. 72f, 80–83, 96f, 124–135, 180–185)

Priv.-Doz. Dr. med. Peter Thomas
Klinikum der Universität München
Klinik und Poliklinik für Dermatologie
und Allergologie – Innenstadt
Ludwig-Maximilians-Universität München
Frauenlobstraße 9–11
80337 München
S. 24–27, 34f, 44, 48–71, 84–89, 100f, 172f, 186f)

Priv.-Doz. Dr. med. Stephan Thurau
Klinikum der Universität München
Augenklinik – Innenstadt
Ludwig-Maximilians-Universität München
Mathildenstraße 8
80336 München
(S. 146–151)

Prof. Jürgen Wirth
Fachhochschule Darmstadt
Fachbereich Gestaltung
Olbrichsweg 10
64287 Darmstadt

Dipl.-Psych. Stefan Zippel
Klinikum der Universität München
Klinik und Poliklinik für Dermatologie
und Allergologie – Innenstadt
Ludwig-Maximilians-Universität München
Frauenlobstraße 9–11
80337 München
(S. 176–179)

Einführung

Der Taschenatlas der Allergologie wurde geschrieben, um die Pathophysiologie, Klinik und Therapie allergologischer Krankheiten möglichst umfassend und allgemein verständlich darzustellen. Das Buch wendet sich in erster Linie an Ärzte aller Fachrichtungen und Medizinstudenten, soll aber auch Studierende und Wissenschaftler aus benachbarten Fächern ansprechen. Um diesem Anspruch gerecht zu werden, wurde das Taschenatlas-Konzept des Thieme-Verlags gewählt, da es mit Hilfe zeitgemäßer Gestaltungsmöglichkeiten erlaubt, komplexe Zusammenhänge grafisch übersichtlich zu skizzieren. Dabei wurden auch modernste Erkenntnisse mit eingeschlossen. Den Autoren ist bewusst, dass noch viele Details zur Pathogenese, Klinik und Therapie allergischer Krankheiten kontrovers diskutiert werden. Eine Darstellung aller möglichen Aspekte würde den Rahmen des Buches aber sprengen. Vorrangiges Ziel ist, dem Leser ein möglichst klares Bild zu vermitteln und ihm einen roten Faden durch die Allergologie an die Hand zu geben. So haben sich die Autoren ganz überwiegend auf die gut etablierten Konzepte konzentriert und mehr spekulative Aspekte zurückgestellt. Hierfür wurde das Buch in 5 Abschnitte unterteilt:

Teil I umfasst die Grundlagen der Allergologie. Hier werden die wichtigen Definitionen, die Epidemiologie und die molekularen und zellulären Grundlagen der Immunabwehr und Immunantwort dargestellt. Dies beginnt mit den unspezifischen Mechanismen der Barriere und folgt dann der Immunantwort bis hin zur Bildung spezifischer IgE-Antikörper und den Effektorphasen der Immunantwort.

Teil II beschreibt fachübergreifend die Diagnostik allergischer Erkrankungen aus der Sicht der verschiedenen Fachdisziplinen: der Dermatologie, der Hals-Nasen-Ohren-Heilkunde, der Augenheilkunde, der Inneren Medizin, der Kinderheilkunde und auch von Seiten der Berufserkrankungen. Neben der spezifischen Anamnese und Untersuchung werden die verschiedenen Möglichkeiten der Allergiediagnostik in vitro und in vivo dargestellt.

Teil III erläutert die spezifischen und allgemeinen Therapieprinzipien, die für allergische Erkrankungen entwickelt wurden. Dies umfasst die spezifische Immuntherapie einschließlich der Hyposensibilisierung, medikamentöse Therapieprinzipien mit Antihistaminika, Glukokortikoiden und anderen Pharmaka, Allergenkarenz, Diät und Klimatherapie bis hin zur Psychotherapie. Dieses Kapitel schließt insbesondere auch die spezifische Pflege der Haut mit ein.

Teil IV umfasst die Beschreibung der einzelnen allergologischen Krankheitsbilder. Pathophysiologie, Diagnostik, klinische Befunde und Therapie werden hier anhand der verschiedenen Erkrankungen detailliert besprochen. Dies beginnt mit 3 interdisziplinären Tafeln zum Thema Notfall in der Allergologie und behandelt anschließend die fachspezifischen Besonderheiten allergologischer Erkrankungen der Haut, des Hals-Nasen-Ohren-Bereichs, der Bronchien und Lunge, des Auges und des Gastrointestinaltrakts. Die Besonderheiten im Kindesalter werden gesondert hervorgehoben. Dieser Abschnitt schließt auch Fragen des Impfschutzes, Zusammenhänge zwischen Allergie und Psyche, Allergie und Umwelt sowie Allergie und Beruf mit ein.

Teil V enthält wichtige Kurzinformationen in teils tabellarischer Zusammenfassung, z. B. weitergehende Angaben
- zur Notfalltherapie
- zu Berufsallergenen,

das Beispiel eines Symptomtagebuchs und Informationen der pharmazeutischen Industrie über häufige Allergene sowie Adressen wissenschaftlicher Fachgruppen und patientenorientierter Organisationen.

Inhaltsverzeichnis

V Anhang ... 192

Abkürzungen

ACE	angiotensin converting enzyme
ADCC	antikörperabhängige zelluläre Zytotoxizität
Ak	Antikörper
AMA	antimitochondriale Antikörper
ANA	antinukleäre Antikörper
(c)ANCA	(zytoplasmatische) Antineutrophilen-Antikörper
AP	Alkalische Phosphatase
APC	antigenpräsentierende Zelle
BALT	bronchus associated lymphoid tissue
BSG	Blutsenkungsgeschwindigkeit
ca.	zirka
CCR	CC-Chemokinrezeptor
(C)CT	(kraniales) Computertomogramm
CD	cluster of differentiation
CD4$^+$-Zelle	CD4-positive Zelle
CD8$^+$-Zelle	CD8-positive Zelle
CLA	cutaneous lymphocyte associated antigen
cm	Zentimeter
COBP	chronisch-obstruktive Bronchopneumopathie
CSF	colony stimulating factors
CTL	cytotoxic T-lymphocytes
d	dies (Tag)
dB	Dezibel
DC	dendritische Zellen
DNA	Desoxyribonukleinsäure
DTHR	delayed type hypersensitivity reaction, Spättypreaktion
EAA	exogen allergische Alveolitis
ECP	eosinophil cationic protein
EEM	Erythema exsudativum multiforme
ELISA	enzyme-linked immunosorbent assay
EPO	Eosinophilen-Peroxidase
evtl.	eventuell
FEV$_1$	Einsekundenkapazität (Spirometrie)
GALT	gut associated lymphoid tissue
GCSF	granulocytes colony stimulating factor
CD40L	CD40-Ligand
GMCSF	granulocyte-macrophage-colony stimulating factor
ggf.	gegebenenfalls
h	hora (Stunde)
HLA	humane Leukozytenantigene
HRCT	High Resolution CT

i.a.	intraarteriell
i.c.	intrakutan
i.d.R.	in der Regel
ICAM	interzelluläres Adhäsionsmolekül
IFN	Interferon
Ig	Immunglobulin
IL	Interleukin
i.m.	intramuskulär
i.v.	intravenös
IU	Internationale Einheiten (Units)
JAK	Januskinase
KBR	Komplementbindungsreaktion
kg (KG)	Kilogramm (Körpergewicht)
LC	Langerhans-Zelle(n)
LGL	large granular lymphocytes
LTC$_4$	Leukotrien C$_4$
m	Meter
MCSF	monocytes colony stimulating factor
MALT	mucosa associated lymphoid tissue
MBP	major basic protein
MCH	Metacholin
MCP	monocyte chemoattractant protein
mg	Milligramm
MHC	major histokompatibility complex
MIF	Migrationsinhibitionsfaktor
min	Minute(n)
Mio.	Millionen
mm	Millimeter
NALT	nose associated lymphoid tissue
ng	Nanogramm
NGF	nerve growth factor
NK	Natürliche Killerzellen
NO	Stickstoffmonoxid
NSAR	nichtsteroidale Antirheumatika
OAS	orales Allergiesyndrom
o.g.	oben genannt
PAF	Plättchen aktivierender Faktor
PCR	polymerase chain reaction
PEG	Polyethylenglykol
PG	Prostaglandin
PGD$_2$	Prostaglandin D$_2$
PGE	Prostaglandin E
PL	Phospholipase
PLA$_2$	Phospholipase A$_2$
p.o.	per os
PPD (-S)	purified protein derivative (standard)
RANTES	regulated upon activation, normal T cell expressed and secreted
RF	Rheumafaktoren
RhD	Rhesus-D-Antigen

ROS	reaktive Sauerstoffradikale	TE	Tuberkulineinheit
s.	siehe	TEN	toxische epidermale Nekrolyse
S	Svedberg-Einheit	TGF	transforming growth factor
s.a.	siehe auch	TNF	Tumornekrosefaktor
s.c.	subkutan	u. a.	unter anderem
SALT	skin associated lymphoid tissue	u. g.	unten genannt
sIgA	sekretorisches IgA	u. U.	unter Umständen
SIT	spezifische Immuntherapie	v. a.	vor allem
SLE	systemischer Lupus erythemato-des	V. a.	Verdacht auf
		VCAM	vaskuläres Zelladhäsionsmolekül
sog.	so genannt	z. B.	zum Beispiel
T_C	zytotoxische T-Zellen	z. T.	zum Teil
T_H	T-Helfer-Zellen	µg, -l	Mikrogramm, -liter
TCR	T-Zell-Rezeptor		

Grundlagen

Einleitung

Abwehr und Immunsystem

Das Immunsystem hat u. a. die Aufgabe, vor eindringenden Krankheitserregern und Toxinen zu schützen, muss also zwischen gefährlich und ungefährlich unterscheiden können. Dies wird durch zwei eng ineinander verflochtene Systeme (S. 8 f) ermöglicht. Grob unterscheidet man ein sog. angeborenes (nichtadaptives) von einem erworbenen (adaptiven) Immunsystem. Doch bevor ein potenziell schädigender Stoff in den Körper eindringen und das Immunsystem aktivieren kann, muss er eine Kaskade von äußerlichen Barrieren überwinden, die die weitaus meisten gefährlichen Noxen und Organismen gar nicht erst durchlassen.

Epithelien. Wichtigste mechanische Barriere sind die Epithelien. Sie unterliegen ganz unterschiedlichen Anforderungen und haben sich den Bedürfnissen des Lebens angepasst. So haben die Epidermis, Dermis und Hautanhangsgebilde andere Aufgaben als die Schleimhäute. Die innere Struktur der Epithelzellen, ihr Zusammenhalt und ihre Verankerung mit den darunterliegenden Bindegeweben sind für ein normales Leben essenziell.

Mukus. Im Schleimhautbereich wird die – im Vergleich zur Haut – relative Schwäche der mechanischen Barriere durch Sekrete ergänzt: Speichel und andere Schleimhautflüssigkeiten sind nicht nur Gleitmittel, sondern reich an Abwehrstoffen wie Immunglobulin A oder Komplement. Damit können sie Toxine und Bakterien abfangen und neutralisieren. In den Bronchien wird die Barriere durch das Flimmerepithel unterstützt, das Schleim und Partikel oralwärts transportiert. Im Magen besitzt das saure Milieu desinfizierende Eigenschaften.

Defensine. Eine dritte, phylogenetisch sehr alte Abwehrstufe, die vor Krankheitserregern schützt, noch bevor das Immunsystem im eigentlichen Sinne aktiviert wird, sind die Defensine. Sie sind eine Gruppe von Molekülen, die von Epithelien gebildet werden können und äußerst wirksam alle Formen von Bakterien und Pilzen lysieren. Der besondere Reichtum an Defensinen wird dafür verantwortlich gemacht, dass Verletzungen in Mund und Pe-

rianalregion nur sehr selten zu Wundinfekten führen und i.d.R. sehr gut heilen, obwohl in beiden Regionen sehr hohe Bakterienkonzentrationen herrschen.

Unspezifische Immunantwort. Erst wenn diese drei Barrieren – Epithel, Mukus und Defensine – durchbrochen oder überlastet sind, kommt es zur zunächst *unspezifischen* Entzündung. Primär dominieren ebenfalls angeborene Mechanismen des Immunsystems, bei der bereits Phagozyten angelockt werden und eine erste Schadensbegrenzung versuchen. Diese Mechanismen gewährleisten, dass der Organismus sehr schnell auf Gefahrenreize reagiert, noch bevor er spezifische Abwehrmechanismen entwickelt hat. Gleichzeitig leitet diese frühe Entzündungsreaktion die spezifische Immunantwort ein. Alle Körperzellen sind fähig, die unspezifische oder unmittelbare Abwehr mitzugestalten (S. 12 f).

Spezifische Immunantwort. Die spezifische Abwehr wird beim ersten Kontakt mit einem Fremdantigen eingeleitet. Ihr Aufbau benötigt bis zur vollen Einsatzfähigkeit mehr Zeit als die unspezifischen Sofortmechanismen. Steht sie jedoch einmal zur Verfügung, ermöglicht sie die gezielte, äußerst schnelle und effektive Abwehr von Fremdstoffen, wenn diese den Organismus *erneut* angreifen. Dazu ist unverzichtbar, dass sich das Immunsystem an das Antigen „erinnert". Dieses Immungedächtnis wird von speziellen T- und B-Lymphozyten, den Gedächtniszellen (Memory-Zellen) gewährleistet. Außer den T-Lymphozyten, die die sog. *zelluläre* spezifische Immunabwehr bilden, sind auch *humorale* Bestandteile, insbesondere die von B-Lymphozyten gebildeten Antikörper an der spezifischen Abwehr beteiligt.

Immunsystem und Allergie

Unter Allergien versteht man im deutschen Sprachgebrauch *unerwünschte* Immunantworten gegen exogene Substanzen, die die o.g. Barrieren ebenfalls überwunden haben, aber eigentlich in aller Regel harmlos sind. Diese Immunantworten können zu verschiedenen Krankheitsbildern führen, sind also für den Betroffenen schädlich. Oft richten sie sich gegen Substanzen, die man nicht meiden kann.

A. Systematik der Unverträglichkeitsreaktionen

Unverträglichkeitsreaktionen auf exogene Substanzen können allergisch, pseudoallergisch, durch einen Enzymdefekt oder pharmakotoxisch bedingt sein.

1. Allergie. Der Begriff Allergie wurde erstmals 1906 von Clemens von Pirquet zur Unterscheidung von nützlichen und schädlichen Immunreaktionen geprägt. Heute bezeichnet man eine überschießende, krankmachende spezifische Immunreaktion (= *Hyperergie*) gegen exogene Substanzen (= *Allergene*) als Allergie. Davon abzugrenzen sind die sog. *Autoimmunerkrankungen* (krankhafte Immunreaktion gegen körpereigene Antigene). Von zentraler Bedeutung für eine allergische Reaktion ist das erworbene, spezifische Immunsystem (S. 8 f): Bei einem Kontakt mit einem potentiellen Allergen kommt es zur Sensibilisierung des Organismus, jedoch noch nicht zu klinischen Symptomen. Es bilden sich dann allergenspezifische Lymphozyten und Antikörper aus. Bei erneuter Allergenexposition tritt dann die allergische Reaktion auf. Coombs und Gell haben 1963 die heute noch verwendete Einteilung der Allergien in die Typen I bis IV vorgenommen (S. 24 f). Schwere allergische Sofortreaktionen vom Typ I werden auch als *Anaphylaxie* bezeichnet. Richet und Portier haben diesen Begriff erstmals 1902 für eine akut auftretende allergische Reaktion gegen Kaninchenserum verwendet.

Der Begriff der *Atopie* wurde 1923 von Coca und Cooke eingeführt. Er steht für eine vererbbare Neigung, Typ-I-Allergien gegen Inhalationsantigene und Ekzeme zu entwickeln. Die Atopie schließt somit das atopische Ekzem, die Rhinitis allergica und das extrinsische (allergische) Asthma bronchiale ein.

2. Pseudoallergie. Von den Allergien sind sog. pseudoallergische Reaktionen abzugrenzen, die klinisch oft identisch verlaufen. Ihnen liegen jedoch andere Pathomechanismen zugrunde, die häufig noch nicht bekannt sind. Pseudoallergien spielen v. a. bei Arzneimittel- und Nahrungsmittelreaktionen oft eine wichtige Rolle. Es handelt sich um allergieähnliche Unverträglichkeiten ohne Nachweis einer spezifischen Sensibilisierung. Ihre Ausprägung ist dosisabhängig, und sie können bereits bei Erstkontakt mit dem auslösenden Agens die klinische Reaktion hervorrufen.

Bekannt sind pseudoallergische Krankheitsbilder bei Gabe von nichtsteroidalen Antiphlogistika (besonders bei der Acetylsalicylsäure), von ACE-Hemmern, Kontrastmitteln, Plasmaexpandern, Morphin, Muskelrelaxantien und verschiedenen Antibiotika (S. 50 f).

Einige Nahrungsmittel vermögen ebenfalls, pseudoallergische Reaktionen auszulösen, v. a. wenn sie verstärkt biogene Amine (Histamin, Serotonin, Tyramin) enthalten. Dazu gehören z. B. reifer Käse, Rotwein oder Nüsse. Andere Beispiele sind einige Lebensmittelzusatzstoffe wie Geschmacksverstärker oder Konservierungssubstanzen (S. 48 f; s. Anhang).

Pseudoallergien können auch durch physikalische Stimuli oder durch Belastung provoziert werden.

3. Idiosynkrasie, Intoleranz. Die *Idiosynkrasie* ist eine angeborene, nichtimmunologische Überempfindlichkeit gegenüber exogenen Substanzen. Häufig ist ein Enzymdefekt die Ursache. Die Symptome sind dosisabhängig und treten bereits bei Erstkontakt mit dem auslösenden Agens auf. Klinisch kann das Krankheitsbild einer Allergie ähneln. Beispiele sind der angeborene Laktasemangel und der Favismus.

Der Begriff *Intoleranz* wird unterschiedlich benutzt. Einerseits beschreibt man damit ebenfalls einen Enzymdefekt (z. B. Galaktoseintoleranz), andererseits wird er auch synonym für pseudoallergische Reaktionen (z. B. Analgetikaintoleranz) verwendet. Ganz allgemein bezeichnet Intoleranz die Unfähigkeit des Organismus, auf einen spezifischen äußeren Einfluss adäquat zu reagieren.

4. Toxizität. Unter der Toxizität (Giftigkeit) versteht man die gesundheitsschädigende Wirkung einer chemischen Substanz oder physikalischer Faktoren. Sie ist dosisabhängig. Beispiel für eine allergieähnliche Hautreaktion ist die Wiesengräserdermatitis, bei der ein Pflanzeninhaltsstoff unter Lichteinfluss zu einer toxischen und nichtallergischen Dermatitis führt (Phototoxizität).

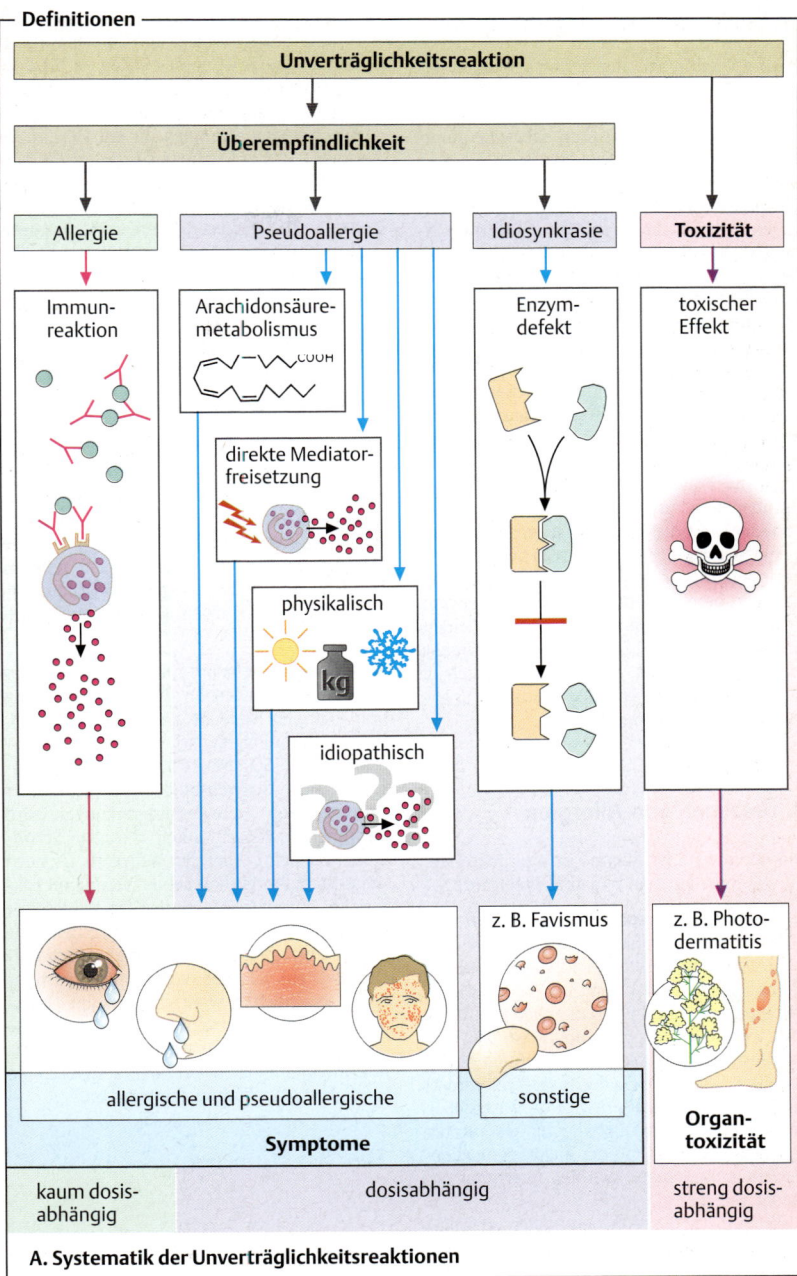

A. Systematik der Unverträglichkeitsreaktionen

Definitionen

Unverträglichkeitsreaktion

Überempfindlichkeit

Allergie — Pseudoallergie — Idiosynkrasie — **Toxizität**

Immun-reaktion

Arachidonsäure-metabolismus

direkte Mediator-freisetzung

physikalisch

idiopathisch

Enzym-defekt

toxischer Effekt

z. B. Favismus

z. B. Photo-dermatitis

allergische und pseudoallergische

sonstige

Organ-toxizität

Symptome

kaum dosis-abhängig

dosisabhängig

streng dosis-abhängig

A. Systematik der Unverträglichkeitsreaktionen

3

A. Häufigkeit von Allergien

Nach epidemiologischen Untersuchungen leiden 25–30 % der Bevölkerung in Industriestaaten an allergischen Beschwerden. Mit Abstand die größte Bedeutung haben dabei die atopischen Erkrankungen. Die Prävalenz für eine Rhinitis allergica liegt bei 10–15 %, für eine Dermatitis atopica bei bis zu 10 %, für eine allergische Urtikaria bei ca. 10 % und für ein allergisches Asthma bronchiale bei 5–10 %. Von Nahrungsmittelallergien sind ca. 2 % der Bevölkerung betroffen. Die Häufigkeitsverteilung allergischer Erkrankungen ist altersabhängig. Im Säuglings- und Kindesalter dominieren die atopische Dermatitis und Nahrungsmittelallergien. Bei Jugendlichen und im Erwachsenenalter finden sich hauptsächlich eine Rhinitis allergica und ein allergisches Asthma bronchiale. In höherem Lebensalter sinkt die Prävalenz atopischer Krankheiten. Darüber hinaus finden sich regionäre Unterschiede. So ist die Rate atopischer Erkrankungen in Städten deutlich höher als in ländlichen Regionen. Menschen in Industriestaaten sind häufiger betroffen als die Bevölkerung von Entwicklungsländern. Im Kindesalter leiden mehr Jungen, im Erwachsenenalter mehr Frauen an Allergien. Insgesamt zeigt sich in den letzten Jahrzehnten eine deutliche Zunahme allergischer Erkrankungen.

B. Ursachen von Allergien

Die Ätiologie einer Allergie ist multifaktoriell. Im wesentlichen sind 3 Faktoren relevant:

1. Genetische Prädisposition. Es gibt ein vererbbares Risiko für die Entwicklung von Allergien. Das Atopierisiko bei Kindern gesunder Eltern liegt in Deutschland bei 5–15 %. Dagegen steigt die Erkrankungshäufigkeit auf 20–40 %, wenn ein Elternteil Atopiker ist. Sind beide Elternteile betroffen, ergibt sich ein Risiko von 60–80 % für ihre Kinder. Insgesamt wird a) die Prädisposition zur Entwicklung atopischer Erkrankungen, b) die Beteiligung bestimmter Organe und c) der Grad der Ausprägung allergischer Erkrankungen von den Eltern auf die Kinder vererbt.

Kopplungsanalysen haben bisher verschiedene Genlokalisationen nachgewiesen, die mit der Vererbung von Atopien gekoppelt sind. Eine liegt auf Chromosom 11q, eine andere in der Nähe des IL-4-Gens auf Chromosom 5q. Einflüsse von HLA-Genen wurden für die Entstehung von Allergien gegen ganz bestimmte Allergene festgestellt, aber *nicht* für die allgemeine Neigung, Allergien zu entwickeln. So besitzen 95 % der Personen, die gegen das Ragweed-Majorallergen Amb 5 IgE-Antikörper bilden, den HLA-Typ DR 2/Dw 2. Dagegen haben unter den Ragweed-Allergikern, die gegen dieses Peptid keine Antikörper bilden, nur 22 % diesen HLA-Typ.

2. Allergenexposition. Eine frühe Zufuhr potenzieller Allergene scheint mit einem erhöhten Risiko für atopische Erkrankungen einherzugehen. Kinder, die in den ersten 6 Lebensmonaten mit Kuhmilch ernährt werden oder anderen Nahrungsmittelallergenen ausgesetzt sind, erkranken signifikant häufiger an gastrointestinalen Allergien oder einer atopischen Dermatitis. Auch ein indirekter Einfluss des Geburtstermins auf das Risiko einer Sensibilisierung wird angenommen. Kinder, die kurz vor Beginn einer Pollensaison geboren werden, entwickeln häufiger eine Pollenallergie als Kinder mit einem Geburtsdatum nach dem Pollenflug.

3. Adjuvansexposition. Die Bedeutung verschiedener Adjuvanzien für die Entwicklung von Allergien ist nicht abschließend geklärt. Eine Korrelation zwischen hoher Luftverschmutzung (SO_2, NO_2, Ozon, Dieselruß, Zigarettenrauch, Schwebstaub) und gehäuftem Auftreten von Atemwegserkrankungen wird vermutet. Inwieweit durch aerogene Schadstoffe vermehrt Allergien auftreten ist noch umstritten. Protektiv scheinen virale und bakterielle Atemwegsinfektionen im Kindesalter zu wirken. Auch das Aufwachsen in einem sehr allergenreichen Milieu (z. B. landwirtschaftlicher Betrieb) soll eine Allergisierung vermindern. Ursächlich ist wahrscheinlich die Unterdrückung der IgE-Produktion durch T_{H1}-Lymphozyten. Andererseits erhöhen gastrointestinale Infektionen im Kindesalter statistisch die Häufigkeit einer Kuhmilchintoleranz.

Epidemiologie und Ätiologie von Allergien

Maximalschätzung (%)
20
15
10
5
2,5
allergische Rhinitis
allergisches Asthma
Nahrungsmittel-allergien
atopisches Ekzem
~5%
~1-2%
~1-2%
~1%
0 0,5 1 2 4 6 8 10 12 14 16 18 20 25 30 35 40 45 50 55 60
Lebensjahre

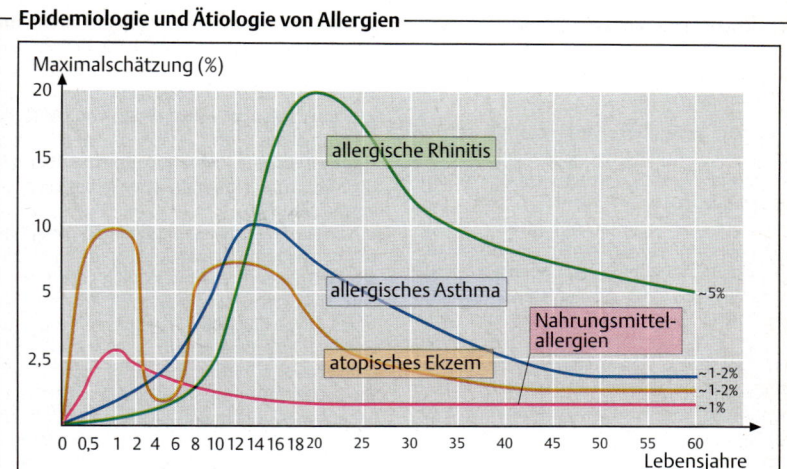

A. Häufigkeit von Allergien

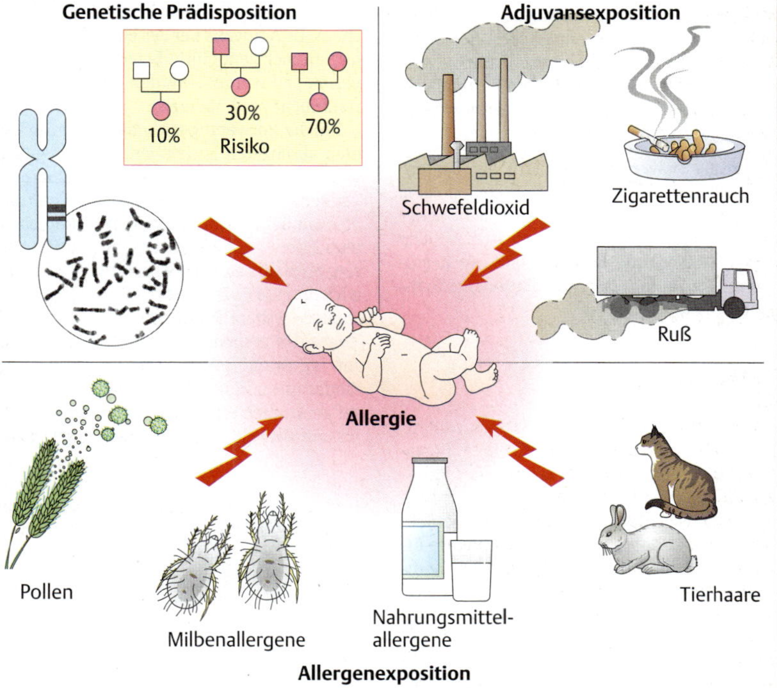

Genetische Prädisposition
10%
30%
Risiko
70%
Adjuvansexposition
Schwefeldioxid
Zigarettenrauch
Ruß
Allergie
Pollen
Milbenallergene
Nahrungsmittel-allergene
Tierhaare
Allergenexposition

B. Ursachen von Allergien

A. Präventionsmaßnahmen

Allgemein unterscheidet man 3 Möglichkeiten der Prävention:

1. Primäre Prävention. Durch das Ausschalten potenziell gesundheitsschädigender Faktoren vor ihrem Wirksamwerden wird der Erkrankung vorgebeugt.

In der Allergologie entspricht dies im Wesentlichen den Maßnahmen zur Atopieprophylaxe im Säuglingsalter. Theoretisch wäre eine Allergenkarenz als Präventionsmaßnahme denkbar, jedoch lässt sich in natura keine allergenfreie Umwelt schaffen. Außerdem wird diskutiert, ob zu „sterile" Lebensbedingungen bei Kleinkindern zu einer verringerten T_{H1}-Lymphozytenstimulation führen und somit vermehrt die für Allergien bedeutsamen T_{H2}-Lymphozyten aktiv sind.

2. Sekundäre Prävention. Vorsorgeuntersuchungen ermöglichen eine frühestmögliche Diagnose und eine daraus resultierende Therapie, um einen Krankheitsausbruch zu vermeiden. Dies kann durch ein Allergie-Screening bei entsprechender Anamnese erreicht werden. Als Therapie lässt sich eine Allergenvermeidung bzw. eine Spezifische Immuntherapie (SIT) durchführen (S. 90 ff).

3. Tertiäre Prävention. Sie dient der Begrenzung und Rehabilitation von Krankheitsfolgen. Geeignete Maßnahmen hinsichtlich einer Allergie sind – soweit möglich – berufliche Umschulungen und Kuraufenthalte in Regionen mit Reizklima als Rehabilitationsmaßnahmen (S. 84 f, 88 f).

B. Atopieprophylaxe

Epidemiologische Studien (S. 4 f) aus zahlreichen Industriestaaten belegen einen Prävalenzanstieg der Dermatitis atopica, der Rhinitis allergica und des allergischen Asthma bronchiale seit dem 2. Weltkrieg. Zu berücksichtigen sind dabei sicher eine vermehrte öffentliche Aufmerksamkeit und verbesserte diagnostische Möglichkeiten zur Erkennung einer Allergie. Dennoch lässt sich eine stetige Zunahme reproduzieren.

Die Neigung, eine atopische Erkrankung zu entwickeln, ist z. T. genetisch determiniert. Um so wichtiger ist es, weitere Kofaktoren auszuschalten.

Präventive Maßnahmen können bereits vor Geburt des Kindes getroffen werden:
- Gute Belüftung
- niedrige Luftfeuchtigkeit und
- Sanierung bzw. Abschaffung von „Milbennistplätzen"

sind wesentliche Elemente, um eine übermäßige Belastung mit Inhalationsallergenen zu vermeiden.

Nach der Geburt sollte das Kind ohne Zufütterung von Kuhmilch in den ersten 4–6 Monaten konsequent mit Muttermilch gestillt werden. Falls notwendig, kommt stark hydrolysierte, hypoallergene Säuglingsnahrung auf Casein- (z. B. Pregestimil, Nutramigen) oder Molkebasis (z. B. Hipp HA) als Ersatz in Frage. Die Beikostfütterung sollte nicht vor dem 4.–6. Lebensmonat beginnen, die Gabe von Hühnerei nicht vor dem ersten Geburtstag. Weitere hochallergene Nahrungsmittel wie Fisch, Nüsse, Zitrusfrüchte, Schokolade und Tomaten sind während des ersten Lebensjahres nicht geeignet.

Auch wenn die Bedeutung des Passivrauchens als Adjuvans bei der Entstehung von Allergien nicht endgültig bewiesen ist, sollte es vermieden werden, um den kindlichen Atemtrakt nicht zu schädigen.

Um die Notwendigkeit präventiver Maßnahmen abschätzen zu können, wäre es gut, besonders gefährdete Kinder identifizieren zu können. Einen hohen Aussagewert hat dabei die Familienanamnese, da Kinder atopiebelasteter Eltern ein deutlich erhöhtes Risiko besitzen, ebenfalls atopische Erkrankungen zu entwickeln (S. 4 f). Derzeit ist die Anamnese der einzige fassbare Parameter von klinischer Relevanz. Untersuchungen von Nabelschnurblut auf IgE-Antikörper weisen darauf hin, dass Kinder mit erhöhten IgE-Werten später häufiger an Atopien erkranken. Allerdings ist dieser Test für den klinischen Alltag weniger genau.

Prävention allergischer Erkrankungen

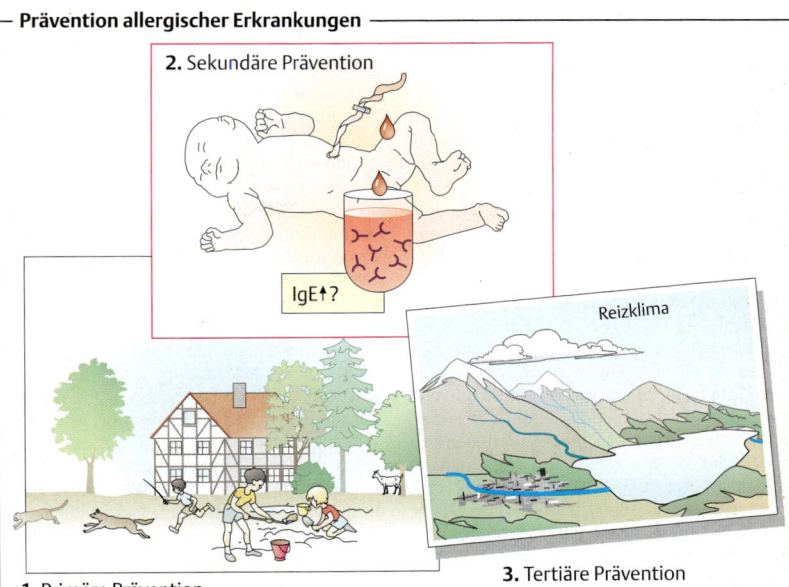

2. Sekundäre Prävention

IgE↑?

Reizklima

1. Primäre Prävention

3. Tertiäre Prävention

A. Präventionsmaßnahmen

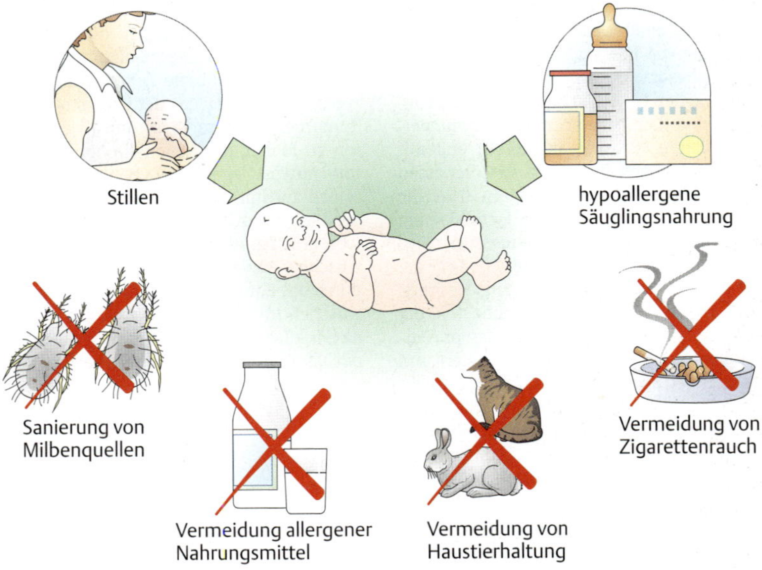

Stillen

hypoallergene Säuglingsnahrung

Sanierung von Milbenquellen

Vermeidung allergener Nahrungsmittel

Vermeidung von Haustierhaltung

Vermeidung von Zigarettenrauch

B. Atopieprophylaxe

7

Das Immunsystem dient dazu, möglichst sicher und effizient für den Körper potenziell gefährliche Stoffe wie Infektionserreger und Toxine abzuwehren. Dazu gehören mehrere Komponenten der Abwehr. Zum einen verhindern mechanische und biologisch wirksame Barrieren, dass Schadstoffe überhaupt in den Körper eindringen können (s.a. Einleitung S. 1 **A.**). Erst wenn diese Barrieren überwunden und Körperzellen direkt „angegriffen" werden, tritt das eigentliche Immunsystem des Körpers in Aktion.

Bestimmte Immunzellen können über verschiedene Mechanismen Krankheitserreger direkt phagozytieren und zerstören. Dafür benötigen sie die enge Koordination mit somatischen Zellen, die einerseits die Immunantwort erst durch Alarmsignale einleiten und andererseits am Ende auch Effektorfunktionen innerhalb der Abwehr verstärken. Diese Signale können unter dem Begriff „Stresssignal" zusammengefasst werden. Zu dieser *unspezifischen* oder (engl.) *„innate" Immunantwort* tragen offensichtlich alle Körperzellen bei (**B.**). Primär sind es jene, die als erste „angegriffen" wurden. In der Haut sind es die Keratinozyten, in der Mukosa die Epithelzellen, in der Leber die Hepatozyten, und auch Fibroblasten oder Gliazellen sind dazu fähig. Auf die Stresssignale reagieren Zellen u. a. mit der Freisetzung einer Gruppe von Botenstoffen (S. 18 f), mit denen sie phagozytierende und antigenpräsentierende Zellen (APC; S. 12 f) anlocken und aktivieren und damit die *spezifische Immunantwort* einleiten (**C.**): Die aktivierten und mit dem Fremdantigen beladenen APC verlassen den Ort der Schädigung, wandern über die Lymphwege in die regionären Lymphknoten und ziehen dort über Chemokine sog. naive CD4$^+$- und CD8$^+$-T-Lymphozyten (S. 14 f) an. Diesen präsentieren sie das spezifische Antigen (S. 12 f). Jene naiven T-Lymphozyten, die aufgrund ihrer Rezeptorstruktur das präsentierte Peptid erkennen, werden aktiviert und differenzieren zu Blasten. Dies führt dazu, dass die T-Zellen neue Oberflächenmoleküle exprimieren, die sie dazu befähigen, auf Wachstumsfaktoren zu reagieren, den Lymphknoten zu verlassen und selbst Botenstoffe zu sezernieren. Welche Mediatoren es im Einzelnen sind und wie sich die T-Lymphozyten letztendlich mit ihren Zielzellen/Zielstrukturen auseinandersetzen werden, hängt wesentlich von den Bedingungen ihrer Aktivierung ab

(S. 14 f). Erste wichtige Aufgabe der aktivierten T-Zelle ist es, zu proliferieren und sich klonal zu vermehren, damit die Anzahl der T-Lymphozyten ausreicht, um eine Immunantwort aufzubauen, die spezifisch gegen den „alarmierenden" Krankheitserreger oder die Noxe gerichtet ist. Deshalb können sich derart spezialisierte T-Zellen mithilfe des Zytokins Interleukin 2 (IL-2) innerhalb weniger Tage um den Faktor 10 000 vermehren (S. 14 f). Aktivierte T-Lymphozyten haben weitere Aufgaben: Sie interagieren im Lymphknoten eng mit den B-Lymphozyten und liefern ihnen Signale für die Immunglobulinproduktion (S. 16 f). Anschließend verlassen sie den Lymphknoten und gelangen über den Blutweg zum Ort der ursprünglichen Gewebeschädigung. Im Rahmen der unspezifischen Immunantwort ist dort bereits eine Entzündung im Gange, die zur Bildung von sog. Adhäsionsmolekülen geführt hat. Letztere erlauben es den aktivierten T-Lymphozyten, an der Gefäßwand zu haften, das Gefäßbett zu verlassen und in das entzündete Gewebe einzuwandern. Dort werden sie erneut stimuliert – wahrscheinlich durch antigenbeladene Makrophagen und Monozyten –, und produzieren nun eine Reihe proinflammatorischer Mediatoren. Eine zentrale Rolle kommt dabei dem Interferon-γ (IFN-γ) zu: Es induziert in Makrophagen die Produktion wichtiger Entzündungsmediatoren, über die wiederum benachbarte Zellen dazu gebracht werden, ein Vielfaches der Sauerstoffradikale, Tumornekrosefaktor (TNF) und all jener Faktoren zu bilden, mit denen sie bereits die Immunantwort eingeleitet haben. Im Unterschied zur Initiierungsphase ist jetzt – außer der Menge – auch das Spektrum der Zytokine wesentlich größer (S. 18 f); die anfangs unspezifischen Abwehrmaßnahmen werden somit durch das Einwandern der für diese Noxe spezifischen Immunzellen so wirksam verstärkt, dass im Rahmen einer Entzündung eine effektive „Aufräumarbeit" zustande kommt.

Unspezifische und spezifische Abwehr

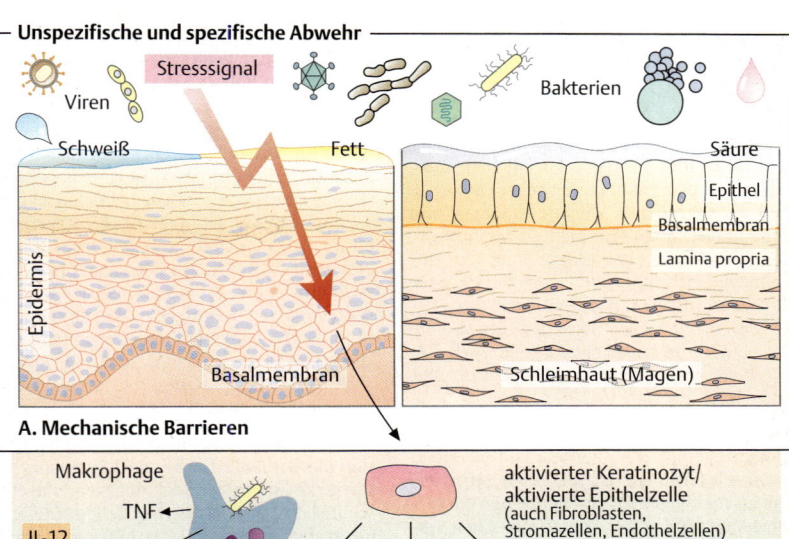

A. Mechanische Barrieren

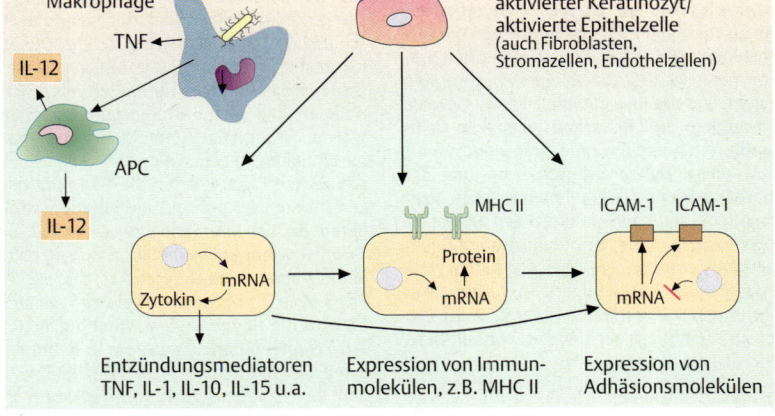

B. Unspezifische Sofortantwort

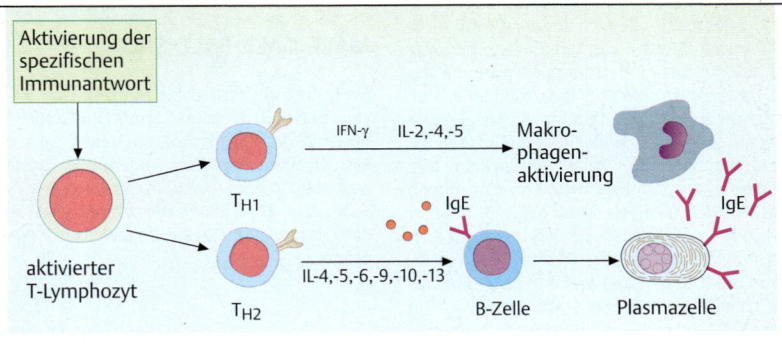

C. Spezifische oder adaptive Immunantwort

A. Organe des Immunsystems

Im Gegensatz zu den meisten anderen Organen bilden die spezialisierten Immunzellen keinen soliden Zellverband, sondern sie sind sehr mobil. Dies führt jedoch nicht zu unkoordiniertem Wandern: Immunzellen bewegen sich in spezifischen Funktionsräumen wie dem Knochenmark (primäres Lymphorgan), den Lymphknoten und Milz (sekundäre Lymphorgane), den Blut- und Lymphbahnen oder in soliden Organen, wie Haut, zentrales Nervensystem oder Leber. Dabei bewegen sich die Zellen meist innerhalb eines Regelkreises, z. B. von der Haut über die Lymphknoten ins Blut und zurück zur Haut (S. 20 f).

Knochenmark. Ursprung aller spezialisierten Immunzellen ist das Knochenmark (während der Embryonalphase v. a. die Leber). Hier reifen aus multipotenten Vorläuferzellen die verschiedenen Zellen des hämatopoetischen Systems heran (S. 10 f), die ab einem bestimmten Reifegrad in das Blut und die anderen Gewebe auswandern. Eine Reihe von Zellen, wie die B-Lymphozyten und die Zellen der Monozyten-/Makrophagenreihe, verlassen sehr jung das Knochenmark und übernehmen als noch nicht stimulierte, sog. naive Immunzellen bereits ihre Funktionen in der Peripherie. Andere Zellen dagegen, insbesondere die T-Lymphozyten, verlassen das Knochenmark in einem noch sehr unreifen Zustand und differenzieren sich erst im Thymus aus den unreifen Vorläufern zu reifen T-Lymphozyten.

Thymus. Der Thymus befindet sich im vorderen Mediastinum hinter dem oberen Teil des Sternums und besteht aus lockerem Parenchym, das v. a. im Bereich des Kortex mit dichten Ansammlungen von Lymphozyten besetzt ist. Er erreicht seine maximale Größe um das 10. Lebensjahr (ca. 40 g); danach bildet er sich langsam zurück. Der Thymus ist das zentrale Organ, in dem sich die T-Lymphozyten zu immunkompetenten Zellen entwickeln. Ihre Vorläufer aus dem Knochenmark exprimieren noch keinen T-Zell-Rezeptor (TCR; S. 14 f). Im Thymus proliferieren sie und exprimieren über einen sukzessiven Prozess erst die β-, dann die α-Kette eines weiten Spektrums unterschiedlicher TCR und anschließend sowohl das CD4+- als auch das CD8+-Molekül (*doppelt positive Zellen*; S. 14 f). Danach übernimmt der Thymus die Funktion einer strengen Schule, in der über eine „positive Selektion" nur solche T-Lymphozyten gefördert werden, die auch wirklich dem Körper nützen können. Über eine „negative Selektion" werden etwa 90 % der T-Lymphozyten eliminiert, die eine *zu hohe* Affinität für körpereigene Gewebe besitzen und diese angreifen könnten. Über den Neglekt (Fehlen an positiven Signalen) sterben all jene T-Lymphozyten ab, deren TCR-Strukturen durch die APC des Individuums nicht stimuliert werden können; sie sind somit biologisch nicht nützlich. Somit werden aus der Vielzahl der „Vorläufer"-T-Lymphozyten nur jene T-Lymphozyten ausgereift in die Peripherie entlassen, die letztlich auch nützlich sein können – etwa 10^9 T-Lymphozyten mit jeweils unterschiedlichen TCR-Strukturen.

Milz und Lymphknoten. Diese Lymphorgane sind das Reservoir für B- und T-Lymphozyten sowie die Monozyten/Makrophagenreihe einschließlich der dendritischen Zellen (DC, professionelle APC; S. 12 f). Sie bilden die wichtigsten Relaisstationen für das Initiieren, Koordinieren und Memorisieren von Immunantworten. Sie enthalten unterschiedliche Funktionseinheiten, in denen aktivierte APC mit verschiedenen Eigenschaften die T-Lymphozyten zur Differenzierung und Proliferation stimulieren. Bei der Interaktion zwischen APC und T-Zellen werden die Migrationseigenschaften der T-Lymphozyten so verändert, dass sie über das Blut in ihr peripheres Zielorgan wandern. Gleichzeitig finden in den Lymphorganen die T-B-Zellinteraktionen statt, die in B-Lymphozyten die Produktion der Immunglobuline (Ig) und den Isotypenswitch vom IgM zum IgG, IgA, IgD oder IgE einleiten (S. 16 f).

MALT, GALT, BALT, SALT

Diese Begriffe stehen für **M**ucosa, **G**ut, **B**ronchus und **S**kin **a**ssociated **l**ymphoid **T**issue und beschreiben Regelkreise, in denen sich die Lymphozyten zwischen solidem Organsystem und sekundärem Lymphorgan bewegen (s.a. S. 20 f, 22 f, 124 f, 136 f). Die Lymphozyten sind dabei einem der Regelkreise jeweils fest zugeordnet.

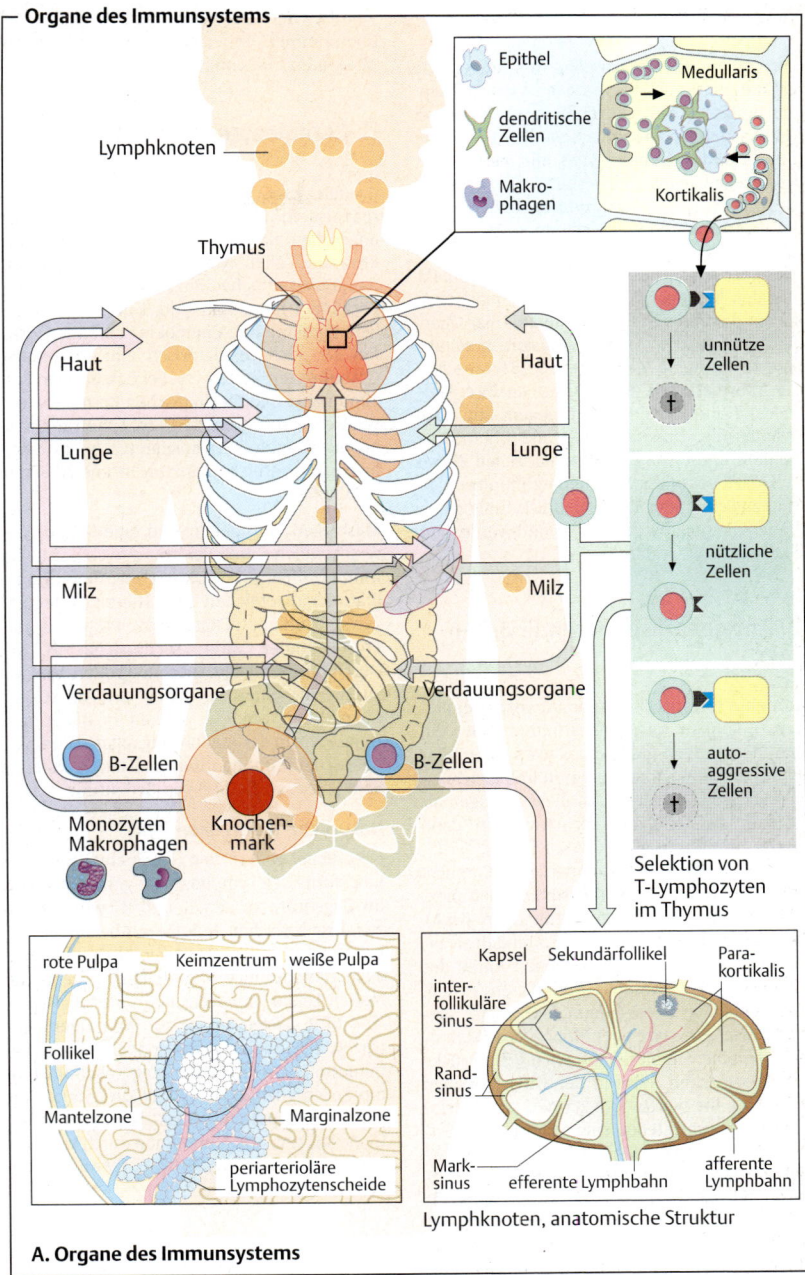

Epithel

dendritische Zellen

Makrophagen

Medullaris

Kortikalis

Lymphknoten

Thymus

Haut

Haut

Lunge

Lunge

Milz

Milz

Verdauungsorgane

Verdauungsorgane

B-Zellen

B-Zellen

Monozyten Makrophagen

Knochenmark

unnütze Zellen

nützliche Zellen

autoaggressive Zellen

Selektion von T-Lymphozyten im Thymus

rote Pulpa   Keimzentrum   weiße Pulpa

Follikel

Mantelzone

Marginalzone

periarterioläre Lymphozytenscheide

Kapsel   Sekundärfollikel   Parakortikalis

interfollikuläre Sinus

Randsinus

Marksinus   efferente Lymphbahn

afferente Lymphbahn

Lymphknoten, anatomische Struktur

A. Organe des Immunsystems

A. Entwicklung der Abwehrzellen

Die Zellen des spezifischen Immunsystems entstammen dem hämatopoetischen System. Sie umfassen die neutrophilen, eosinophilen und basophilen Granulozyten, die Mastzellen, die T- und B-Lymphozyten, die natürlichen Killerzellen sowie die stark divergierende Gruppe der myelo-monozytären Reihe und ihre verschiedenen Entwicklungsstufen. Diese mobilen Zellen interagieren nicht nur untereinander, sondern sie stehen in engem Kontakt mit den Bindegewebszellen und somatischen Zellen der anderen Organsysteme. Über Oberflächenmoleküle (z. B. Adhäsionsmoleküle, Zytokine, soluble Mediatoren; S. 18 f) tauschen sie Informationen aus, bestimmen ihre Aktivierung und beeinflussen gegenseitig ihre Wanderung. Über Zytokine und Chemokine können Immunzellen die somatischen Zellen z. B. dazu veranlassen, eine Entzündungsreaktion zu verstärken. Die T- und B-Lymphozyten bilden die spezifische Abwehr und werden auf S. 14 f und 16 f erklärt.

B. Antigenpräsentierende Zellen (APC)

Um eine spezifische Immunantwort stimulieren zu können, müssen bestimmte Zellen ein fremdes Antigen (i.d.R. ein Glykoprotein oder Lipid) erkennen, phagozytieren und gleichzeitig ein Signal erhalten, das dieses Antigen als „Gefahr" darstellt. Die Information wird dann durch bestimmte Moleküle an ihrer Oberfläche, den **M**ajor-**H**istocompatibility-**C**omplex (**MHC**-, Haupthistokompatibilitätskomplex) oder das **h**umane **L**eukozyten**a**ntigen (**HLA**), den T-Zellen „präsentiert". Dazu binden sie einen im Zellinneren abgespaltenen Anteil des phagozytierten Antigens und bieten es dar. Diese Aufgabe übernehmen APC: meist spezialisierte Leukozyten der Monozyten-/Makrophagenreihe. Sie bilden die wichtigste Brücke zur spezifischen Abwehr. Dendritische Zellen (DC) sind die bedeutendsten APC („professionelle" APC) und stellen eine sehr wichtige Differenzierungsstufe der Makrophagen dar. Sie erkennen Fremdantigene in peripheren Organen und wandern antigenbeladen in die T-Zell-Zonen der Lymphknoten, um dort naive T-Lymphozyten (S. 14 f) zu stimulieren. In der Haut wird die Antigenpräsentation ebenfalls von DC, den Langerhans-Zellen (LC; S. 20 f) übernommen. Schwächere APC sind Makrophagen und B-Lymphozyten.

C. Granulozyten und Mastzellen

Granulozyten. Die Granulozyten werden primär als reine Effektoren von Immunantworten angesehen, da sie pathogene Keime und nekrotische Zellen wirksam phagozytieren und damit wesentlicher Bestandteil der initialen Entzündungsreaktion sind. Durch ihre Fähigkeit, Zytokine und Chemokine zu bilden, greifen sie auch regulatorisch ein: *Neutrophile* Granulozyten leisten v. a. bei bakteriellen Entzündungen und mechanischen Reizen die wesentliche „Aufräumarbeit", *basophile* und *eosinophile* Granulozyten spielen v. a. bei extrazellulär-parasitären Erkrankungen und Allergien eine Rolle.

Mastzellen. Mastzellen sind eine Gruppe unterschiedlich differenzierter gewebeständiger Immunzellen, die stark mit Entzündungsmediatoren angereichert sind. Hierzu zählen Enzyme, Zytokine, Chemokine, Proteoglykane, Prostaglandine und Leukotriene (S. 18 f). Durch ihre Fähigkeit, diese in großen Mengen zu speichern/neu zu bilden und sie schnell freizusetzen, sind sie sowohl in der Einleitungs- wie in der Ausführungsphase (Effektorphase) der Immunantwort und bei der Allergie vom Soforttyp (S. 26 f) von Bedeutung.

Natürliche Killerzellen (NK)

Natürliche Killerzellen sind eine Entwicklungsform der Lymphozyten, gehören jedoch im Gegensatz zu den T- und B-Lymphozyten zur *un*spezifischen zellulären Abwehr. Sie erkennen und lysieren offensichtlich ohne spezielle Aktivierung primär Zellen, die keine humanen Leukozytenantigene A oder B (HLA-A, -B = MHC-I-Rezeptoren) auf ihrer Oberfläche tragen. NK scheinen insbesondere für die Eliminierung von virusinfizierten Zellen und Tumorzellen wichtig zu sein, da diese durch die fehlende Ausprägung des MHC-Rezeptors der Überwachung und Elimination durch zytotoxische T-Lymphozyten (S. 16 f) entkommen können.

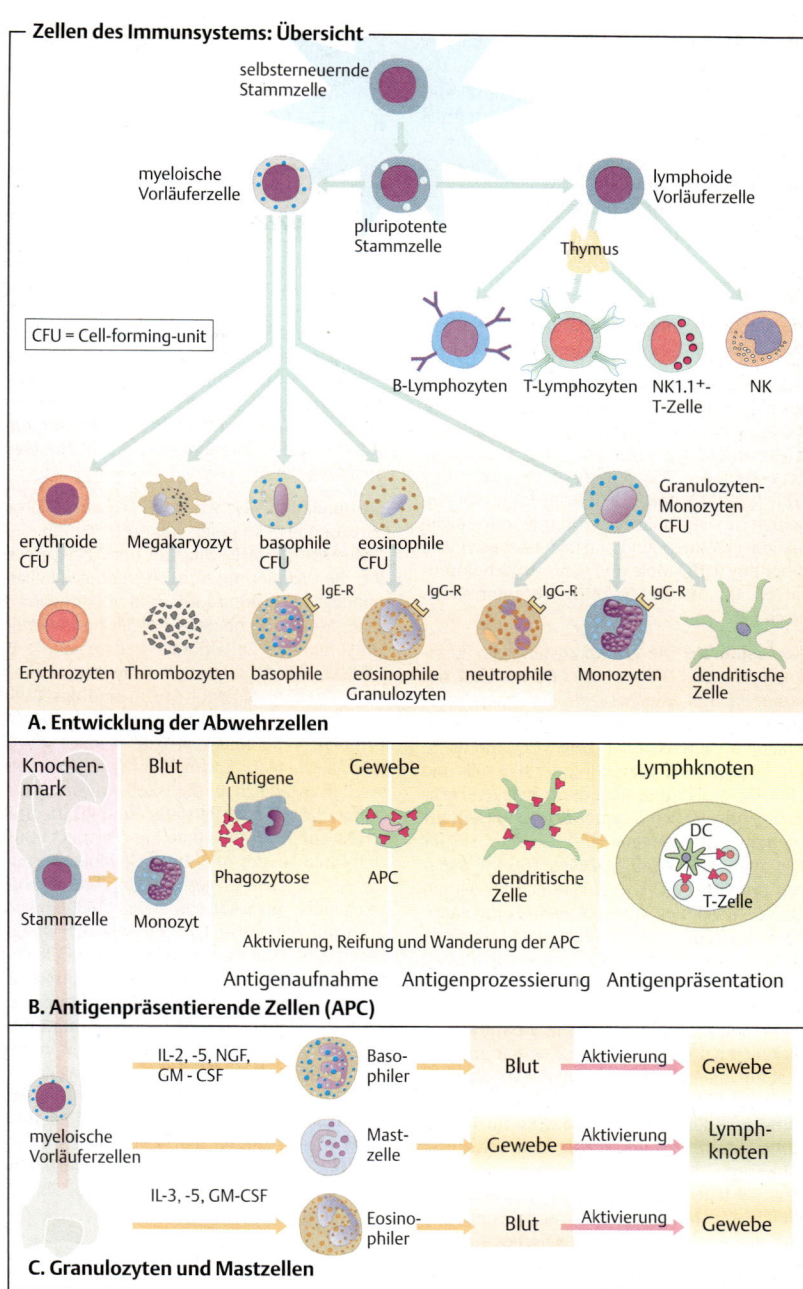

Zellen des Immunsystems: Übersicht

selbsterneuernde
Stammzelle

myeloische
Vorläuferzelle

pluripotente
Stammzelle

lymphoide
Vorläuferzelle

Thymus

CFU = Cell-forming-unit

B-Lymphozyten   T-Lymphozyten   NK1.1+-   NK
T-Zelle

erythroide
CFU

Megakaryozyt

basophile
CFU

eosinophile
CFU

Granulozyten-
Monozyten
CFU

IgE-R   IgG-R   IgG-R   IgG-R

Erythrozyten   Thrombozyten   basophile   eosinophile   neutrophile   Monozyten   dendritische
Granulozyten   Zelle

A. Entwicklung der Abwehrzellen

Knochen-
mark

Blut

Antigene

Gewebe

Lymphknoten

DC

Stammzelle   Monozyt   Phagozytose   APC   dendritische   T-Zelle
Zelle

Aktivierung, Reifung und Wanderung der APC

Antigenaufnahme   Antigenprozessierung   Antigenpräsentation

B. Antigenpräsentierende Zellen (APC)

IL-2, -5, NGF,   Baso-   Blut   Aktivierung   Gewebe
GM - CSF   philer

myeloische   Mast-   Gewebe   Aktivierung   Lymph-
Vorläuferzellen zelle   knoten

IL-3, -5, GM-CSF Eosino-   Blut   Aktivierung   Gewebe
                  philer

C. Granulozyten und Mastzellen

A. Reifung und Funktion

Die T-Lymphozyten sind das zentrale Bindeglied zwischen spezifischer und unspezifischer Immunantwort und durch den membranständigen T-Zell-Rezeptor charakterisiert. Man unterscheidet:

- CD4$^+$- oder T-Helferzellen (T$_H$)
- CD8$^+$- oder zytotoxische T-Zellen (T$_C$).

T$_H$ induzieren über Zytokine entweder organspezifische entzündliche Immunantworten (T$_{H1}$-Antwort), oder sie bremsen diese Reaktionen und stimulieren stattdessen die IgE-Produktion in B-Lymphozyten (T$_{H2}$-Antwort).

T-Zell-Rezeptor (TCR). Der TCR setzt sich aus zwei immunglobulinähnlichen Glykoproteinketten zusammen, einer α- und einer β-Kette. Er bestimmt die Spezifität der T-Lymphozyten: Da jeder T-Lymphozyt i.d.R. nur einen TCR-Typ auf seiner Oberfläche trägt, können aktivierte T-Lymphozyten immer nur solche Zellen erkennen und auf sie reagieren, die über ihre MHC-Moleküle jenes Peptid präsentieren, für das dieser Antigenrezeptor spezifisch ist.

Korezeptoren. Die membranständigen Korezeptoren, das CD4- und das CD8-Molekül, bestimmen, mit welcher Art von Haupthistokompatibilitätskomplex (MHC) die T-Lymphozyten interagieren. CD4$^+$-Zellen (T$_H$) interagieren mit den MHC-Klasse-II- oder HLA-DR- und HLA-DQ-Molekülen, über die vorwiegend exogene Antigene den T-Lymphozyten präsentiert werden (z. B. Allergene oder Haptene; S. 30f). Die zytotoxischen CD8$^+$-Zellen (T$_C$) interagieren mit den MHC-Klasse-I- oder HLA-A- und HLA-B-Molekülen, über die vorwiegend endogene Antigene präsentiert werden, z. B. virale und Tumorpeptide (S. 30ff). MHC der Klasse I werden von allen Körperzellen, MHC der Klasse II i.d.R. nur von APC exprimiert.

Die Selektion jener T-Zellen, die im Körper zirkulieren dürfen, sowie die Assoziation eines TCR mit einem CD4- oder einem CD8-Molekül findet im Thymus statt (S. 10f). Danach ist die TCR-Spezifität der T-Lymphozyten für immer festgelegt. Insgesamt stehen im erwachsenen Körper 10^{12} T-Lymphozyten mit etwa 10^9 verschiedenen TCR-Sequenzen zur Verfügung, die als sog. *naive T-Zellen* im Organismus zirkulieren, bis sie auf ihr spezifisches Antigen treffen und durch eine APC aktiviert werden (**B.**). So können mit dem vorhandenen T-Zell-Repertoire theoretisch also 10^9 verschiedene Peptide erkannt werden.

B. Interaktion von APC und T-Zelle

Zur Einleitung einer spezifischen Immunantwort bedarf es der Stimulation naiver T-Lymphozyten durch aktivierte APC, i.d.R. im Lymphknoten. Dabei „screenen" die durch den Lymphknoten zirkulierenden T-Zellen das dargebotene Antigen, aber nur diejenigen mit dem passenden TCR erkennen die präsentierten Antigene und werden aktiviert. Die T$_H$-Lymphozyten übernehmen dann die Aufgabe, einerseits in B-Lymphozyten die Immunglobulinproduktion einzuleiten und andererseits die unspezifischen Effektorzellen der Immunantwort, also Makrophagen und Monozyten zu aktivieren.

Kostimulation. Neben dem trimolekularen „Erkennungs"-Komplex aus TCR, Peptid des Antigens und MHC-Molekül werden für die Aktivierung von T-Lymphozyten zumindest noch Adhäsions- und kostimulatorische Moleküle benötigt. *Adhäsionsmoleküle* sind für die Zellaffinität bedeutsam, z. B. ICAM-1, LFA-1. Besondere Bedeutung haben auch das CD4-Molekül der T$_H$ und das CD8-Molekül der T$_C$, da sie entscheiden, ob der T-Lymphozyt mit einem MHC der Klasse I oder II interagiert (**A.**). *Kostimulatorische Moleküle* werden zusätzlich für die T-Zell*aktivierung* benötigt. Wichtigste Vertreter sind CD28 und CTLA4 auf der T-Zelle und ihre „Partner" CD80 und CD86 auf der APC. Da diese Moleküle nur auf APC, v. a. auf professionellen APC, in ausreichender Quantität vorhanden sind, können auch nur APC naive T-Zellen wirksam stimulieren. Eine weitere Signalgruppe sind die *Zytokine*. Für eine adäquate Aktivierung und klonale Expansion der T-Zellen wird Interleukin 2 (IL-2) benötigt. Außerdem bestimmen Zytokine die Differenzierung der T-Lymphozyten. So fördert IL-12 die Differenzierung naiver T$_C$ in zytotoxische T$_{C1}$ und naiver T$_H$ in proinflammatorische T$_{H1}$. IL-4 dagegen induziert in T$_H$ den T$_{H2}$-Phänotyp, den Gegenspieler der T$_{C1}$ und T$_{H1}$. T$_{H2}$ aktivieren Eosinophile und ziehen diese an. Sie sind für alle Formen der Soforttyp-Allergie essenziell.

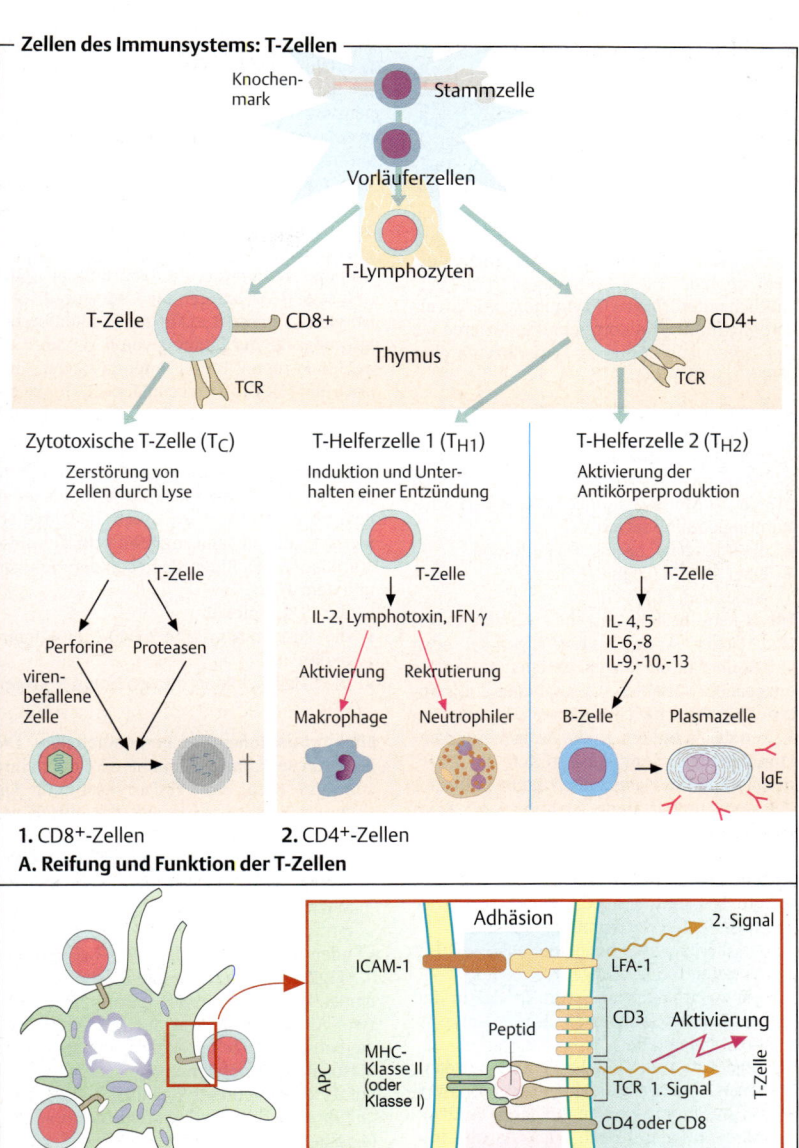

Knochenmark — Stammzelle

Vorläuferzellen

T-Lymphozyten

T-Zelle — CD8+

Thymus

T-Zelle — CD4+

TCR

TCR

Zytotoxische T-Zelle (T$_C$)

Zerstörung von Zellen durch Lyse

T-Zelle

Perforine   Proteasen

virenbefallene Zelle

†

T-Helferzelle 1 (T$_{H1}$)

Induktion und Unterhalten einer Entzündung

T-Zelle

IL-2, Lymphotoxin, IFN γ

Aktivierung   Rekrutierung

Makrophage   Neutrophiler

T-Helferzelle 2 (T$_{H2}$)

Aktivierung der Antikörperproduktion

T-Zelle

IL- 4, 5
IL-6, -8
IL-9, -10, -13

B-Zelle   Plasmazelle

IgE

1. CD8$^+$-Zellen   **2.** CD4$^+$-Zellen

A. Reifung und Funktion der T-Zellen

Adhäsion

2. Signal

ICAM-1   LFA-1

CD3   **Aktivierung**

Peptid

APC

MHC-Klasse II (oder Klasse I)

TCR   1. Signal

T-Zelle

CD4 oder CD8

CD80/CD86   CD28/CTLA-4

2. Signal

Kostimulation

antigenpräsentierende Zelle

B. Interaktion von APC und T-Zelle

A. Entwicklung und Funktion der B-Lymphozyten

Die B-Lymphozyten sind im Rahmen der spezifischen Immunantwort für die Produktion von Immunglobulinen verantwortlich. Über ihre Fähigkeit, Peptidantigen auf MHC-Klasse-II-Molekülen zu präsentieren und Zytokine zu produzieren – v. a. Zytokine der „innate" Immunantwort –, greifen sie als APC auch in die Regulation der T-Zell-Immunantwort ein. Vermutlich unterdrücken B-Lymphozyten zellvermittelte Immunantworten und induzieren bei der Differenzierung in T_H-Lymphozyten eher einen T_{H2}-Phänotyp.

Immunglobuline/Antikörper. Die Hauptfunktion der B-Lymphozyten besteht in der Produktion von Immunglobulinen **(Ig)**, auch Antikörper genannt. Dieselbe Struktur befindet sich primär als Molekül auf der B-Zell-Oberfläche. Immunglobuline setzen sich aus

- einer langen („heavy", H) Kette und
- einer kurzen („light", L) Kette

zusammen **(1.)**.

Die *H-Kette* besteht aus einer variablen (VH) und 3 oder 4 konstanten (CH 1–4), etwa 100 Aminosäuren langen Ketten, die *L-Kette* aus je einer variablen (VL) und einer konstanten (CL) Kette gleicher Länge. Die variablen Ketten der Ig binden an die Antigene und bestimmen so die Antigenspezifität. Das C-terminale Ende der konstanten Kette bestimmt den Isotyp und damit die Funktion der Ig. Beim Menschen unterteilt man die Isotypen in:

- IgD und IgM: auf der Oberfläche naiver B-Lymphozyten exprimiert
- IgG_1, IgG_2, IgG_3 und IgG_4: mengenmäßig der größte Anteil der Immunglobuline
- das allergologisch bedeutende IgE: < 0,01 % der gesamten Ig-Menge
- IgA: zweithäufigstes Serum-Ig, das in den Sekreten der Mukosa die größte Isotypenfraktion darstellt.

Im Gegensatz zum TCR, der Peptide nur dann erkennen kann, wenn sie ihm durch MHC-Moleküle präsentiert werden, erkennen Antikörper ihre Antigene direkt. Für jede der 10^6–10^8 Rezeptorsequenzen gibt es eine B-Zelle, die dieses Ig produziert. Im Gegensatz zu T-Zellen, die immer nur eine TCR-Struktur besitzen, können B-Lymphozyten ihren Isotyp, also die Ig-Klasse wechseln (Klassenwechsel, Isotypenswitch). Zusätzlich ändern sie häufig auch den Idiotyp, also die Rezeptorstruktur, im Laufe einer Immunantwort. Dabei bleiben sie aber für dasselbe Antigen spezifisch. Beim Isotypenswitch werden bestimmte Gensequenzen in den sog. Switch-Regionen des B-Zellgenoms verändert. Obgleich dieser Regulationsvorgang noch nicht bis ins letzte Detail charakterisiert ist, weiß man, dass die Kodierung eines bestimmten Isotyps über T-Zell-Zytokine reguliert wird. Sie aktivieren über membranständige Rezeptoren, die **J**anus**k**inasen **(JAK)**, und sog. STAT-Faktoren die Gene spezifischer Isotypen. So bedarf es für die Produktion des IgG_4 oder IgE der Bindung von IL-4 oder IL-13 an den Rezeptor. Dieser leitet das Signal über JAK1 und JAK3 an intrazelluläres STAT6 weiter, welches dann im Zellkern den Isotypenswitch zum IgE initiiert **(2.)**.

Aktivierung von B-Lymphozyten. Um sich in Ig-bildende Plasmazellen zu differenzieren, müssen B-Lymphozyten durch T_H stimuliert werden, i.d.R. in den Lymphfollikeln. Für diese Stimulation benötigen sie neben dem Antigen und dem TCR

- das CD4-Molekül
- die kostimulatorische CD40-CD40L-Interaktion
- die T-Zell-Zytokine, die den Isotyp festlegen **(3.)**.

Effektorfunktionen der Immunglobuline. Die Funktion der Immunglobuline wird durch ihre konstante Kette, den Fc-Part bestimmt. Ein wichtiges Beispiel ist das IgE, das mittels des Fcε

- entweder über den niedrigaffinen IgE-Rezeptor (FcεRII, CD23) an B-Lymphozyten, Makrophagen und eosinophile Granulozyten
- oder über den hochaffinen IgE-Rezeptor (FcεRI) an Mastzellen und Basophile

bindet. Vernetzt dann das spezifische Antigen zwei Antigenrezeptoren des IgE, empfangen die betroffenen Zellen Aktivierungssignale. In Mastzellen, basophilen und eosinophilen Granulozyten kann dieses Signal zur Degranulation führen und so die Symptome der immunologischen „Sofortreaktion" auslösen (S. 26 f).

variabel | konstant | Domäne

Leichte Kette

Schwere Kette

$C_\varepsilon 1$

V_H

$C_\varepsilon 2$ $C_\varepsilon 3$ $C_\varepsilon 4$ — COOH

CL

NH_2

V_L

V_H = variable Domäne der schweren Ketten
V_L = variable Domäne der leichten Ketten
C_ε = konstante Domäne der schweren/leichten Ketten

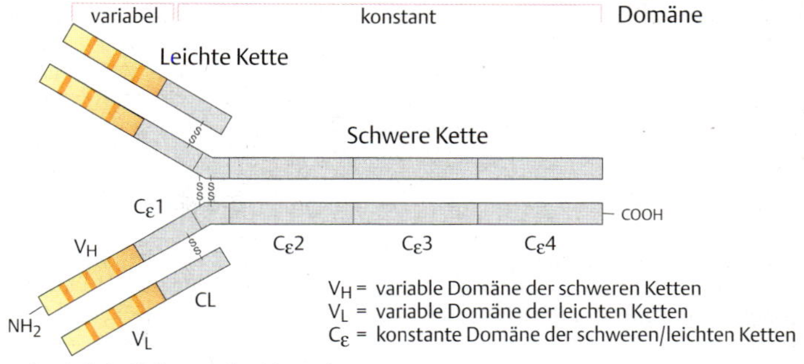

1. Struktur des IgE-Antikörpers des Menschen

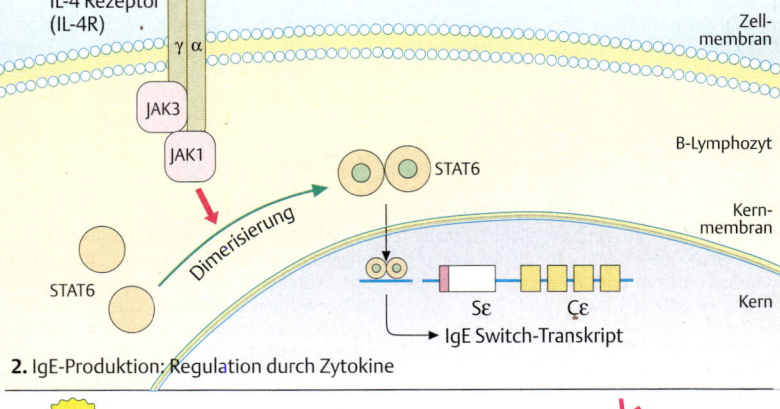

IL-4

IL-4 Rezeptor
(IL-R)

Zell-
membran

γ | α

JAK3

JAK1

B-Lymphozyt

STAT6

Dimerisierung

Kern-
membran

STAT6

Kern

Sε   Çε

IgE Switch-Transkript

2. IgE-Produktion: Regulation durch Zytokine

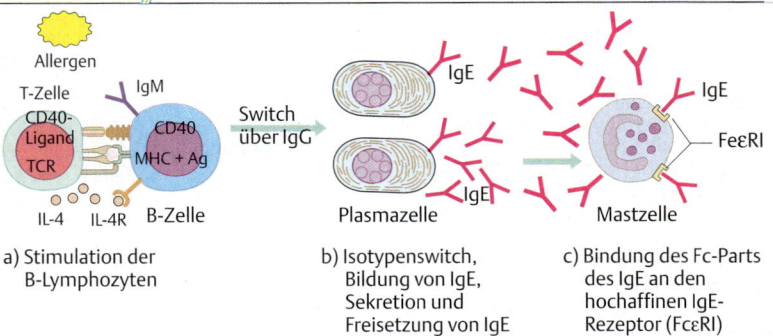

Allergen

T-Zelle

CD40-
Ligand

IgM

CD40

TCR

MHC + Ag

IL-4   IL-4R   B-Zelle

Switch
über IgG

IgE

Plasmazelle

IgE

IgE

FcεRI

Mastzelle

a) Stimulation der
B-Lymphozyten

b) Isotypenswitch,
Bildung von IgE,
Sekretion und
Freisetzung von IgE

c) Bindung des Fc-Parts
des IgE an den
hochaffinen IgE-
Rezeptor (FcεRI)

3. Aktivierung von B-Lymphozyten und Antikörperbildung

A. Entwicklung und Funktion der B-Zellen

Immunzellen interagieren nicht nur über direkte Zell-Zell-Kontakte, im Gegenteil: Lösliche Moleküle, häufig auch Mediatoren genannt, sind essenzielle Bestandteile des Signal- und Aktivierungssystems, das zur effektiven Immunantwort des Organismus führt. Zu den Mediatoren zählen:

- Zytokine
- Chemokine
- lösliche Rezeptoren
- lösliche Oberflächenmoleküle.

Diese Glykoproteine repräsentieren allerdings nur einen Teil der Botenstoffe: Hormone, Vitamine oder Prostaglandine sind weitere wichtige Beispiele. Allen Mediatoren ist gemeinsam, dass sie an spezifische, membrangebundene Rezeptoren der Zielzelle binden und so ihre Informationen übermitteln. Die meisten Rezeptoren liegen als Heterodimere vor. Nach Interaktion mit dem spezifischen Mediator bilden die beiden Rezeptorketten mit dem solublen Molekül einen trimolekularen Komplex. Die so aktivierten Rezeptoren modulieren dann über eine zur DNA des Zellkerns führende Signalkaskade den Zellstoffwechsel (S. 16 f). Faktoren wie Bindungszeit, Bindungsaffinität, Mediator- oder Rezeptordichte beeinflussen die Signale z. T. erheblich. Ihre Bedeutung wird am Beispiel der Interferone (IFN) deutlich: IFN-α und IFN-β binden an den gleichen Rezeptor, besitzen jedoch so gegensätzliche Signaleigenschaften, dass IFN-α therapeutisch zur Immun*stimulation* und IFN-β zur Immun*suppression* eingesetzt wird.

A. Zytokine

Die Zytokine stellen eine große Familie von solublen Mediatoren dar, die Interleukine (IL), Wachstumsfaktoren und IFN einschließt. Zu den für die Allergologie besonders wichtigen Zytokinen zählen die elementaren Entzündungsmediatoren, wie Tumornekrosefaktor (TNF), IL-1 und IL-6, die bei allen Formen der Entzündung sehr schnell von Makrophagen freigesetzt werden. Eine Blockade von IL-1 oder TNF unterbindet die meisten Entzündungsformen. Eine zweite wichtige Gruppe bilden die T-Zell-Zytokine, die zwar auch von anderen Zellen gebildet werden können, über die aber T-Lymphozyten den Ablauf von Immunantworten regulieren. IL-2 ist der wichtigste T-Zell-Wachstumsfaktor. Die Funktio-

nen der T-Zellen werden v. a. durch die jeweiligen Zytokin*muster* bestimmt: So sind IL-2 und IFN-γ T_{H1}-Zytokine, die

- in Makrophagen die Bildung von TNF und Sauerstoffradikalen stimulieren
- in CD8$^+$-Zellen die Zytotoxizität und
- in B-Zellen den Isotypenswitch (S. 16 f) für Komplement bindende Immunglobuline fördern.

Sie initiieren so nicht nur die „zellvermittelte" oder Immunantwort vom verzögerten Typ (S. 30 f), sondern auch die humorale Immunantwort. Gegenspieler sind die T_{H2}-Zytokine IL-4, IL-9 und IL-13. Sie

- unterdrücken die proentzündlichen Eigenschaften der Makrophagen
- fördern in B-Zellen den Isotypenswitch der Immunglobuline zu IgE und IgG_4
- fördern die allergischen Typ-I-Reaktionen, einschließlich Muskeltonus und Hypersekretion der Atemwege (S. 26 f).

Weitere wichtige Zytokine sind IL-10 und IL-12, die z. B. von APC gebildet werden. Ersteres kann Immunantworten hemmen, Letzteres starke T_{H1}-Antworten induzieren (S. 14 f).

B. Chemokine

Chemokine steuern Migration und Homing (S. 20 f) der verschiedenen Immunzellen – in enger Zusammenarbeit mit IL-1 und TNF, die auf Endothelien die Expression von Adhäsionsmolekülen induzieren. Letztere bewirken dadurch die Adhärenz von Immunzellen an Gefäßendothelien. Die Chemokine steuern dann deren Einwandern zum Ort der Entzündung. Die Chemokinzusammensetzung bestimmt die Art des Infiltrats. Das Eotaxin bindet z. B. an den Chemokinrezeptor 3 (CCR3) und zieht so Eosinophile und T_{H2} an (s.a. S. 20 f).

Oberflächenmoleküle

Neben den klassischen Mediatoren übernehmen auch Rezeptoren und Oberflächenmoleküle die Funktion solubler Mediatoren, wenn sie von der Zelloberfläche abgespalten werden. So kann der TNF-Rezeptor im Anschluss an schwere Entzündungen im Blut messbar werden und antientzündlich wirken, indem er freies TNF bindet.

Wichtige Mediatoren des Immunsystems

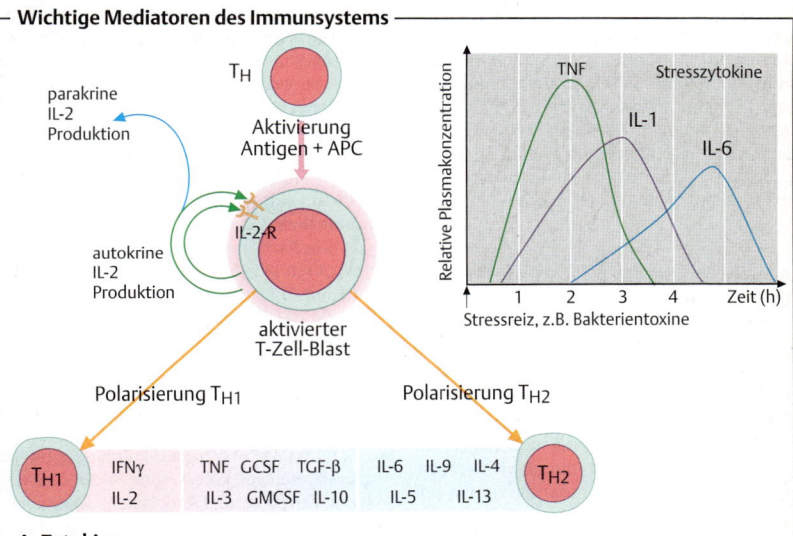

parakrine
IL-2
Produktion

T_H

Aktivierung
Antigen + APC

autokrine
IL-2
Produktion

IL-2-R

aktivierter
T-Zell-Blast

Relative Plasmakonzentration

TNF Stresszytokine
IL-1
IL-6

1 2 3 4 Zeit (h)

Stressreiz, z.B. Bakterientoxine

Polarisierung T_{H1}

Polarisierung T_{H2}

| T_{H1} | IFNγ | TNF | GCSF | TGF-β | IL-6 | IL-9 | IL-4 | T_{H2} |
| | IL-2 | IL-3 | GMCSF | IL-10 | IL-5 | | IL-13 | |

A. Zytokine

Epidermis

Epithel

Dermis

Lamina propria

APC

APC

T_{H2}

IL-4

T

Fibroblasten

Mastzelle

Ausschütten von Eotaxin

TNF

Induktion
von
Adhäsions-
molekülen

CCR3

CCR3

eosinophiler
Granulozyt

T_{H2}

Adhäsion

Endothel-
zelle

Kapillare

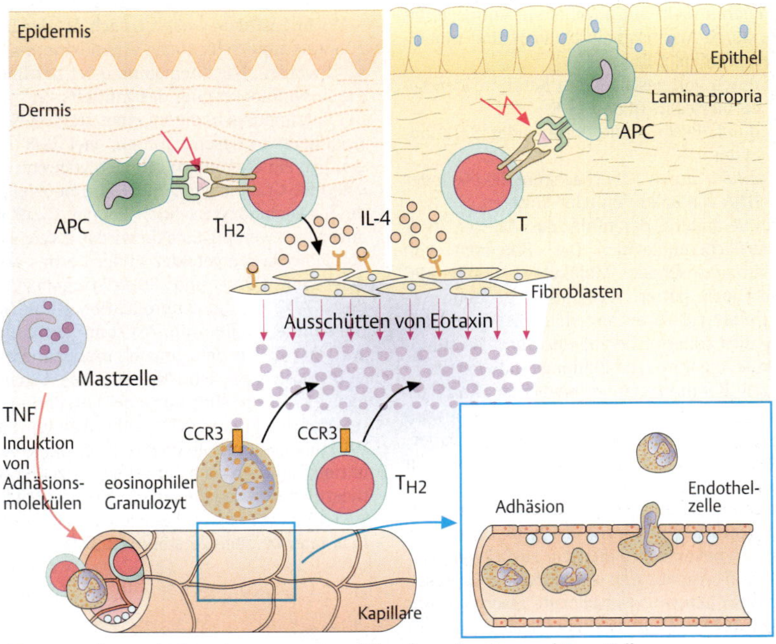

Extravasation und Migration von eosinophilen Granulozyten und T_{H2}-Zellen

B. Chemokine

Bei der Abwehr von Krankheitserregern und Gefahrenstoffen kommt den Grenzorganen eine besondere Bedeutung zu. Sie müssen zum einen dem Körper drohende Gefahren melden und ihn zum anderen davor schützen. Diese Abwehrfunktionen beteiligen zumindest anfangs nicht das Immunsystem des ganzen Organismus gleichermaßen, sondern laufen vorwiegend in regionalen Regelkreisen ab.

A. Skin associated lymphoid Tissue (SALT)

In der Haut kommen dabei der Epidermis und der Dermis ganz unterschiedliche Funktionen zu. In der Epidermis sind die Keratinozyten und dendritischen APC (Langerhans-Zellen, LC; S. 12 f) die wichtigsten unspezifischen Immunzellen. Die Keratinozyten sind jene Zellen, die als erstes mit Infektionserregern und potenziell allergieauslösenden Proteinen und Molekülen in Verbindung kommen. Im ruhenden Zustand verweilen die LC in der Haut und reagieren nicht auf angebotene Antigene, bis sie durch Alarmsignale aktiviert und mobilisiert werden, z. B.

- durch von geschädigten Keratinozyten sezerniertes IL-1β und TNF
- durch Bestandteile zerfallender Keratinozyten
- direkt durch Oberflächenmoleküle oder DNA von Bakterien oder Viren.

Sie verändern daraufhin das Muster ihrer Oberflächenmoleküle. Das Erkennen von „alarmauslösenden Molekülen" durch APC wird auch „pattern recognition" genannt.

Derart aktivierte Langerhans-Zellen regulieren die Cadherine herab; jene Oberflächenmoleküle, die ihnen die Bindung an die ortsständigen Keratinozyten ermöglichen. Anschließend wandern sie, beladen mit den Antigenen die sie in der Epidermis aufgenommen haben, in die Dermis und von dort über die Lymphe in die regionären Lymphknoten. Dort aktivieren sie in den parakortikalen Regionen (S. 10 f) offensichtlich vorwiegend T-Lymphozyten, die danach bevorzugt in die Haut zurückwandern. Diese T-Lymphozyten sind durch die Expression des **C**utaneous **L**ymphocyte associated **A**ntigen **(CLA)** gekennzeichnet. Nach ihrer Aktivierung im Lymphknoten verlassen sie diesen über das efferente Lymphgefäß, gelangen über den Venenwinkel in den Blutkreislauf und endlich in die Endstrombahn der Haut. Während sie die Kapillaren und postkapillären Venolen gesunder Haut gut passieren, verlassen sie im Bereich der geschädigten Haut die postkapillären Venolen mittels Diapedese. Hierfür werden 3 Vorgänge verantwortlich gemacht:

1. Durch die Gefäßerweiterung verringert sich die Fließgeschwindigkeit, und die korpuskulären Blutbestandteile reichern sich im wandnahen Randstrom an.

2. Die Akutphasenmoleküle TNF und IL-1β induzieren auf den Gefäßendothelien die Expression einer Reihe von Adhäsionsmolekülen, die das Anheften der aktivierten T-Lymphozyten erst ermöglichen (S. 19 **B.**). Besonders wichtig ist hierbei die Expression von E-Selektin, einem Bindungspartner von CLA, der insbesondere in Endothelien der Hautgefäße zu finden ist.

3. Stimuliert durch die Akutphasenproteine und andere Moleküle, beginnen die ortsständigen Zellen (z. B. Fibroblasten, Mastzellen) Chemokine zu bilden, die jenen chemotaktischen Gradienten aufbauen, der die Einwanderung der T-Lymphozyten veranlasst.

Wichtig ist dabei, dass je nach Art der Entzündung unterschiedliche Chemokine freigesetzt werden. Das Chemokinmuster bestimmt die Zusammensetzung des Infiltrats. So wird bei Entzündungen, die zu einer starken Neutrophilenrekrutierung führen, viel IL-8 (eigentlich ein Chemokin) gebildet, während eosinophile Granulozyten und IL-4-produzierende T$_{H2}$-Lymphozyten durch Eotaxin (S. 19 **B.**) angezogen werden. Eotaxin wird u. a. reichlich von Fibroblasten gebildet. In der Dermis werden dann CD4$^+$- und CD8$^+$-T-Lymphozyten durch APC zur Zytokinproduktion stimuliert. Über diese erhalten die APC und vermutlich auch die Zellen der „innate" Immunantwort (z. B. Mastzellen, Fibroblasten) jene Signale, die sie für die Ausführung einer Entzündungsreaktion benötigen. CD8$^+$-Zellen können ihre Wirkung nicht nur *indirekt* über Zytokine vermitteln, sondern auch durch ihre Zielzellen aktiviert werden und diese dann *direkt* durch die Sekretion zytotoxischer Enzyme und über Fas-FasL-Interaktionen zerstören (S. 32 f).

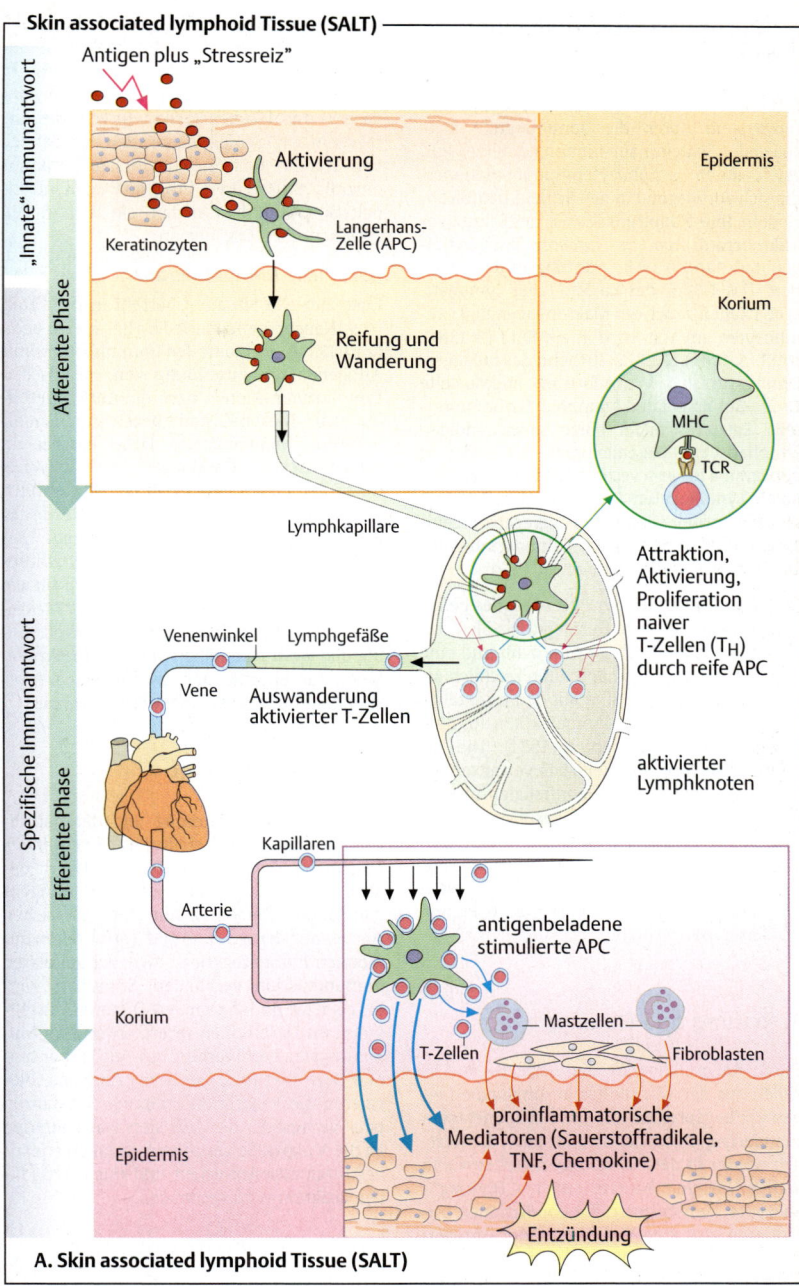

A. Skin associated lymphoid Tissue (SALT)

A. Mucosa associated lymphoid Tissue (MALT)

Das MALT unterscheidet sich vom übrigen Immunsystem durch die dominierende Rolle spezieller Schleimhaut-Immunglobuline (IgA) sowie durch Lymphozyten-Subpopulationen, die sich vorwiegend in den Schleimhäuten ansiedeln. Ihre Hauptfunktion ist der Schutz vor Mikroorganismen und anderen antigenaktiven Substanzen, z. B. Nahrungsmittelantigenen. Das MALT, das ca. 50 % aller lymphatischen Zellen sowie der Makrophagen und Granulozyten umfasst, wird in ein BALT (S. 136 f), NALT (S. 124 f), SALT (S. 20 f) und das in Magen, Dünndarm und Wurmfortsatz angesiedelte GALT (**G**ut **a**ssociated **l**ymphoid **T**issue) unterteilt. Letzteres bildet einen selbstständigen lymphatischen Organkomplex mit diffus in der Lamina propria verteilten und intraepithelialen Lymphozyten (**d**iffuses oder **D**-MALT) sowie den Nodi Lymphatici aggregati (**o**rganisiertes oder **O**-MALT), im Dünndarmbereich als *Peyer-Plaques* bezeichnet.

M-Zellen. Im Bereich der Peyer-Plaques befinden sich spezialisierte Darmepithelzellen: M-Zellen. Sie haben kürzere Mikrovilli und eine reduzierte Glykokalyx, enthalten reichlich pinozytäre Vesikel und sind auf den transzellulären Transport von Makromolekülen aus dem Darmlumen spezialisiert (S. 152 f). Die taschenartige Form der Zellbasis vermittelt einen engen Kontakt zu subepithelialen Lymphfollikeln und Makrophagen: Resorbierte Antigene werden nach dem Transport von Makrophagen (APC) phagozytiert, die antigenen Peptide von MHC-II-Molekülen den Lymphozyten präsentiert. Letzteres ist eine Voraussetzung für deren Aktivierung.

B. Reifung und Homing

Durch Antigenkontakte aktivierte B- und T-Zellen aus den Darmfollikeln durchlaufen einen Reifungsprozess mit einer zielgerichteten Wanderung durch den Organismus, die letztlich wieder in der Darmschleimhaut sowie in anderen Schleimhäuten endet („Homing"). Spezielle Lymphozyten-Subpopulationen garantieren also eine Verbreitung der Antigen-Information im gesamten Körper: In den mesenterialen Lymphknoten gereifte B-Zellen gelangen über die Lymphe in den Blutkreislauf. Von dort aus zeigen v. a. B-Zellen ein ausgeprägt organotropes Verhalten und kehren in die Darmschleimhaut zurück. Zusätzlich wandern B- und T-Zellen selektiv in verschiedene sekretorische Schleimhäute; z. B. im Bereich von Tränen- und Speicheldrüsen, Respirationstrakt, Brustdrüsen, Urogenital- und Intestinaltrakt. Außerdem siedeln sie sich in den lymphatischen Organen an.

Natürliche Immuntoleranz

Eine spezielle Situation besteht in der Fetalbzw. Neugeborenenperiode. Hier bleibt beim Kontakt des noch unreifen Immunsystems mit Antigenen die Ausbildung von spezifischen Lymphozyten-Klonen bzw. die Antikörperbildung aus. Diesen Zustand bezeichnet man als *natürliche Immuntoleranz*. Dabei besteht ein transitorischer IgA-Mangel, der teilweise durch den hohen IgA-Gehalt der Muttermilch kompensiert wird. Auch die unspezifische Schutzfunktion der Darmschleimhaut des Säuglings ist noch nicht voll entwickelt. Dieses gilt für die Barrierefunktion wie auch für die Verdauungsleistung (Abbau allergener Makromoleküle). Die „Barriere" ist noch unvollständig und weist eine höhere intestinale Permeabilität für Eiweiße und großmolekulare Bestandteile auf als bei einem Erwachsenen.

C. Immunexklusion

Neben der Immunisierung und der natürlichen Immuntoleranz stellt die *IgA-vermittelte Immunexklusion* eine weitere Antwort des MALT auf die orale Aufnahme eines Antigens dar. Immuntoleranz ist mit einer schwachen Ausbildung von IgG- und IgM-vermittelten humoralen Immunreaktion sowie der zellulären Immunreaktion verbunden. Stimuliert wird dagegen die Bildung von IgA-Dimeren, die teilweise ins Darmlumen sezerniert und im Mukus angereichert werden. IgA-Antikörper binden dort spezifisch an „ihre" Antigene, blockieren die Resorption toxischer Substanzen oder verhindern die Adhäsion von Bakterien an die Mukosa. So vermitteln sie einen effektiven Schutz vor Antigenen, und eine entzündliche Reaktion wird vermieden.

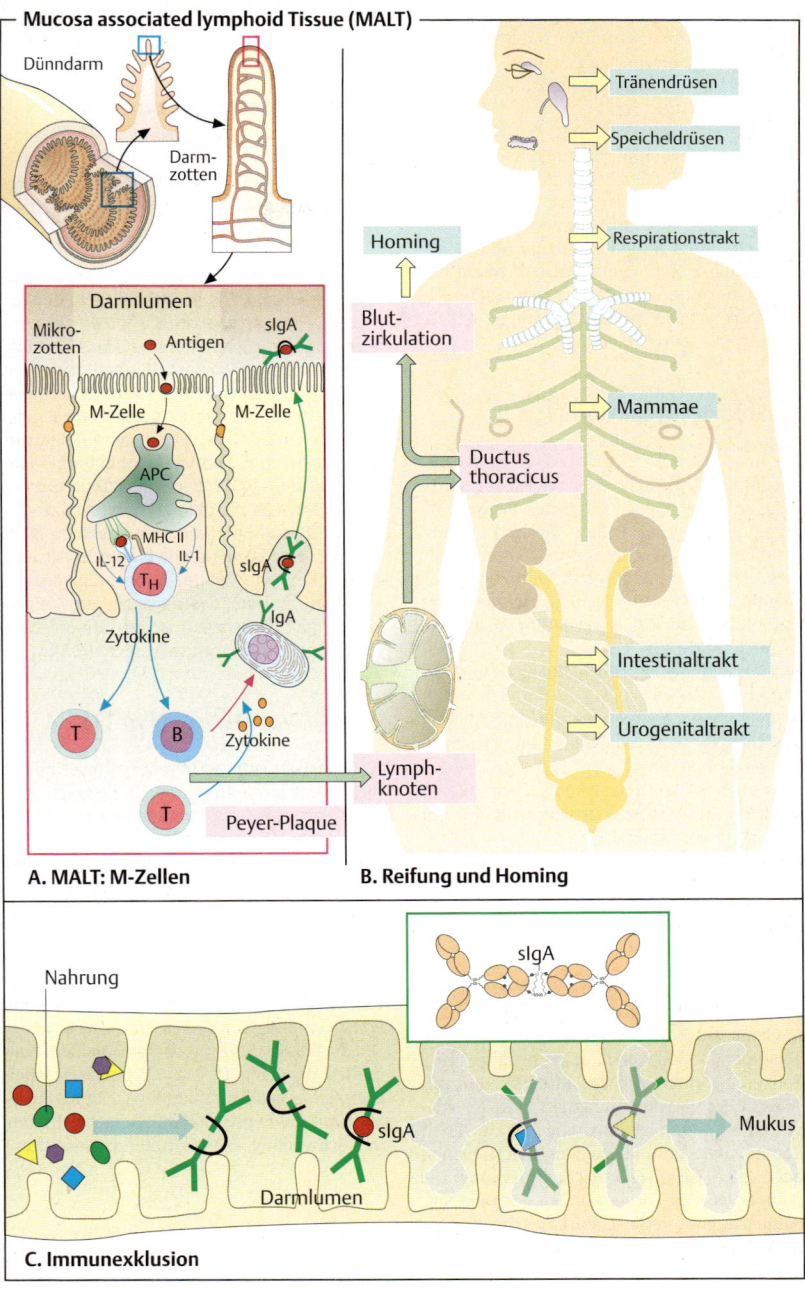

Mucosa associated lymphoid Tissue (MALT)

Dünndarm

Darm-
zotten

Darmlumen

Mikro-
zotten

Antigen

sIgA

M-Zelle

M-Zelle

APC

MHC II

IL-12   IL-1

T_H

Zytokine

sIgA

IgA

T   B

Zytokine

T

Peyer-Plaque

A. MALT: M-Zellen

Homing

Blut-
zirkulation

Ductus
thoracicus

Lymph-
knoten

Tränendrüsen

Speicheldrüsen

Respirationstrakt

Mammae

Intestinaltrakt

Urogenitaltrakt

B. Reifung und Homing

Nahrung

sIgA

sIgA

Mukus

Darmlumen

C. Immunexklusion

Anfang der 60er Jahre stellten Coombs und Gell ein Denkmodell zum Verständnis allergischer Reaktionen vor: die Einteilung krankmachender Immunabläufe in Reaktionen

- vom Soforttyp (Typ I)
- vom zytotoxischen (Typ II)
- vom immunkomplexbedingten (Typ III)
- und vom zellulär vermittelten (Typ IV) Typ.

Diese ist weiterhin akzeptiert, auch wenn damals z. B. die für Sofortreaktionen verantwortlich gemachten „Reagine" noch nicht als Immunglobulin E (IgE) charakterisiert waren und die Vernetzung oder das Nebeneinander-Ablaufen verschiedener Reaktionstypen am Patienten erst teilweise erkannt war.

A. Soforttypreaktion (Typ I)

Die Immunreaktion wird über IgE-Antikörper vermittelt. Diese richten sich meist gegen lösliche Proteinantigene (Allergene). Typische Allergenquellen sind Pollen, Tierhaare, Hausstaubmilben, Nahrungsmittel, Insektengift. Der Allergenkontakt führt zur Vernetzung von membranständigem IgE auf Mastzellen oder Basophilen und löst typische Effektormechanismen aus (S. 26 f):

- Freisetzung von Sofortmediatoren wie Histamin
- Bildung von Leukotrienen/Prostaglandinen
- Synthese von proallergischen Zytokinen wie IL-4 oder IL-5.

Dies kann zu klinischen Bildern wie allergische Rhinitis, Asthma, Urtikaria bis hin zur Anaphylaxie führen.

B. Zytotoxische Reaktionen (Typ II)

Hier reagieren IgG-Antikörper mit Antigenen, die auf der Zelloberfläche sitzen. Zielstrukturen können z. B. an die Erythrozytenoberfläche gebundene Medikamente (Penicillin) sein, Zellkomponenten wie das Rhesus-D-Antigen (RhD) oder Basalmembranbestandteile. IgG-vermittelt treten zytotoxische Effekte durch Komplement und Phagozytosemechanismen auf (S. 28 f). Gegen Oberflächenrezeptoren gerichtete IgG-Antikörper können auch die Signalübertragung verfälschen. Klinische Beispiele sind Medikamenten- oder RhD-vermittelte Hämolysen, Glomerulonephritis sowie eine

durch Anti-FcE-Rezeptor-Antikörper bedingte Urtikaria.

C. Immunkomplexreaktionen (Typ III)

Die verursachenden IgG-Antikörper sind gegen lösliche Antigene gerichtet. Diese können

- in Form von injizierten Seren in den Körper gelangen
- freigesetzte Komponenten von Krankheitserregern sein, z. B. bei bakterieller Endokarditis oder Virushepatitis
- in Form von Schimmelpilz- oder Heustaubkomponenten wiederholt inhaliert werden.

Die entstehenden Antigen-Antikörper-Komplexe (Immunkomplexe) können lokal oder über die Zirkulation verteilt als Effektormechanismen eine Komplementbindung sowie Granulozyten- und Monozytenaktivierung mit Gefäß-/Gewebeschädigung hervorrufen (s.a. S. 18 f). Diese Entzündungsprozesse äußern sich z. B. als Serumkrankheit oder lokalisierte Arthus-Reaktion auf Injektionspräparate, als Vaskulitis an Haut, Gelenken, Nieren, bei persistierender Virushepatitis oder als Alveolitis unter dem Bild der „Farmerlunge" (S. 144 f).

D. Spättypreaktion (Typ IV)

Antigenspezifische T-Lymphozyten vermitteln diese verzögert auftretenden Reaktionen. Auslöser sind einerseits Metallionen oder niedermolekulare Substanzen wie Konservierungsstoffe, die durch Verbindung mit körpereigenen Proteinen zu Vollantigenen werden. Andererseits können auch z. B. mykobakterielle Proteine verzögerte Reaktionen hervorrufen. Der über antigenpräsentierende dendritische Zellen und Monozyten/Makrophagen vermittelte Allergenkontakt führt zur Stimulation von T-Lymphozyten. Freigesetzte Zytokine setzen die Entzündung mit entsprechendem Zellinfiltrat in Gang (S. 30 f). Typische Erscheinungsbilder sind kontaktallergische Ekzemreaktionen sowie pseudolymphomartige Rötung und Schwellung, z. B. als Tuberkulinreaktion.

Unverträglichkeitsreaktionen-Übersicht

Voraussetzung	Effekt	Klinisches Bild

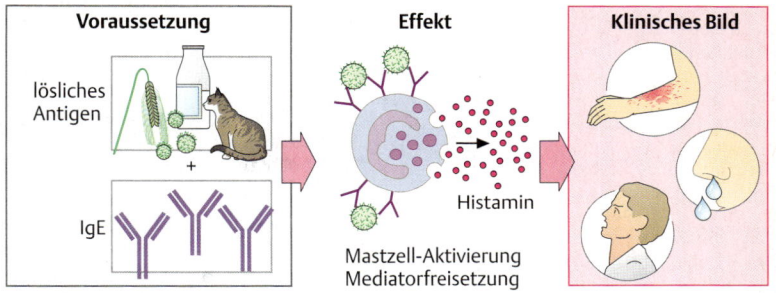

löslisches Antigen

+

IgE

Histamin

Mastzell-Aktivierung
Mediatorfreisetzung

A. Soforttypreaktion (Typ I)

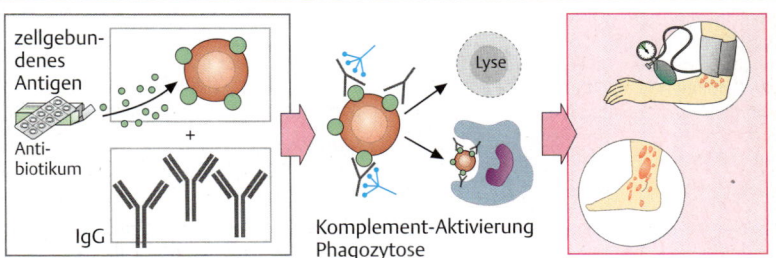

zellgebundenes Antigen

Antibiotikum

+

IgG

Lyse

Komplement-Aktivierung
Phagozytose

B. Zytotoxische Reaktion (Typ II)

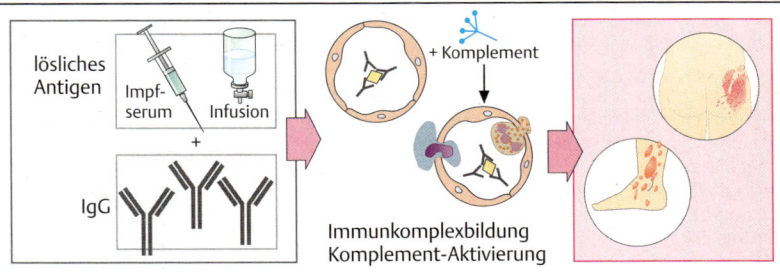

löslisches Antigen

Impfserum   Infusion

+

IgG

+ Komplement

Immunkomplexbildung
Komplement-Aktivierung

C. Immunkomplexreaktion (Typ III)

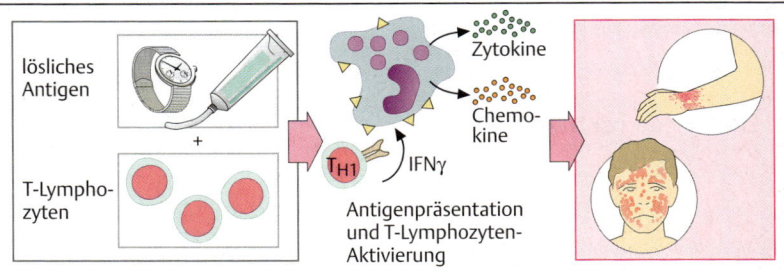

löslisches Antigen

+

T-Lymphozyten

Zytokine

Chemokine

T_{H1} IFNγ

Antigenpräsentation
und T-Lymphozyten-
Aktivierung

D. Spättypreaktion (Typ IV)

A. IgE-Produktion

Reaktionen vom Soforttyp basieren auf der Produktion spezifischer IgE-Antikörper gegen an sich harmlose Antigene meist tierischen oder pflanzlichen Ursprungs. Begünstigt durch irritative Eigenschaften oder Enzymwirkung der potenziellen Allergene, gelangen diese in kleinen Mengen durch Haut und Schleimhäute in den Organismus. Dort werden sie von APC phagozytiert und prozessiert. Über MHC-Klasse-II-Moleküle präsentieren die APC die Allergenfragmente naiven T_H-Lymphozyten. Speziell in einem IL-4-reichen Umfeld differenzieren diese zu T_{H2}. Die aktivierten T_{H2} senden durch Zytokine Signale für einen bevorzugten IgE-Isotypenswitch an B-Lymphozyten (S. 16 f.) So führt die T-Zell-Stimulation mit dem Allergen zur Produktion von Zytokinen wie IL-4 und IL-13, die für den Isotypenswitch essenziell sind. Dies ist das erste Signal zur Aktivierung von B-Lymphozyten. Das zweite, zur Induktion der IgE-Synthese benötigte Signal kann z. B. über die Interaktion zwischen CD40-Ligand (CD40L) auf aktivierten T_{H2}-Lymphozyten und CD40 auf B-Lymphozyten vermittelt werden (S. 17 **A3.**).

Das von T_{H1}-Lymphozyten gebildete γ-Interferon (IFN-γ) vermag dagegen die IgE-Produktion zu hemmen. Durch die Kopplung des IgE an membranständige IgE-Rezeptoren von basophilen Granulozyten und Mastzellen ist eine effektive Verstärkung der IgE-Produktion möglich: Werden diese Zellarten nämlich durch eine allergenvermittelte Vernetzung des oberflächengebundenem IgE aktiviert, so exprimieren sie ebenfalls CD40L und sezernieren IL-4.

Damit ist eine IgE-Typ-Sensibilisierung entstanden, die bei jedem weiteren Allergenkontakt die sofortige Freisetzung von Entzündungsmediatoren aus den sensibilisierten Mastzellen und basophilen Granulozyten bewirkt und verschiedene Effektormechanismen vermittelt.

B. Effektormechanismen: Sofortphase

Die Allergenbindung an rezeptorfixiertes IgE auf der Oberfläche von Mastzellen und basophilen Granulozyten führt über Kreuzvernetzung zu 3 wesentlichen Aktivierungsphänomenen:

- der raschen Freisetzung präformierter Substanzen aus Vakuolen, v. a. Histamin
- der Synthese von Lipidmediatoren wie Prostaglandine und Leukotriene
- der Induktion einer Zytokinproduktion, u. a. von IL-4 und IL-5.

Histamin, Prostaglandine (speziell PGD_2) und Leukotriene (v. a. LTC_4) sind für die klassischen Symptome der Soforttypreaktion verantwortlich:

Bronchialsystem. An der Lunge verursachen sie eine Bronchokonstriktion, ein Wandödem der Atemwege und eine Steigerung der Schleimsekretion. Diese Phänomene sind typisch für einen akuten Asthmaanfall (S. 138 ff.).

Haut. An der Haut äußert sich die einsetzende lokale Vasodilatation mit Flüssigkeitsaustritt als Quaddel oder Quincke-Ödem. Das Begleiterythem beruht auf der histaminstimulierten, durch Axonreflex vermittelten Vasodilatation.

Nase. An der Nase treten mediatorvermittelt nasale Obstruktion, Niesattacken und Rhinorrhoe auf (S. 128 f).

Systemisch. Typisches Zeichen der systemischen Mediatorwirkung ist der Blutdruckabfall. Als Maximalvariante einer systemischen Soforttypreaktion kann ein anaphylaktischer Schock auftreten (S. 106 f).

C. Effektormechanismen: Spätphase, anhaltende Entzündung

Die Aktivierung von Basophilen und Mastzellen führt zu einer unterschiedlich ausgeprägten Vernetzung von Sofortmechanismen und Komponenten einer protrahierten allergischen Entzündung. So werden unter Einfluss von Histamin, Leukotrienen und IL-4 vaskuläre Adhäsionsmoleküle hochreguliert (S. 18 f), die Phagozyten und andere Zellen anlocken. So kann sich ein entzündliches Zellinfiltrat ausbilden. Eine weitere Aktivierung z. B. von eosinophilen Granulozyten führt zur Entzündungssteigerung. In dem IL-4-reichen Umfeld wird die IgE-Synthese erleichtert und aufrecht erhalten (Spätreaktion, S. 138 f).

Typ-I-Reaktion nach Coombs und Gell

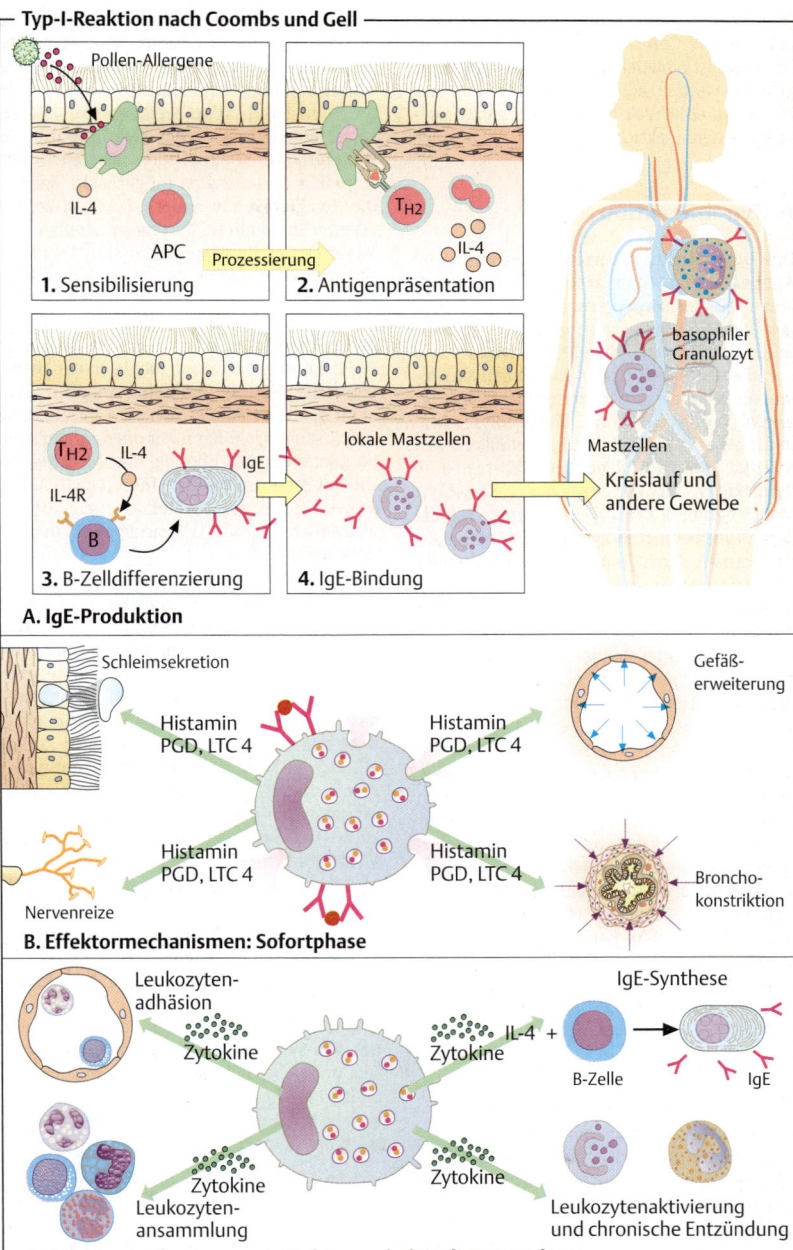

1. Sensibilisierung

Pollen-Allergene

IL-4

APC

Prozessierung

2. Antigenpräsentation

T_{H2}

IL-4

3. B-Zelldifferenzierung

T_{H2}

IL-4

IL-4R

B

IgE

4. IgE-Bindung

lokale Mastzellen

basophiler Granulozyt

Mastzellen

Kreislauf und andere Gewebe

A. IgE-Produktion

Schleimsekretion

Histamin PGD, LTC 4

Histamin PGD, LTC 4

Gefäß-erweiterung

Nervenreize

Histamin PGD, LTC 4

Histamin PGD, LTC 4

Broncho-konstriktion

B. Effektormechanismen: Sofortphase

Leukozyten-adhäsion

Zytokine

Zytokine

IgE-Synthese

IL-4 +

B-Zelle

IgE

Zytokine

Leukozyten-ansammlung

Zytokine

Leukozytenaktivierung und chronische Entzündung

C. Effektormechanismen: Spätphase, anhaltende Entzündung

Die Typ-II- und Typ-III-Reaktionen nach Coombs und Gell sind in der Klinik nicht so leicht nachzuvollziehen, da sie in vivo nicht getestet werden können. Beide Formen der Überempfindlichkeit beruhen auf antikörpervermittelten Reaktionen.

A. Typ-II-Reaktion

Die Typ-II-Reaktion beruht darauf, dass ein Antigen auf der Oberfläche von Zellen durch einen IgG-Antikörper gebunden wird. Dieser gebundene Antikörper kann dann – je nach seiner konstanten Fc-Kette – entweder die Komplementkaskade oder Killerzellen aktivieren, die dann die antikörperbeladene Zelle lysieren. Die zweite Form der Zytolyse wird meist als antikörperabhängige zelluläre Zytotoxizität (**A**ntibody **d**ependent **c**ell-mediated **C**ytotoxicity, **ADCC**) bezeichnet. Klassische Manifestationen der Typ-II-Reaktion sind die durch Lyse bedingten Zytopenien – wie manche Formen der hämolytischen Anämie oder der Thrombozytopenie. Im Unterschied zu den 3 anderen Formen der Allergie, ähnelt die Typ-II-Allergie den Autoimmunkrankheiten. Die Antikörper richten sich jedoch i.d.R. nicht gegen genuine „Autoantigene", sondern gegen exogene Antigene, die auf der Oberfläche von – oft hämatopoetischen – Zellen abgelagert oder exprimiert werden. Hierzu gehören Medikamente, wie Metaboliten des Penicillins, bakterielle oder auch virale Antigene. Eine klinisch relevante Thrombozytopenie äußert sich häufig primär als Purpura an Haut und Schleimhäuten. Diese zeichnet sich durch maximal stecknadelkopfgroße, nicht wegdrückbare, weinrote Flecken an den Füßen, distalen Unterschenkeln und im harten Gaumen aus. Die Flecken können zu Beeten konfluieren, ihr punktförmiger Aufbau bleibt aber immer erkennbar.

B. Typ-III-Reaktion

Die Typ-III-Reaktionen sind krankhafte Ablagerungen von Antigen-Antikörper-Komplexen entlang von Basalmembranen kleiner Gefäße. Besonders häufig und oft klinisch relevant sind derartige Ablagerungen im Bereich der Nierenglomerula und an der Haut. Je nach Zusammensetzung der Immunglobuline, können

über die Fc-Kette die Komplementkaskade aktiviert und Zellen an den Ort der Immunkomplexablagerung angezogen werden. Die Zusammensetzung des Infiltrats scheint auch durch die Lokalisation beeinflusst zu werden; so ist eine überwiegende Rekrutierung von Lymphozyten, Makrophagen oder auch neutrophilen Granulozyten möglich, die dann in die Gefäßwand einwandern. Dadurch kommt es zur Entzündung der meist kleinen und kleinsten Gefäße, besonders im postkapillären Bereich. Man spricht von einer *Immunkomplexvaskulitis*. Bei sehr ausgeprägten Infiltraten, kann eine Typ-III-Reaktion morphologisch große Ähnlichkeiten mit den zellulären Typ-IV-Reaktionen aufweisen, obgleich der pathogenetische Hintergrund unterschiedlich ist.

An der Haut äußert sich eine Immunkomplexvaskulitis in einer mehr oder minder stark ausgeprägten Entzündung, die in schweren Fällen bis hin zur Nekrose führen kann; deren schwerste Ausprägung stellt das sog. Arthus-Phänomen oder die Schwartzmann-Sanarelli-Reaktion dar.

Bei Inhalation von sehr kleinen Proteinen, z. B. bestimmte Schimmelpilzsporen, kann es zu einer Sensibilisierung und Typ-III-Reaktion der Lunge, der exogen allergischen Alveolitis kommen (EAA; S. 144 f). Da die Immunkomplexablagerungen überwiegend, aber nicht ausschließlich auf bestimmte Endstromgebiete begrenzt sind, kann sich die Typ-III-Reaktion auch in Form einer Allgemeinerkrankung manifestieren, die klinisch wie auch pathophysiologisch dem Schub eines systemischen Lupus erythematodes ähnelt. Im Rahmen von
- meist bakteriellen Infekten
- einer exogen allergischen Alveolitis (EAA)
- seltener einer systemischen Therapie mit bestimmten Penicillinderivaten und einigen anderen Medikamenten
- sehr selten auch im Rahmen einer Hyposensibilisierung

sind innerhalb von Stunden nach Allergenexposition Symptome wie allgemeines Unwohlsein mit Fieber unterschiedlicher Ausprägung, deutliche Beeinträchtigung des Allgemeinzustands, Schmerzen und Schwellungen im Bereich der Gelenke möglich.

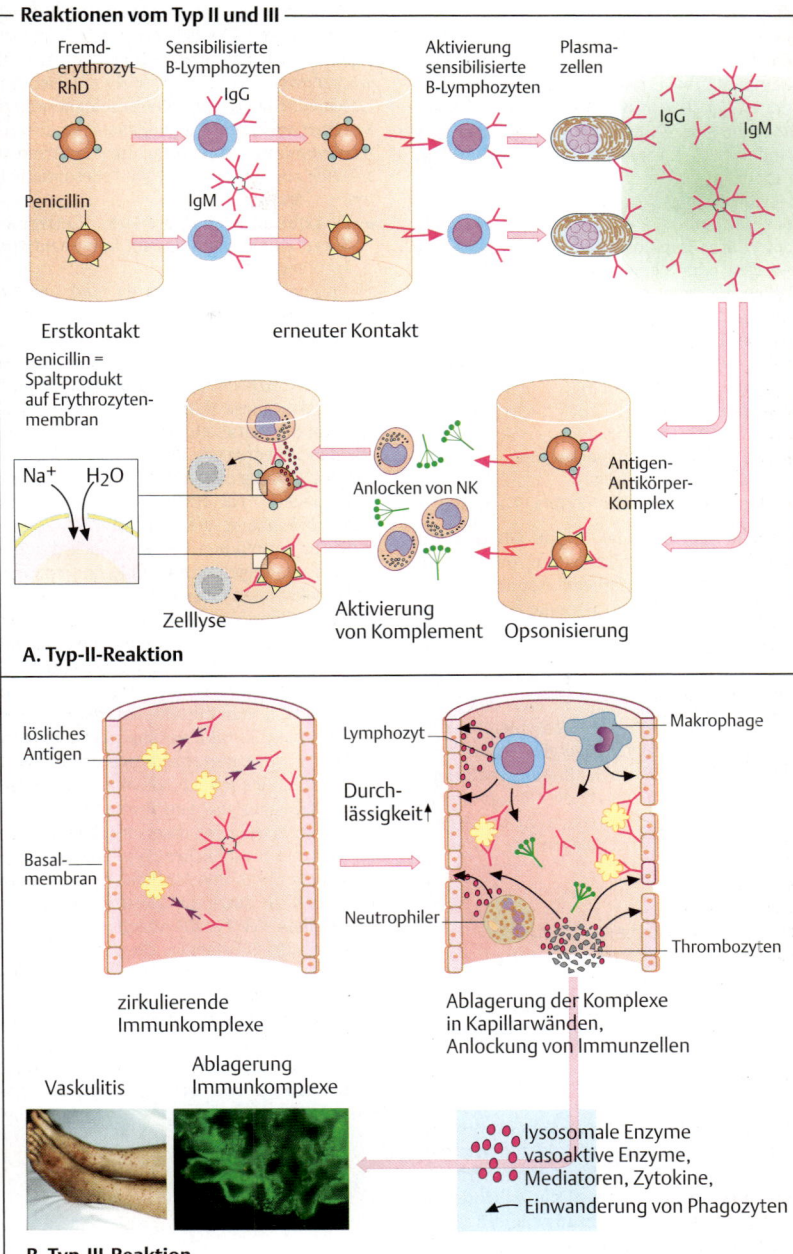

Reaktionen vom Typ II und III

Fremd-erythrozyt RhD

Sensibilisierte B-Lymphozyten

IgG

Penicillin

IgM

Aktivierung sensibilisierte B-Lymphozyten

Plasma-zellen

IgG

IgM

Erstkontakt

erneuter Kontakt

Penicillin = Spaltprodukt auf Erythrozyten-membran

Na⁺ H₂O

Anlocken von NK

Antigen-Antikörper-Komplex

Zelllyse

Aktivierung von Komplement

Opsonisierung

A. Typ-II-Reaktion

lösliches Antigen

Lymphozyt

Makrophage

Durch-lässigkeit↑

Basal-membran

Neutrophiler

Thrombozyten

zirkulierende Immunkomplexe

Ablagerung der Komplexe in Kapillarwänden, Anlockung von Immunzellen

Vaskulitis

Ablagerung Immunkomplexe

lysosomale Enzyme vasoaktive Enzyme, Mediatoren, Zytokine, Einwanderung von Phagozyten

B. Typ-III-Reaktion

A. Typ-IV-Reaktion

Die Typ-IV-Reaktionen werden funktionell am besten als zellvermittelte oder Spättyp-Reaktionen (**DTHR = D**elayed **T**ype **H**ypersensitivity **R**eaction) bezeichnet. Diese Bezeichnungen sind deswegen gerechtfertigt, da bei DTHR die Immunantwort nicht primär über die freigesetzten Immunglobuline gesteuert wird, wie bei den Typ-I-, -II- und -III-Reaktionen, sondern durch Immunzellen, die direkt mit dem Antigen oder besser: den antigenbeladenen Zellen interagieren. Alle Formen der DTHR benötigen 1–3 d, um ihre optimale Stärke zu erreichen und werden direkt durch T-Lymphozyten gesteuert. Dies führte zu den Bezeichnungen „verzögerte" oder „T-Zell-vermittelte" Immunantwort. Die T-Zellen führen jedoch zu 2 sehr unterschiedlichen Formen der DTHR:

- Die eine Form wird vorwiegend über CD4+-Zellen (T_H) vermittelt
- die andere über CD8+-Zellen (T_C; S. 32 f.)

Klinische Formen der Typ-IV-Allergie. Die DTHR richtet sich immer gegen Antigene, die nicht frei im Blut zirkulieren, sondern entweder als Peptide oder als Haptene auf der Oberfläche von Zellen präsentiert werden. Klassische Beispiele einer DTHR sind die schützenden Reaktionen gegen Mykobakterien **(1.)** oder Trichophyten. Diese Formen der DTHR können aber auch zu unerwünschten Reaktionen wie einer *Kontaktallergie* führen oder, wenn die gleiche Form der Immunreaktion gegen Antigene gerichtet ist, die Glykoproteinen von Körperzellen entsprechen, zu organspezifischen *Autoimmunkrankheiten*.

B. CD4+-vermittelte Immunreaktionen

Die entscheidenden Zellen für das Zustandekommen einer DTHR sind CD4+-Memory-T-Zellen („Gedächtniszellen"), vom INF-γ-produzierenden T_{H1}-Phänotyp. Im Anschluss an die initiale Aktivierung durch APC und Antigen, nach Abflachen der akuten Immunantwort bleibt immer eine mehr oder minder große Population an voraktivierten Memory-Zellen übrig. An der Zelloberfläche zeichnen sie sich dadurch aus, dass sie anstelle des (Common Leukocyte Antigen) CD45RA dessen Isoform CD45RO exprimieren. Im Körper eines erwachsenen Menschen finden sich Memory-Zellen mit etwa 25×10^6 unterschiedlichen Rezeptoren, d. h. dass man sich im Laufe des Erwachsenwerdens mit etwa ebenso vielen unterschiedlichen Antigenen auseinandersetzt. Bei einer erneuten Antigenexposition charakterisieren Immunantworten, für die Memory-T-Zellen zur Verfügung stehen, 2 Besonderheiten:

- Es kann auch ohne größeres „Gefahren"-Signal zu einer wirksamen Immunantwort kommen.
- Optimale Immunantworten sind wesentlich schneller erreicht als bei der initialen Immunaktivierung – meist in 3 Tagen.

Diese aktivierten Memory-Zellen können dann die umgebenden Makrophagen so aktivieren, dass diese mittels zytotoxischer Substanzen die Entzündung und den Gewebeschaden hervorrufen. Wichtigste Mediatoren der Entzündung sind offensichtlich IL-1 und insbesondere TNF. Hinzu kommen NO und Sauerstoffradikale, die dann mit der Zerstörung des betroffenen Gewebes auch das Zielantigen beseitigen. Intrakutane und epikutane Provokationen einer Typ-IV-Allergie zeigen daher ihr Reaktionsmaximum zwischen dem 3. und 5. Tag nach der Allergenapplikation. Bei Testungen ist wichtig, die Allergene in einer möglichst reizfreien Grundlage zu applizieren, da sonst die Gefahr besteht, dass während der Testung eine Sensibilisierung gegen Inhaltsstoffe der Testsubstanzen provoziert wird. Letzteres ist eine seltene, u. U. aber sehr folgenreiche Nebenwirkung von Testungen.

Die Typ-IV-Allergie unterscheidet sich von der biologisch nützlichen Typ-IV-Immunantwort nicht durch den Mechanismus, sondern ausschließlich durch das Zielantigen. Auf der Haut richten sich Typ-IV-Allergien i.d.R. gegen *Haptene*, also Substanzen, die selbst zu klein sind, um als Allergen erkannt zu werden. Vermutlich werden sie durch direkte Bindung an HLA-Moleküle und deren strukturelle Modulation von diesen den spezifischen T-Zellen präsentiert. Auf der Haut wie an den Schleimhäuten kann es auch zu Typ-IV-Allergien gegen *Proteine* kommen.

Typ-IV-Reaktionen nach Coombs und Gell

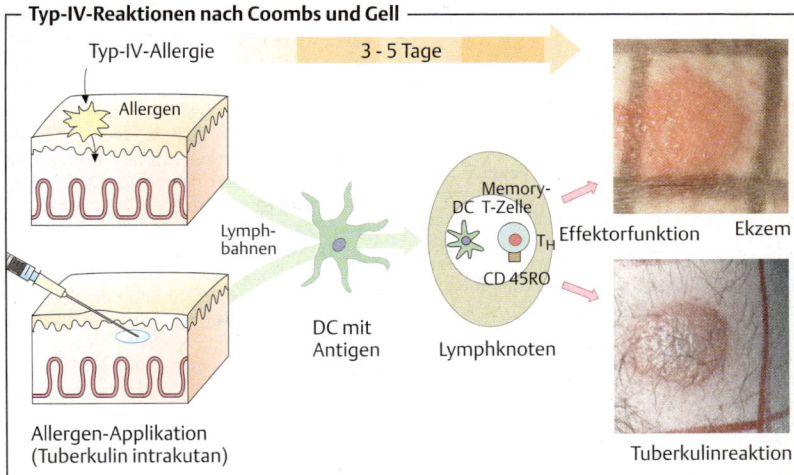

1. Effektorphase der Kontaktallergie und Tuberkulinreaktion

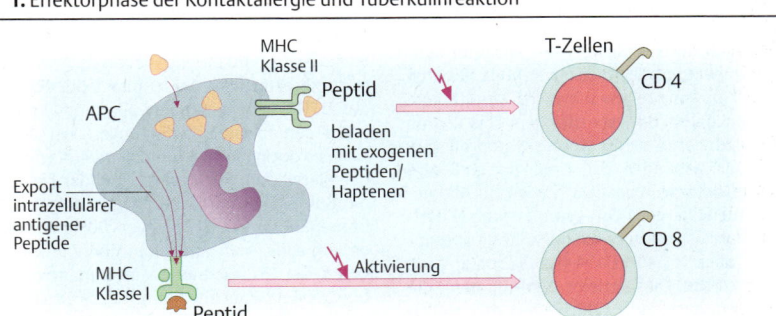

2. Antigenlokalisation bei zellvermittelten Immunreaktionen

A. Typ-IV-Reaktion

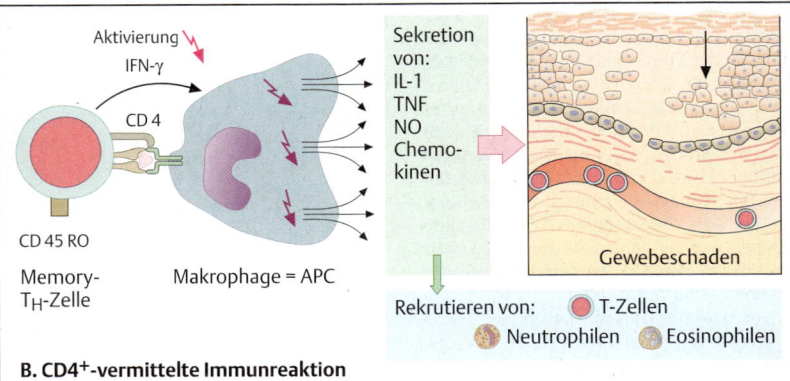

B. CD4⁺-vermittelte Immunreaktion

A. CD8$^+$-vermittelte Immunreaktionen

T$_H$-Lymphozyten können ihre Zielantigene, von wenigen Ausnahmen abgesehen, nicht direkt erkennen, sondern erkennen Zielpeptide, die ihnen von APC, meist wahrscheinlich Makrophagen, präsentiert werden. Im Gegensatz zu den MHC-Klasse-II-Molekülen, können MHC-Klasse-I-Moleküle jedoch von allen somatischen Zellen exprimiert werden. Somit können – zumindest theoretisch – alle somatischen Zellen durch zytotoxische T-Lymphozyten erkannt werden (T$_C$). *Naive* T$_C$ ignorieren jedoch die Zellen **(1.)**, die das relevante Antigen auf ihrer Oberfläche in den MHC-Molekülen präsentieren. Um ihre somatischen Zielzellen doch direkt erkennen zu können, müssen CD8$^+$-T-Zellen zuerst durch professionelle APC aktiviert werden **(2.)**.

Besitzen die Peptide eine sehr hohe Affinität für den TCR der CD8$^+$-Zellen, scheinen diese in vivo auch durch ruhende APC wirksam aktiviert zu werden. Die meisten Peptide besitzen jedoch nur eine relativ schwache Affinität und können daher ihre spezifischen CD8$^+$-Zellen nicht aktivieren, selbst wenn sie an professionelle APC gebunden sind. Unter diesen Bedingungen benötigen die CD8$^+$-Zellen zur Aktivierung die Hilfe der CD4$^+$-Lymphozyten (T-Helferzellen, T$_H$). Letztere scheinen dies insbesondere über CD40-CD154-Interaktionen und IFN-γ zu tun. Dies verleiht den APC dann die Fähigkeit, auch naive CD8$^+$-Zellen, die „niedrigaffine" Peptide erkennen, zu aktivieren.

Diese CD8$^+$-Zellen werden im Verlauf der Stimulation in zytotoxische „Effektor"-T-Zellen (CTL = **c**ytotoxic **T**-**L**ymphocytes), überführt, die dann auch Peptide auf somatischen Zellen in der Körperperipherie erkennen können, wie in Haut, Lunge, Gastrointestinaltrakt, Leber oder einem anderen Organ. Voraussetzung dafür ist, dass die CTL nach ihrer Aktivierung erst einmal den Lymphknoten verlassen und über den Blutweg zum Zielorgan gelangen. Dort können sie dann – nach Verlassen der Blutbahn – direkt mit ihren Zielzellen interagieren und sie dann i.d.R. lysieren. Für die Lyse stehen den CTL 2 unterschiedliche Mechanismen zur Verfügung:

- Der eine Mechanismus beruht auf der Sekretion von porenformierenden Proteinen wie Perforin und Granulysin **(3a.)**. Diese werden in präformierten Granula gespeichert und nach Aktivierung der CTL über den TCR in das interzelluläre Milieu freigesetzt. Ob und in welchem Umfang für die CTL-Aktivierung noch kostimulatorische Signale benötigt werden, ist unklar.
- Außerdem können CTL in ihren Zielzellen auch über bestimmte Signale den aktiven Zelltod *(Apoptose)* induzieren **(3b.)**: Unter zahlreichen Bedingungen tragen Zellen auf ihrer Oberfläche Moleküle, z. B. das FAS, Apo1 oder CD95, die über eine Enzymkaskade, die Fas-associated Death Domain-like IL-1-converting Enzyme, in ihren Zielzellen ein aktives Todesprogramm einleiten. Wird der Rezeptor durch den FAS-Liganden (CD95L), der auf den aktivierten CTL exprimiert wird, gebunden, vollziehen die Zielzellen das Apoptoseprogramm, fragmentieren ihren Zellkern und schrumpfen in sich zusammen.

Bei fast allen Typ-IV-Reaktionen sind sowohl CD4$^+$- als auch CD8$^+$-Zellen involviert. CD4$^+$-Zellen werden praktisch immer für die Einleitung der Immunantwort benötigt. Aber auch in der Effektorphase findet man beide Formen der DTHR nebeneinander; allerdings scheint unter den meisten Bedingungen, bei denen *exogene* Antigene zugeführt werden – wie dies bei allergischen Reaktionen i.d.R. der Fall ist – die durch T$_{H1}$ und Makrophagen eingeleitete Immunantwort zu überwiegen. Bei Präsentation von *endogenen* Antigenen überwiegen dagegen die CTL-mediierten Immunantworten. Obwohl Letzteres eher selten der Fall zu sein scheint, gibt es eine Reihe von Situationen, bei denen CTL auch allergische Reaktionen dominieren – so beim allergen- bzw. hapteninduzierten Lichen planus der Haut.

Typ-IV-Reaktionen nach Coombs und Gell II

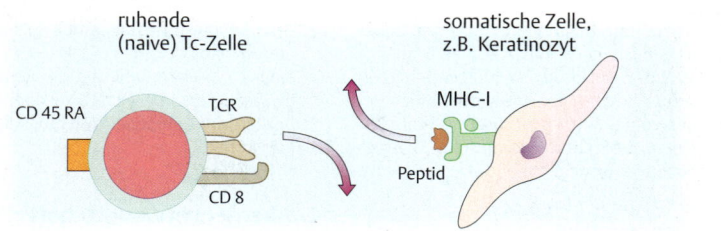

ruhende
(naive) Tc-Zelle

somatische Zelle,
z.B. Keratinozyt

CD 45 RA

TCR

MHC-I

CD 8

Peptid

1. Ignorieren einer Peptid-beladenen Zielzelle

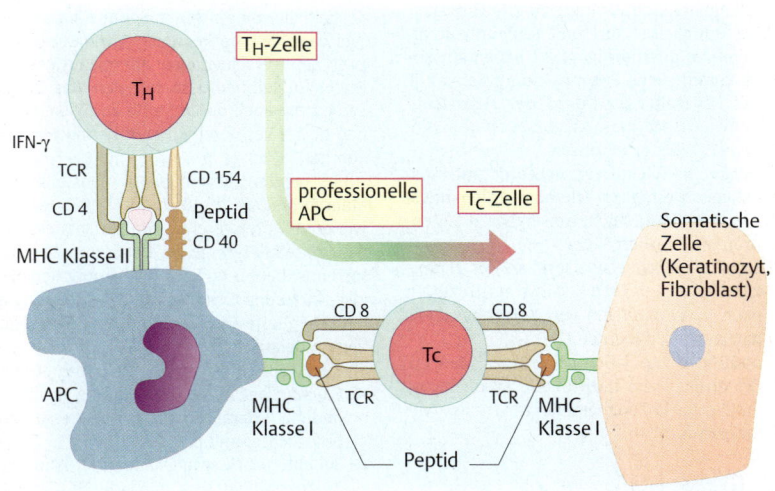

T$_H$-Zelle

T$_H$

IFN-γ

TCR

CD 4

CD 154

Peptid

professionelle
APC

T$_C$-Zelle

MHC Klasse II

CD 40

Somatische
Zelle
(Keratinozyt,
Fibroblast)

APC

CD 8

CD 8

Tc

MHC
Klasse I

TCR

TCR

MHC
Klasse I

Peptid

2. Aktivierung

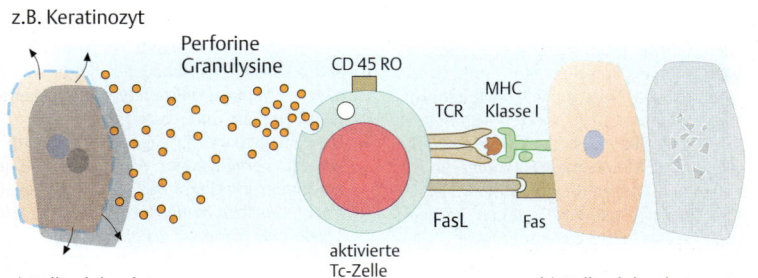

z.B. Keratinozyt

Perforine
Granulysine

CD 45 RO

MHC
Klasse I

TCR

FasL

Fas

aktivierte
Tc-Zelle

a) Zelltod durch Lyse

b) Zelltod durch Apoptose

3. Lyse somatischer Zellen durch aktivierte Tc-Zellen

A. CD 8$^+$-vermittelte Immunreaktionen

Als „Allergen" bezeichnet man Antigene, die einerseits – wie andere Antigene auch – eine spezifische Immunantwort induzieren, andererseits jedoch noch zusätzlich eine allergische Reaktion auslösen. Nachfolgend werden Substanzen beschrieben, die vornehmlich Reaktionen vom Soforttyp auslösen. Zu Kontaktallergenen, die zellulär vermittelte Spättyp-Reaktionen verursachen, s. S. 64 f.

A. Eigenschaften

Es handelt sich meist um Proteine und Glykoproteine. Bestimmte Charakteristika scheinen die allergisierende Wirkung zu erleichtern:

- die Fähigkeit, Haut- und Schleimhautbarrieren zu durchdringen. Oft haben allergene Proteine eine Enzymwirkung. So ist z. B. das Majorallergen Der p I der Hausstaubmilbenart Dermatophagoides pteronyssinus eine Cystein-Protease.
- niedriges Molekulargewicht und gute Löslichkeit. Dementsprechend werden meist die schnell und leicht freisetzbaren Pollenproteine zu Allergenen.
- Stabilität. Beispielsweise kann das Hauptkatzenallergen Fel d I selbst nach Jahren noch in Wohnungen von Katzenbesitzern nachgewiesen werden.
- natürliche Exposition in geringen Mengen. Oft erreicht die individuelle Jahresmenge inhalierter Pollenallergene nur wenige Mikrogramm.

B. Allergenquellen und Nomenklatur

Allergenquellen. *Inhalationsallergene* umfassen Pollen, Schimmelpilzbestandteile (speziell in Sporen), Haut-, Speichel- Kot- und Urinkomponenten von Tieren sowie Vogelfedern, Milbenkomponenten und Insektenbestandteile. Über den Verdauungstrakt kommen Nahrungsmittel und Medikamente als *Ingestionsallergene* in den Körper. Bei den injizierten Allergenen *(Injektionsallergene)* stehen Arzneistoffe und Insektengifte im Vordergrund.

Nomenklatur. Für die einheitliche Bezeichnung gereinigter Einzelallergene wurde eine spezielle Nomenklatur entwickelt. So setzt sich die Bezeichnung des Hausstaubmilbenhauptallergens „Der p I" zusammen aus:

- den ersten 3 Buchstaben der Gattung (hier Dermatophagoides)
- dem Anfangsbuchstaben der Spezies (hier pteronyssinus)
- einer römischen Zahl, die die Reihenfolge der Isolierung bezeichnet, wobei das im Vordergrund stehende Allergen die Nummer I erhält.

C. Allergenverwandtschaft

Manche Proteinallergene ähneln sich in Aufbau und Struktur. IgE-Antikörper, die gegen ein derartiges Allergen gerichtet sind, können deshalb die gemeinsamen Epitope auch an den „Verwandten" erkennen. Kreuzreaktionen zwischen verschiedenen allergieauslösenden Proteinen können also bei den Betroffenen Symptome auch durch Stoffe auslösen, zu denen bisher vermeintlich kein Kontakt bestanden hat.

Ein gegen Birkenpollen sensibilisierter Mensch reagiert oft auch auf die allergenverwandten Apfelproteine. Eine assoziierte Lebensmittelallergie gegen Obst- und Gemüsesorten ist bis zu 20 % der Baumpollenallergiker zu finden. Seltener ist die Vernetzung im Beifuß-Sellerie-Gewürz-Syndrom (S. 41). Häufige Assoziationen:

- Eine typische Gruppe kreuzreagierender *Baumpollen* sind in der Ordnung Fagales zu finden: Charakteristische Vertreter sind Birke, Hasel und Erle.
- Bei einem *Gräserpollen*allergiker kann eine Rhinokonjunktivitis auch durch *Getreide*sorten entstehen, welche zunächst nicht in dem Lebensumfeld der Person vorhanden waren.
- Auch wasserlösliche Proteine aus Pflanzensäften können Verwandtschaft aufweisen: So finden sich bei *Naturlatex*allergie assoziierte *Nahrungsmittel*unverträglichkeiten gegen Banane und Avocado.
- Die Sensibilisierung gegenüber *Tropomyosin* ist gemeinsamer Verursacher einer kombinierten Überempfindlichkeit gegenüber *Hausstaubmilben, Schnecken, Muscheln* und manchen *Schalentieren*.
- Strukturähnlichkeiten sind auch für die Kreuzreaktion zwischen *Cephalosporinen* und *Penicillinen* verantwortlich.

Allergene und Allergengruppen

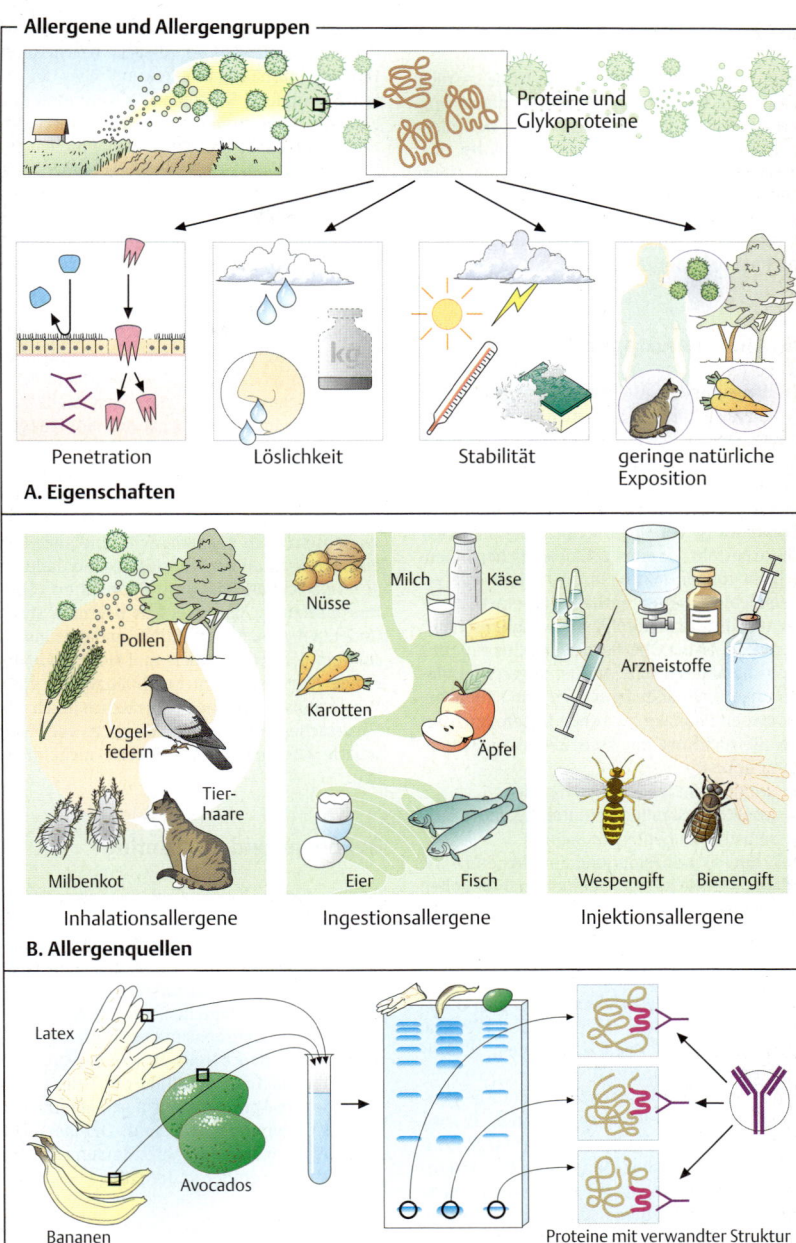

Proteine und Glykoproteine

Penetration

Löslichkeit

Stabilität

geringe natürliche Exposition

A. Eigenschaften

Pollen

Vogelfedern

Tierhaare

Milbenkot

Inhalationsallergene

Nüsse

Milch

Käse

Karotten

Äpfel

Eier

Fisch

Ingestionsallergene

Arzneistoffe

Wespengift

Bienengift

Injektionsallergene

B. Allergenquellen

Latex

Avocados

Bananen

Proteine mit verwandter Struktur

C. Allergenverwandtschaft

Definition

Eine saisonale Allergie ist durch die zeitlich begrenzte Exposition des Organismus gegenüber dem Allergen gekennzeichnet. Der Allergenkontakt findet also nicht ganzjährig sondern nur in einer bestimmten „Saison" statt. Meist handelt es sich um Inhalationsallergien, z. B. eine saisonale allergische Rhinitis (SAR; S. 64 ff) oder ein allergisches = extrinsisches Asthma bronchiale (S. 138 ff).

A. Allergengruppen

Die bedeutendste Allergie ist die Pollenallergie (= Pollinosis). Pollen sind männliche Gametophyten von Pflanzen. Sie sind ca. 10–150 µm groß und oval bis rund geformt. Je nach Art produziert eine einzelne Pflanze bis zu 10^8 Pollen pro Jahr (z. B. Sauerampfer). Der Polleninhalt = *Protoplast* ist von einer Schutzhülle umgeben. Diese besteht aus einer zellulosereichen Innenschicht, dem *Intin*, welche die meisten allergenen Determinanten enthält, und einer widerstandsfähigen, undurchlässigen Außenschicht, dem *Exin*. An der Oberfläche des Exins befinden sich charakteristische Ausziehungen und Vertiefungen, anhand derer sich die Pollen bestimmten Pflanzen zuordnen lassen. Nach Art der Befruchtung unterscheidet man 3 Pflanzengruppen:

- windbestäubende (anemogame)
- insektenbestäubende (entomogame)
- selbstbestäubende (autogame).

Bei der Windbestäubung produzieren die Pflanzen große Mengen kleiner, leichter Pollen mit guten Schwebeeigenschaften, die sich leicht aus der Blüte lösen, teilweise über Kilometer transportiert und dann inhaliert werden. Pollen windbestäubender Pflanzen sind ein Hauptmorbiditätsfaktor saisonaler Allergien. Sie führen zu einer Rhinitis allergica, Konjunctivitis allergica oder einem allergischen Asthma bronchiale.

Außerdem werden Pflanzen in der Allergenkunde nach ihrer Blütezeit unterteilt. Es gibt Früh- (Januar bis April), Mittel- (Mai bis August) und Spätblüher (September bis Dezember). Dabei sind lokale geographische und klimatische Unterschiede zu berücksichtigen. Pflanzen, die häufig eine Pollinosis auslösen sind Bäume, Gräser- und Getreidesorten sowie Kräuter.

Auch Pilze – insbesondere Schimmelpilze – können eine saisonale Allergie hervorrufen. Hierbei sind häufig die Sporen Träger der Allergenkomplexe. Sie sind ca. 2–5 µm groß und einzellig. Sporen werden in sehr großer Anzahl von den Pilzen produziert und dienen der vegetativen oder sexuellen Fortpflanzung. Aufgrund ihrer geringen Größe sind Sporen gut lungengängig. Sie dringen weit in das Bronchialsystem ein und sind somit häufig Auslöser eines Asthma bronchiale. Neben Inhalationsallergien können Schimmelpilze auch Ingestionsallergien verursachen. Schimmelpilze kommen ubiquitär vor. Es gibt unter ihnen Saprophyten, welche auf abgestorbenem organischen Material wachsen und Parasiten, welche Pflanzen, Tiere und Menschen besiedeln. Optimale Wachstumsbedingungen sind eine hohe Luftfeuchtigkeit (ca. 90 %) und mittlere Temperaturen (20–25 °C). Von den schätzungsweise 250 000 existierenden Schimmelpilzarten sind bisher etwa 100 000 wissenschaftlich bekannt. Schimmelpilze, die eine saisonale Allergie auslösen, sind dadurch gekennzeichnet, dass ihre Sporulation (Sporenfreisetzung) jahreszeitlich begrenzt stattfindet. Bei gemäßigtem Klima sind dies insbesondere die Spätsommer- und Herbstmonate. Einige Arten kommen in Abhängigkeit ihrer Wachstumsbedingungen zusätzlich auch als Verursacher perennialer Allergien vor. Eine scharfe Abgrenzung ist teilweise nicht möglich.

B. Pollen- und Sporenflug

Entscheidende Hinweise auf eine saisonale Allergie liefert die Anamnese der betroffenen Patienten. Häufig können typische Beschwerdemonate angegeben werden. Aus Pollen- bzw. Sporenflugkalendern lassen sich dann die vermutlichen Allergenquellen ablesen. Allgemein gibt es in Mitteleuropa eine Exposition gegenüber Baumpollen bereits ab Februar bis Juni. Anschließend folgt die Blüte der Gräser und Getreide von April bis August, gefolgt von den Kräutern zwischen Mai und Oktober. Die meisten saisonalen Pilzsporen finden sich von August bis November in der Luft.

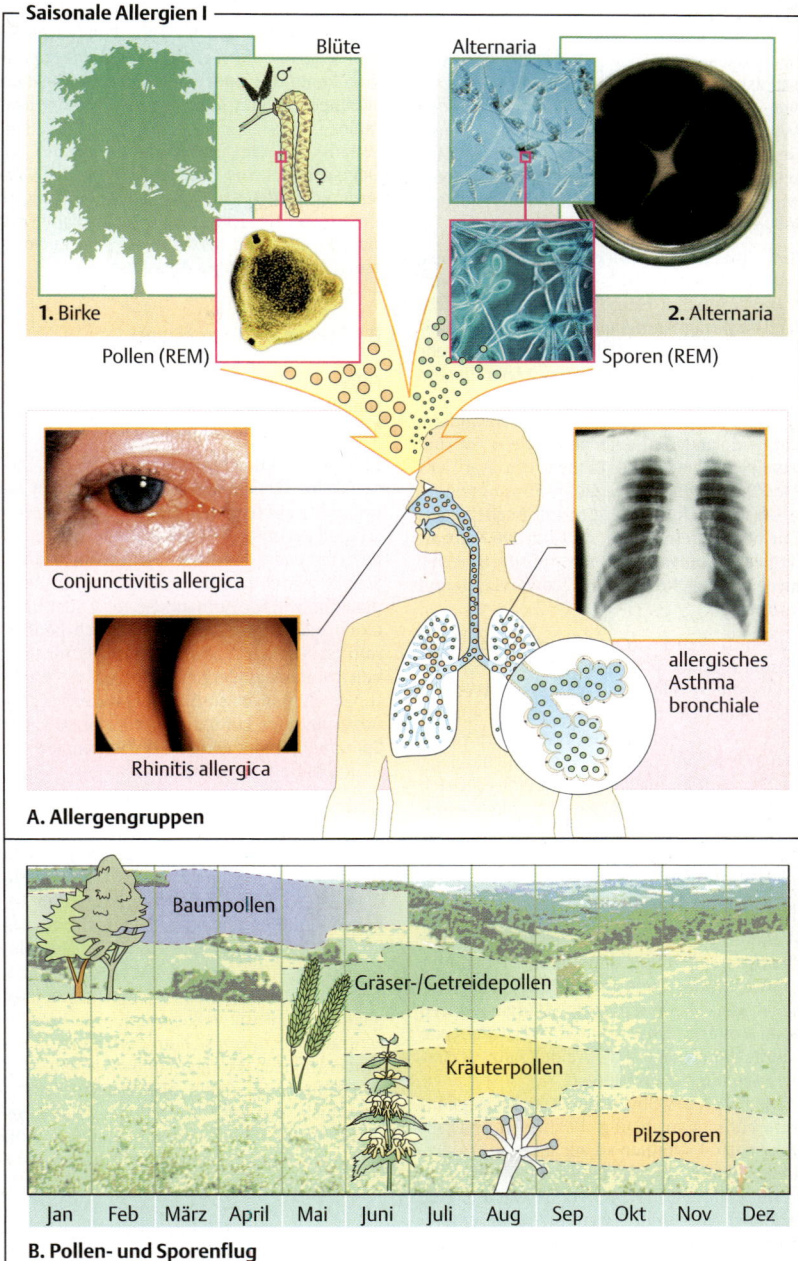

Saisonale Allergien I

Blüte

Alternaria

1. Birke

2. Alternaria

Pollen (REM)

Sporen (REM)

Conjunctivitis allergica

Rhinitis allergica

allergisches Asthma bronchiale

A. Allergengruppen

Baumpollen

Gräser-/Getreidepollen

Kräuterpollen

Pilzsporen

| Jan | Feb | März | April | Mai | Juni | Juli | Aug | Sep | Okt | Nov | Dez |

B. Pollen- und Sporenflug

A. Baumpollen

In Deutschland sind v. a. Pollenallergene von Laubbäumen als Auslöser saisonaler Allergien von Bedeutung. Meist gehören sie zu den Windbestäubern. Die Blütezeit der Bäume liegt im Frühling; sie sind somit Früh- bis Mittelblüher. Häufig treten untereinander Kreuzallergien auf, d. h. ein Patient reagiert auf Pollen verschiedener Baumarten allergisch.

Birke (Betula). Die Birke ist in Nordeuropa, Asien und Nordamerika einer der bedeutendsten Verursacher einer Pollinosis. In Deutschland ist sie der Baum mit der höchsten Sensibilisierungsrate. Ihre Pollen beinhalten sehr aggressive Allergene, wie das Majorallergen Bet vI und das Minorallergen Bet vII.

Birken wachsen in Laub- und Mischwäldern, auf Heidelandschaften oder an Alleen. Sie sind windbestäubend und blühen von April bis Mai. Die Blütenpollen sind 15–30 µm groß.

Oft gibt es Kreuzallergien mit Buche, Eiche, Erle oder Haselnussstrauch. Nutritive Kreuzallergien bestehen mit Obstsorten (z. B. Apfel, Birne, Pfirsich, Kirsche, Kiwi) sowie Hasel- und Walnüssen.

Haselnussstrauch (Corylus avellana). Der Haselnussstrauch wächst im Unterholz von Laubwäldern oder als Gebüsch an Wegrändern. Seine Pollen besitzen aggressive Allergene (Cor aI) und sind die zweithäufigsten Verursacher von Baumpollenallergien. Die Blütezeit beginnt bereits im Januar und erstreckt sich bis März. Die Befruchtung erfolgt durch Windbestäubung. Die Pollengröße beträgt 20–30 µm. Kreuzallergien finden sich mit Birke, Buche, Erle und Gräsern sowie nutritiv mit Kernobst und Nüssen.

Weitere Laubbäume. Die Windbestäuber Eiche (Quercus), Erle (Alnus), Esche (Fraxinus), Pappel (Populus) und Ulme (Ulmus) haben eine mäßige Bedeutung als Allergieauslöser. Noch seltener wirken insektenbestäubende Bäume wie Linde (Tilia), Weide (Salix), Kastanie (Aesculus) allergisierend.

Die Pollen des Olivenbaums (Olea) lösen im Mittelmeerraum häufig Pollinosen aus; in Deutschland kommen sie nicht vor.

Kiefer (Pinus). Die Kiefer ist in Mittel- und Nordeuropa weit verbreitet. Sie wachsen auf sandigen, mageren Böden meist in großen Schonungen. Die Bestäubung mit den 50–80 µm großen Pollen im Mai bis Juni ist anemogam. Zur Blütezeit lassen sich hohe Kieferpollenkonzentrationen in der Luft nachweisen. Aufgrund der geringen Allergenaggressivität kommt es jedoch nur selten zu Sensibilisierungen. Es gibt Kreuzallergien mit der Kastanie.

Pollen anderer Nadelbäume spielen in Deutschland keine erwähnenswerte Rolle. Allerdings ist die japanische Zeder die häufigste Ursache für Heuschnupfen in Japan. Pollen der Gebirgszeder und der Zypresse sind in Nordamerika ein wichtiges Allergen.

B. Saisonale Pilzsporen

Folgende Schimmelpilzarten weisen einen saisonalen Sporenflug auf, besonders in den Spätsommer- und Herbstmonaten:

Schwärzeschimmel (Alternaria alternata). Diese Pilzart ist weltweit verbreitet. Sie lebt saprophytär auf feuchten Tapeten oder Holzverschalungen und auf Lebensmitteln wie Getreide, Obst oder Gemüse. Außerdem kommt Schwärzeschimmel in der Erde und im Aeroplankton vor. Die Aufnahme erfolgt über Inhalation oder Ingestion. Allergologisch bedeutsam ist Alternaria alternata v. a. als Auslöser von Atemwegsallergien. Optimale Wachstumsbedingungen sind Temperaturen von 20–30 °C und eine Luftfeuchtigkeit von 90%. Der Sporenflug findet von Juni bis September, v. a. in den Mittagsstunden statt.

Cladosporium. Cladosporien kommen weltweit vor. Es gibt etwa 500 Arten. Sie leben ubiquitär in Luft, Wasser und Erde. Im Haushalt finden sie sich häufig auf Topfpflanzen, in Klimaanlagen oder Luftbefeuchtern sowie auf Lebensmitteln. Besonders gedeihen sie in kühlen, feuchten Wohnungen. Auch in Tiefkühltruhen bis – 50 °C können Cladosporien wachsen. Ihre Sporen werden vorwiegend inhalativ, aber auch nutritiv aufgenommen. Hohe Konzentrationen zeigen sich im Aeroplankton besonders in den Morgen- und Abendstunden und führen zu einem allergischen Asthma bronchiale. Der Sporenflug findet zwar ganzjährig statt, hat aber in den Monaten Juni bis August ein ausgeprägtes saisonales Maximum.

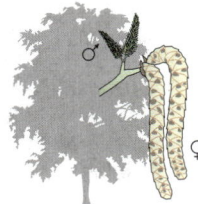

Birke
– Blütezeit:
  April – Mai
– Bestäubung:
  anemogam
– Pollengröße:
  15 – 30 µm

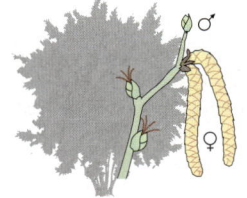

Hasel
– Blütezeit:
  Januar – März
– Bestäubung:
  anemogam
– Pollengröße:
  20 – 30 µm

Allergene Bedeutung: +++

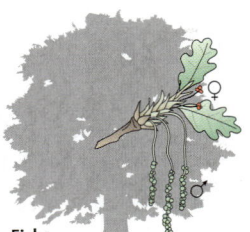

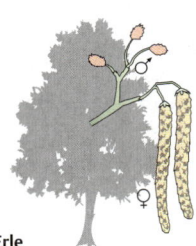

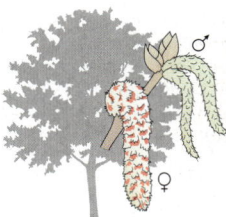

Eiche
– Blütezeit: April – Mai
– Bestäubung: anemogam
– Pollengröße: 15 – 40 µm

Erle
– Blütezeit: Februar – April
– Bestäubung: anemogam
– Pollengröße: 15 – 35 µm

Pappel
– Blütezeit: März – April
– Bestäubung: anemogam
– Pollengröße: 25 – 30 µm

Allergene Bedeutung: ++

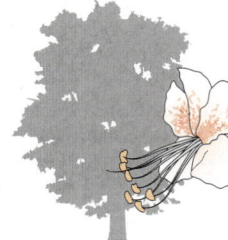

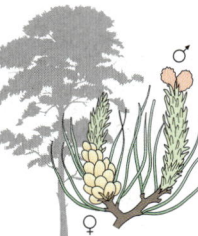

Kastanie
– Blütezeit:
  April – Mai
– Bestäubung:
  entomogam
– Pollengröße:
  15 – 35 µm

Kiefer (Europa)
– Blütezeit:
  Mai – Juni
– Bestäubung:
  anemogam
– Pollengröße:
  50 – 90 µm

Allergene Bedeutung: +

A. Baumpollen

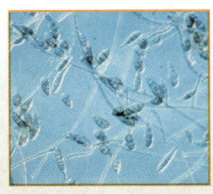

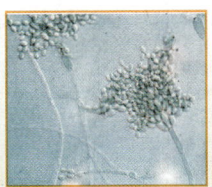

Alternaria alt.
– Sporenflug:
Juni – September
– Invasion:
  inhalativ;
  nutritiv

Cladosporium
– Sporenflug:
  Juli – August
– Invasion:
  inhalativ;
  selten nutritiv

Allergene Bedeutung: ++

B. Saisonale Pilzsporen

A. Verbreitung von Pollen

Manche Pollenarten (hier: Roggen) werden über den Wind verteilt und legen dabei u.U. viele Kilometer zurück. Die Pollenkonzentration variiert dabei je nach Tageszeit und Wetterlage (s.a. **B.**).

B. Gräserpollen

Gräser sind die weltweit häufigste Ursache einer Pollinosis. Sie werden anemogam bestäubt und blühen im Sommer. Die Pollengröße variiert zwischen 15–150 µm. Charakteristisch sind ausgeprägte Kreuzallergien untereinander.

Roggen (Secale cereale). Pollen dieser Getreideart lösen am häufigsten eine Gräserpollenallergie aus. Sie gehören zu den aggressivsten Allergenen und außerdem sehr verbreitet. Eine Roggenähre produziert durchschnittlich 5 Millionen Pollen. Die Pollen sind 40–60 µm groß und werden für die Bestäubung über viele Kilometer durch den Wind verteilt. Somit sind alle Kriterien einer hohen Allergenpotenz (Aggressivität des Allergens, Verbreitung der Pflanze und Pollendichte) erfüllt. Die größten Pollenkonzentrationen finden sich im Mai und Juni in der Luft. Dabei zeigt sich eine Abhängigkeit von Tageszeit und Wetterlage **(A.)**. An trockenen, heißen und windigen Tagen ist der Pollengehalt maximal. Die höchste Pollenzahl findet man auf dem Land am Morgen und am späten Nachmittag. Wegen der Transportstrecke verschieben sich die Pollenmaxima in der Stadt in die Mittags- und Abendstunden.

Roggen zeigt ausgeprägte Kreuzallergien mit anderen Süßgräsern.

Weitere Süßgräser. In Mitteleuropa haben folgende Süßgräser eine allergologische Bedeutung:
- Wiesenlieschgras (Phleum pratense)
- Wiesenrispengras (Poa pratensis)
- Lolchgras (Lolium perenne)
- Knäuelgras (Dactylis glomerata)
- Wiesenschwingel (Festuca pratensis).

Ihre Pollen besitzen eine hohe allergene Potenz und eine ausgeprägte Kreuzallergenität. Auch andere Getreidearten wie
- Gerste (Hordeum vulgare)
- Hafer (Avena sativa)
- Mais (Zea mays)
- selten Weizen (Triticum aestivum)

können Allergien hervorrufen.

Insgesamt kann man bei betroffenen Patienten von einer generalisierten Allergie gegen sämtliche Süßgräser ausgehen.

Bermudagras, Bahiagras, Johnsongras. Diese Gräser gehören nicht der Familie der Süßgräser an. Sie sind vorwiegend in subtropischen Regionen verbreitet und haben dort eine allergologische Relevanz. Kreuzreaktionen mit den oben genannten Gräsern kommen nicht vor.

C. Kräuterpollen

Die dritte große Gruppe der Pollenproduzenten sind die Kräuter. Ihre allergene Potenz ist bis auf wenige Ausnahmen eher mäßig. Sie blühen im Spätsommer bis Herbst. Die Bestäubung ist vorwiegend anemogam. Kräuterpollen sind 15–40 µm groß.

Beifuß (Artemisia vulgaris). Die 15–25 µm großen Beifußpollen sind in Mitteleuropa das häufigste Kräuterpollenallergen. Beifuß ist windbestäubend und blüht von Juli bis September. Häufig finden sich Kreuzallergien mit anderen Kräutern und nutritiv mit Gewürzen, wie z. B. Sellerie und Curry (s.a. Kräuter-Gewürz-Syndrom; **D.**).

Ragweed/Traubenkraut (Ambrosia artemisiifolia). In Nordamerika ist das Traubenkraut einer der häufigsten Pollinosisauslöser. In Europa besitzt es (noch) keine Bedeutung. Die Bestäubung erfolgt anemogam. Die Blütezeit ist August bis Oktober. Die Pollengröße beträgt 15–20 µm.

Weitere Kräuter. Andere in der Allergenkunde wichtige Kräuter sind
- Sauerampfer (Rumex acetosella)
- Wegerich (Plantago major)
- weißer Gänsefuß (Chenopodium album).

D. Kreuzallergien von Beifuß

Bei Kräutern bestehen u. a. nutritive Kreuzallergien mit Gewürzen. Solche Kombinationen werden als Kräuter-Gewürz-Syndrom bezeichnet. Ein typisches Beispiel sind die Kreuzallergien von Beifuß mit Kamille, Karotten, Knoblauch, Lorbeer, Paprika, Pfeffer, Sellerie und Senf (S. 134 f).

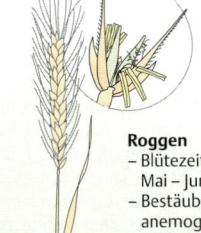

Saisonale Allergien III

Wind
Erwärmung
(Aufwind)
Wind
Abkühlung
(Abwind)

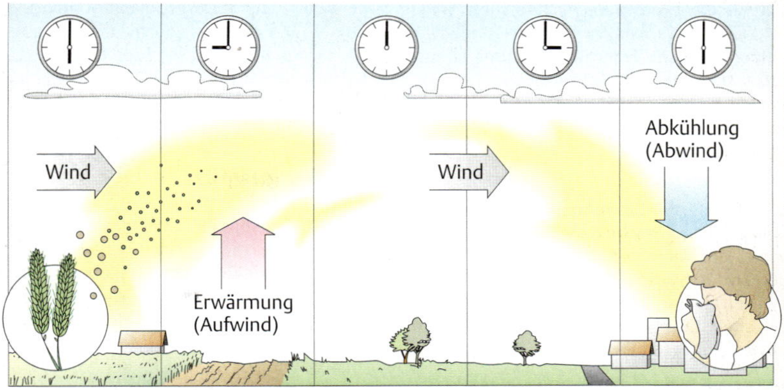

A. Verbreitung von Pollen

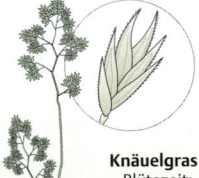

Roggen
- Blütezeit: Mai – Juni
- Bestäubung: anemogam
- Pollengröße: 50 – 65 µm

Knäuelgras
- Blütezeit: Mai – Juni
- Bestäubung: anemogam
- Pollengröße: 20 – 45 µm

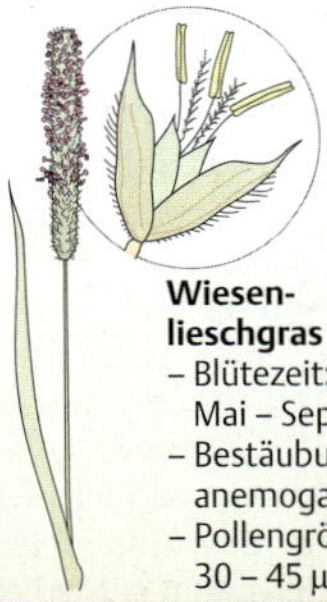

Wiesen-lieschgras
- Blütezeit: Mai – September
- Bestäubung: anemogam
- Pollengröße: 30 – 45 µm

Allergene Bedeutung: +++

B. Gräserpollen

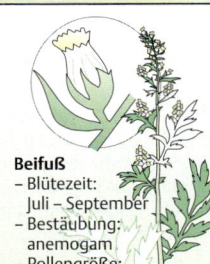

Beifuß
- Blütezeit: Juli – September
- Bestäubung: anemogam
- Pollengröße: 20 – 25 µm

Allergene Bedeutung: ++

Ragweed (Traubenkraut)
- Blütezeit: August – Oktober
- Bestäubung: anemogam
- Pollengröße: 15 – 20 µm

Allergene Bedeutung: Europa + USA ++

C. Kräuterpollen

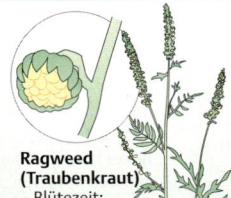

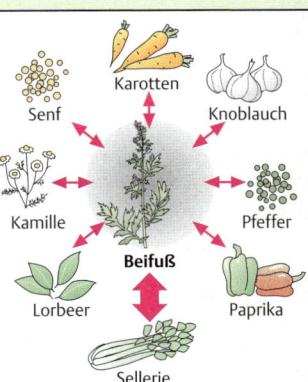

Karotten
Senf
Knoblauch
Kamille
Pfeffer
Beifuß
Lorbeer
Paprika
Sellerie

D. Kreuzallergien von Beifuß

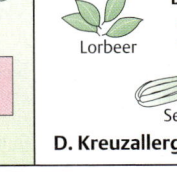

Perenniale Allergien sind durch eine ganzjährige Allergenexposition charakterisiert, wobei zeitliche Schwankungen der Allergenmengen vorkommen. Die Expositionsmaxima können tages- oder jahreszeitlich variieren.

A. Milben

Die über 12 000 bekannten Milbenarten sind Spinnentiere (Arachnida). Sie sind weltweit verbreitet. Nur in extremen Lebensräumen (ab 3000 m Höhe, in arktischen Gebieten oder Wüsten) kommen sie nicht vor. Sie leben als Parasiten (Krätzmilbe, Zecken) oder als Saprophyten (Vorratsmilben).

Hausstaubmilben (Dermatophagoides). Die europäische (D. pteronyssinus) und die amerikanische (D. farinae) Hausstaubmilbe haben unter den Milben mit Abstand die größte allergologische Bedeutung. Sie sind in den meisten Haushalten verbreitet und leben dort als Saprophyten in Matratzen, Bettzeug, Teppichen, Polstermöbeln oder Textilien. Vereinzelt findet man sie auch in Getreideprodukten oder Heu. Das Vorkommen ist perennial mit einem saisonalem Maximum im Spätsommer bis Herbst. Ihre Größe beträgt 250–450 µm, somit sind sie für das bloße Auge nicht sichtbar. Als Futter dienen menschliche und tierische Hautschuppen oder Schimmelpilze. Hausstaubmilben wachsen und vermehren sich optimal bei einer relativ hohen Luftfeuchtigkeit (ca. 80%) und mittleren Temperaturen (25 °C). Solche Bedingungen finden sich häufig in modernen Energiesparhäusern mit geringer Luftzirkulation. Die Allergene (Der f I–Der f III) werden zu 95 % über die Exkremente der Milben exprimiert.

Typische Symptome einer durch Hausstaubmilben hervorgerufenen Rhinitis allergica sind eine chronische Nasenatmungsbehinderung, Jucken, Niesattacken bei Staubexposition, trockene Schleimhaut und Borkenbildung. Häufig werden diese Beschwerden, welche insbesondere in den Herbst- und Wintermonaten auftreten, aufgrund ihrer Chronizität subjektiv nicht als Allergie empfunden.

Vorratsmilben. In Mitteleuropa sind folgende Vorratsmilben von allergologischer Bedeutung: die Mehlmilbe (Acarus siro), die Heumilbe (Glycyphagus destructor), die Modermilbe (Tyrophagus putrescentiae) und Tarsonemus

(Chironemus). Sie kommen als Saprophyten perennial oder saisonal in Heu, Getreideprodukten und anderen Lebensmitteln vor, sind 75–550 µm groß und wachsen bei einer Luftfeuchtigkeit von 90 % und Temperaturen nahe 30 °C optimal.

B. Schimmelpilze

Von den vielen Schimmelpilzarten sind v. a. Aspergillusspezies, Penicilliumspezies, Mucorspezies und Chaetomium globosum als Allergieauslöser relevant. Sie sind z. B. in Klimaanlagen, Aeroplankton (= Luftschwebeteilchen), Heu, Blumenerde, feuchten Tapeten und Lebensmitteln zu finden (S. 184 f). Sie werden meist inhalativ, selten nutritiv aufgenommen. Ihre allergologische Bedeutung ist mäßig bis hoch.

C. Tierallergene

Katzen. In Europa ist die Sensibilisierung auf Katzenallergene die häufigste Säugetierallergie. Über die Hälfte aller Allergiker (56%) sind gegen Katzen sensibilisiert. Das Major-allergen Fel d I ist das aggressivste der 18 bekannten Katzenallergene und wird in der Haut gebildet. Es haftet meist an kleinen Staubpartikeln, sedimentiert sehr langsam und ist daher weit im Aeroplankton verbreitet. Außerdem ist es sehr stabil und stark adhärent. Noch bis zu 2 Jahre nach Haltung einer Hauskatze lässt sich Katzenallergen in Wohnungen nachweisen. Es besteht eine ausgeprägte Kreuzallergie unter den Haus- und Wildkatzen.

Hunde. Etwa 25% aller Allergiker sind sensibilisiert. Das Sensibilisierungsrisiko ist dabei von der Hunderasse abhängig. Es beträgt für Boxer oder Schnauzer 25–30%, für Terrier oder Schäferhund nur 10–15%. Das Majorallergen Can d I lässt sich in Fell, Exkrementen und Speichel nachweisen. Kreuzallergien sind im Vergleich zu Katzen selten.

Nager. Hier sind Meerschweinchen die potentesten Allergieauslöser. Unter Allergikern findet sich eine Sensibilisierungsrate von ca. 60%.

Vögel. Allergologisch bedeutsam sind Wellensittiche, Papageien und Tauben. Allergenquellen sind Exkremente und Federn.

Perenniale Allergien

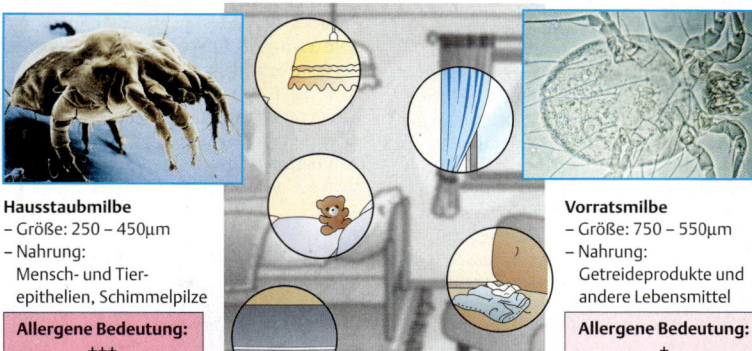

Hausstaubmilbe
– Größe: 250 – 450µm
– Nahrung:
  Mensch- und Tier-
  epithelien, Schimmelpilze

Allergene Bedeutung:
+++

Vorratsmilbe
– Größe: 750 – 550µm
– Nahrung:
  Getreideprodukte und
  andere Lebensmittel

Allergene Bedeutung:
+

A. Milben

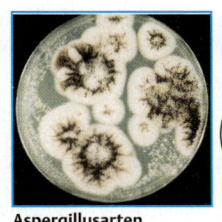
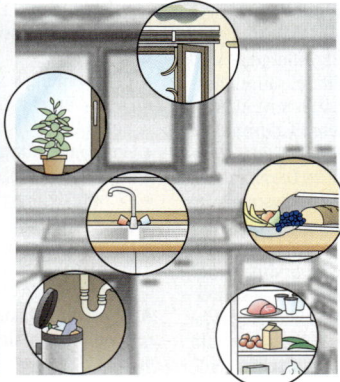
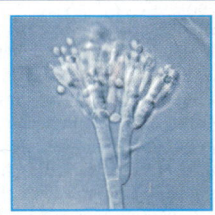

Aspergillusarten
– Vorkommen:
  Lebensmittel,
  Klimaanlagen,
  feuchte Wohnungen

Allergene Bedeutung:
++

Penicilliumarten
– Vorkommen:
  Im Boden, auf Pflanzen,
  im Hausstaub, Aero-
  plankton

Allergene Bedeutung:
++

B. Schimmelpilze

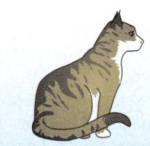
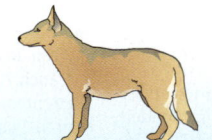
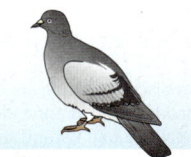

Katze
– bedeutendste Säugetierallergie,
– ausgeprägte Kreuzallergien
  untereinander

Allergene Bedeutung:
++

Hund
– Allergisierungshäufigkeit
  abhängig von der Hunderasse
– seltene Kreuzallergien

Allergene Bedeutung:
(+)

Vögel
– allergologisch relevant:
  Wellensittiche, Papageien,
  Tauben

Allergene Bedeutung:
+

C. Tierallergene

A. Bienen- und Wespengift

Viele Insekten lösen durch Stiche lokalisierte Hautreaktionen aus, die auf toxischen oder allergischen Mechanismen beruhen. Bedrohlicher sind systemische Reaktionen, die meist IgE-vermittelt sind. Als deren Auslöser stehen Mitglieder der Ordnung Hymenopteren im Vordergrund:

- Honigbienen (Apis mellifera) und
- Wespenarten, v. a. Vespula vulgaris.

Seltener sind allergische Reaktionen auf den Stich anderer Wespen, von Hornissen oder Hummeln. Bei einem Bienenstich werden etwa 50–100 µg, bei einem Wespenstich etwa 10 µg Gift (jeweils Trockengewicht) freigesetzt. Die Gifte enthalten biogene Amine und Proteine, die oft Enzymeigenschaften haben. Für toxische Effekte sind v. a. Gewebe andauende Enzyme wie Hyaluronidase sowie Phospholipasen verantwortlich. Das wichtigste Bienengiftallergen ist dabei die Phospholipase A_2 (PLA_2). Weitere potenzielle Allergene sind im Bienengift u. a. Hyaluronidase, saure Phosphatasen und Mellitin. Hauptallergene in Wespengiften sind Phospholipasen, Hyaluronidase sowie Phosphatasen. Durch Bienen- oder Wespenstiche ausgelöste gesteigerte Lokalreaktionen werden von etwa 2–19 %, systemische Überempfindlichkeitsreaktionen von 0,8–5 % der Bevölkerung berichtet. Andererseits finden sich anhand von Hauttests und/oder der Bestimmung von spezifischem IgE Sensibilisierungsraten bis zu 25 %. Die allergologische Diagnostik umfasst Anamnese, Hauttests und In-vitro-Untersuchungen (spezifisches IgE, evtl. Histaminfreisetzungstest; s.a. S. 58 ff, 80 f).

B. Klinik der Stichreaktion

Die toxische Wirkung des Giftes führt zu einer schmerzhaften, brennenden oder juckenden Schwellung und Rötung an der Stichstelle. Gesteigerte örtliche Reaktionen (mehr als 10 cm Durchmesser, über 24 h bestehend) sind meist Hinweis auf eine *lokale* allergische Reaktion. *Systemische* Reaktionen vom Soforttyp beruhen meist auf IgE-vermittelten Mechanismen und sind potenziell lebensgefährlich. Die Symptome können lediglich Hautreaktionen umfassen (Rötung, generalisierte Urtikaria, Quincke-Ödem) oder eine respiratorische, kardiovaskuläre sowie gastrointestinale Symptomatik bis zum Vollbild des anaphylaktischen Schocks. Meist setzen die Reaktionen innerhalb weniger Minuten nach dem Stich ein – gelegentlich beginnen sie aber auch erst Stunden nach dem Stich. Die Bewertung des Schweregrades anaphylaktoider Reaktionen orientiert sich an einer Einteilung, die die zunehmende Beteiligung verschiedener Organsysteme berücksichtigt (S. 104 f).

C. Prophylaxe und Therapie

Wichtig sind

- Karenzmaßnahmen
- die medikamentöse Therapie aktueller Symptome und
- die Hyposensibilisierung als spezifische Immuntherapie.

Empfehlungen zur Expositionsprophylaxe während der Insektenflugmonate umfassen u. a.:

- Vermeidung von Parfüms
- kein Verzehr süßer Speisen und Getränke im Freien
- kein Aufenthalt in der Nähe von Abfallkörben oder Fallobst
- Schutzkleidung (Handschuhe) bei Gartenarbeit sowie bei Motorradfahrten
- keine hastigen oder schlagenden Bewegungen, sondern langsamer Rückzug, wenn sich Bienen/Wespen nähern.

Als Notfallmedikation zum ständigen Mitführen empfiehlt sich eine Dreierkombination aus:

- Antihistaminikum (Flüssigform) mit schnellem Wirkungseintritt
- rasch wirksamem Glukokortikoid zum Einnehmen
- Adrenalin zur Inhalation (bei sehr schweren Reaktionen und geschulten Patienten auch zur Selbstinjektion; S. 106 f).

Patienten mit vorausgegangener Anaphylaxie durch Bienen-/Wespenallergie sollten wegen des Risikos schwerer verlaufender Reaktionen keine Betablocker oder ACE-Hemmer erhalten. Die Hyposensibilisierung als spezifische Immuntherapie wird auf den Seiten 90 f und 92 f beschrieben.

Insektengiftallergie

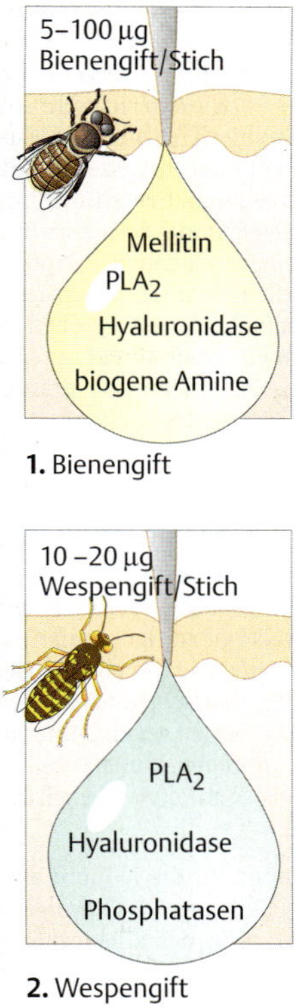

5–100 µg
Bienengift/Stich

Mellitin

PLA_2

Hyaluronidase

biogene Amine

1. Bienengift

10 –20 µg
Wespengift/Stich

PLA_2

Hyaluronidase

Phosphatasen

2. Wespengift

A. Hymenopterengifte

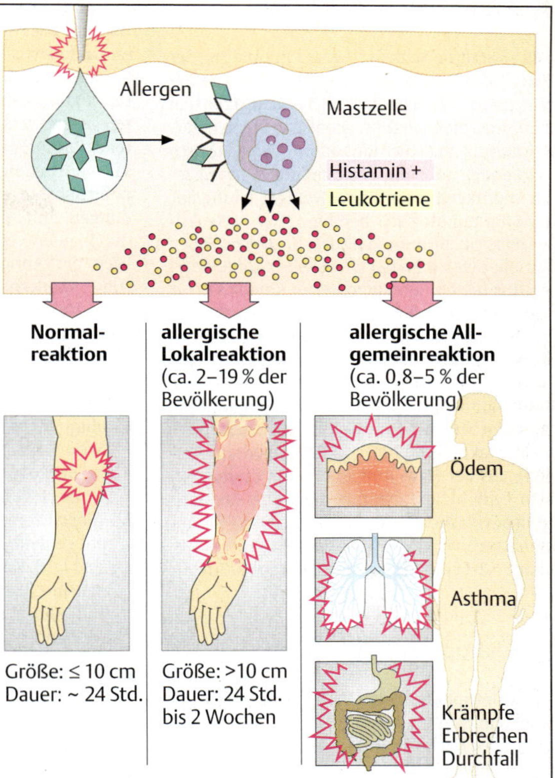

Allergen

Mastzelle

Histamin +
Leukotriene

**Normal-
reaktion**

**allergische
Lokalreaktion**
(ca. 2–19 % der
Bevölkerung)

**allergische All-
gemeinreaktion**
(ca. 0,8–5 % der
Bevölkerung)

Ödem

Asthma

Größe: ≤ 10 cm
Dauer: ~ 24 Std.

Größe: >10 cm
Dauer: 24 Std.
bis 2 Wochen

Krämpfe
Erbrechen
Durchfall

B. Klinik der Stichreaktion

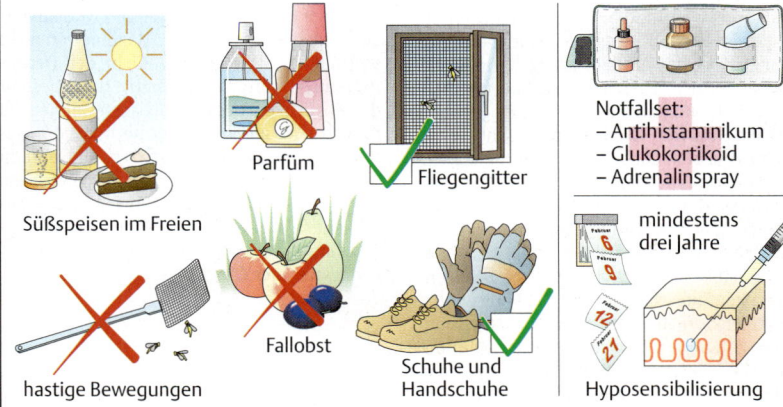

Süßspeisen im Freien

Parfüm

Fliegengitter

Notfallset:
– Antihistaminikum
– Glukokortikoid
– Adrenalinspray

hastige Bewegungen

Fallobst

Schuhe und
Handschuhe

mindestens
drei Jahre

Hyposensibilisierung

C. Prophylaxe

A. Einteilung

Die Kontaktdermatitis ist eine Entzündung der Haut (S. 110 f), die durch den direkten Kontakt mit potenziell schädlich wirkenden Agenzien hervorgerufen wird. Meistens ist eine Kontaktdermatitis auf die Einwirkung *akut toxisch* wirkender oder die Akkumulation *gering toxisch* wirkender Einflüsse, weniger häufig auf eine immunologisch bedingte Typ-IV-Reaktion zurückzuführen (S. 30 ff). In diesen Fällen spricht man von einer *allergischen Kontaktdermatitis* oder einem *allergischen Kontaktekzem*. Eine Dermatitis entspricht dabei klinisch einer *akuten*, das Ekzem einer *chronischen* Entzündung. Da das allergische Kontaktekzem eine Typ-IV-Reaktion ist, kann es nie beim ersten Kontakt mit einem Allergen auftreten, sondern benötigt immer eine Sensibilisierungsphase, in der aktivierte APC (i.d.R. Langerhans-Zellen), aus der Haut Antigene in die drainierenden Lymphknoten mitnehmen, dort die antigenspezifischen CD45RA⁺-(= naiven)-T-Lymphozyten aktivieren und in CD45RO⁺-(= Memory-)-T-Lymphozyten überführen (S. 30 f).

B. Reaktionsmechanismen

Induktionsphase. Theoretisch kann jede beliebige Substanz zu jedem beliebigen Zeitpunkt eine spezifische Immunantwort hervorrufen. Normalerweise schützt sich der Körper jedoch sehr wirksam vor einer Sensibilisierung; für die Entwicklung einer Kontaktallergie muss deshalb eine Reihe von Voraussetzungen erfüllt sein **(A)**. Auf gesunder Haut findet nur sehr selten eine Sensibilisierung statt; es fehlen vermutlich „Gefahren"-Signale, weshalb potenzielle Kontaktallergene i.d.R. ignoriert werden. Da die allermeisten Berufsstoffe, Cremes, Salben, Lotionen und Kosmetika, die im täglichen Leben benutzt werden, potenzielle Kontaktallergene enthalten, ist das Phänomen der „Nichtbeachtung von Kontaktallergenen" durch ruhende APC für ein normales Leben essenziell. Andernfalls müssten alle Menschen kontinuierlich an kontaktallergisch bedingten Ekzemen erkrankt sein. Eine Sensibilisierung findet i.d.R. nur dann statt, wenn potenzielle Allergene auf ein Ekzem gelangen. Die Dermatitis und das Ekzem – toxischer oder allergischer Genese – sind deshalb die wichtigste Grundlage für eine Kontaktsensibilisie-

rung, da in diesen Entzündungen die APC der Haut für die Präsentation neuer Antigene optimal aktiviert sind.

Zweite Voraussetzung ist die Allergen*struktur*: Kontaktallergien entwickeln sich sehr selten gegen Proteine, sondern meist gegen Haptene. Darunter versteht man entweder Metallsalze oder chemisch sehr reaktive, häufig lipophile Substanzen, die oft starke kovalente Bindungen mit Proteinen eingehen. Haptene durchlaufen vermutlich nicht den klassischen Weg der Antigenaufnahme und -prozessierung, sondern können wohl direkt an die MHC-Moleküle der APC binden und präsentiert werden (S. 12 f). Unter den mehr als 1000 identifizierten Kontaktallergenen ist nur ein kleiner Teil epidemiologisch relevant. Diese lassen sich in 3 Gruppen einteilen:

- ubiquitär vorkommende Substanzen (z. B. Nickelsulfat)
- in Risikogruppen gehäuft vorkommende Stoffe (z. B. Latexallergie in Heilberufen)
- Substanzen, die aufgrund regionaler Gepflogenheiten sehr unterschiedlich verteilt sind (z. B. Kontaktallergien gegen Kupferionen in Ländern, in denen Kupfer anstelle von Silber für die Schmuckverarbeitung verwendet wird).

Effektorphase. Während für die Induktion einer Kontaktallergie aktivierte APC dringend benötigt werden, ist es in der Effektorphase ausreichend, wenn das Hapten auf die gesunde Haut aufgetragen wird. Die im Lymphknoten voraktivierten CD45RO⁺-T-Lymphozyten scheinen im Gewebe zu zirkulieren und durch geringste Mengen an Hapten in vivo aktiviert zu werden, selbst wenn die Haptene von nicht vollständig ausgereiften APC in der Dermis präsentiert werden. Alternativ dazu besteht die Möglichkeit, dass ständig auch weitgehend ruhende APC aus der Epidermis in die drainierenden Lymphknoten migrieren und dort in der T-Zell-Zone jene haptenspezifischen CD45RO⁺-T-Lymphozyten aktivieren, die anschließend schnell in die Haut migrieren können, da sie die entsprechenden Adhäsionsmoleküle auf ihrer Oberfläche exprimieren.

Allergische Kontaktdermatitis

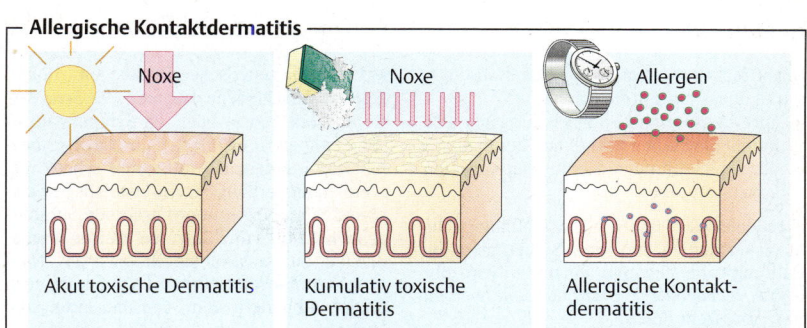

Noxe	Noxe	Allergen

Akut toxische Dermatitis

– starke Noxe
– einmalige Schädigung
– z.B. Sonnenbrand

Kumulativ toxische Dermatitis

– schwache Noxe
– wiederholte Schädigung
– z.B. häufiges Waschen
  falsches Desinfizieren

Allergische Kontakt-dermatitis

– nicht toxische Substanz-menge
– Sensibilisierung führt zur Typ-IV-Allergie
– z.B. Nickel

A. Einteilung

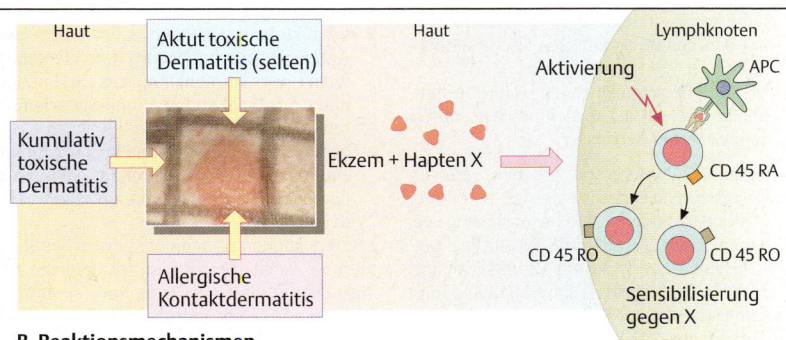

Haut

Aktut toxische Dermatitis (selten)

Kumulativ toxische Dermatitis

Allergische Kontaktdermatitis

Haut

Ekzem + Hapten X

Lymphknoten

Aktivierung

APC

CD 45 RA

CD 45 RO

CD 45 RO

Sensibilisierung gegen X

B. Reaktionsmechanismen

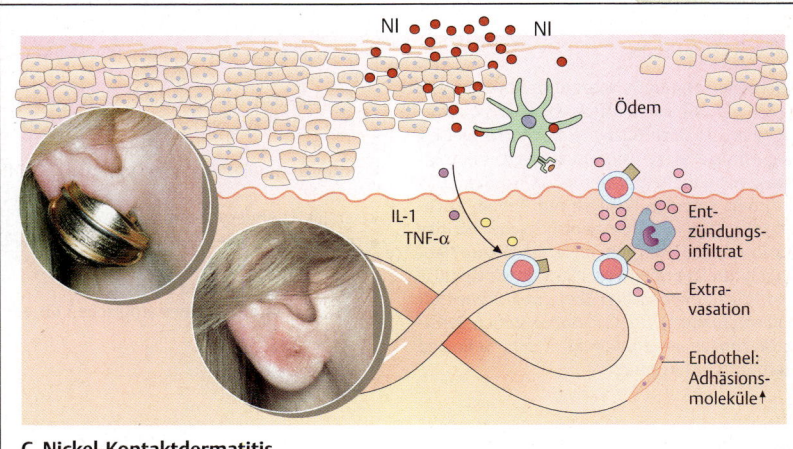

NI

NI

Ödem

IL-1
TNF-α

Ent-zündungs-infiltrat

Extra-vasation

Endothel: Adhäsions-moleküle↑

C. Nickel-Kontaktdermatitis

A. Einteilung und Prävalenz

Unverträglichkeitsreaktionen auf Nahrungsmittel und -zusatzstoffe können
- auf einer spezifischen Sensibilisierung, also immunologischen Reaktionen beruhen
- durch nichtimmunologische Mechanismen verursacht sein.

Pseudoallergie. Führen nichtimmunologische Mechanismen zu klinischen Symptomen, die Nahrungsmittelallergien ähneln, so wird der Begriff *Pseudoallergie* verwendet. Sie werden u. a. verursacht durch:
- Enzymdefekte (z. B. Milchunverträglichkeit durch Laktoseintoleranz)
- Irritation oder direkte Induktion der Prostaglandinsynthese (z. B. durch Sorbinsäure oder Glutamat)
- toxische und vasoaktive Effekte (z. B. durch hohe Konzentrationen von Histamin/biogenen Aminen in bestimmten Fisch- und Käsesorten)
- Mediatorfreisetzung durch Nahrungsmitteladditiva (z. B. Leukotrieninduktion durch Salizylate und Benzoate).

Allergie. Im Vordergrund bei den *„echten"* *Nahrungsmittelallergien* stehen IgE-vermittelte Reaktionen. Seltener sind die Auslösung von Ekzemen sowie Typ-II- und Typ-III-Reaktionen, die zu Vaskulitis, Arthralgie und Diarrhoe – z. B. bei glutensensitiver Enteropathie – führen. In etwa 50 % der Fälle manifestieren sich die Symptome an der Haut; Verdauungstrakt und Atemwege sind zu je etwa 20 % betroffen. Kardiovaskuläre Symptome zeigen sich in ca. 10–15 % der Fälle.

Allergene. Häufige Nahrungsmittelallergene in Mitteleuropa sind Milch, Ei, Nüsse, Gewürze, Gemüse, Obst, Getreide, Fisch und Fleisch. Die „Hitliste" der Auslöser variiert mit den Lebensgewohnheiten: Während in Nordamerika Erdnüsse sowie in Ländern mit hohem Fischverzehr (z. B. Skandinavien) Fische häufige Auslöser sind, werden in Deutschland Nahrungsmittelallergien vor allem durch Gemüse und Früchte beobachtet (bei *Erwachsenen* oft pollenassoziiert). Im *Kindesalter* stehen Sensibilisierungen gegenüber Ei, Milch, Soja und Fisch im Vordergrund.

B. Reaktionsmechanismen

Neben einer genetischen Disposition (Atopie) können verschiedene Faktoren die Sensibilisierung erleichtern oder die Symptomauslösung bahnen (S. 52 f). Die Dünndarmpermeabilität für potenzielle Allergene scheint bei Kleinkindern erhöht zu sein. Ebenfalls begünstigend wirken resorptionsfördernde Substanzen wie Alkohol und Gewürze. Welche Mechanismen zur anstrengungsinduzierten Nahrungsmittelunverträglichkeit führen, ist noch unklar. Abhängig vom Sensibilisierungstyp laufen ab:
- innerhalb weniger Minuten IgE-vermittelte Sofortreaktionen, die auf der Freisetzung vasoaktiver Substanzen (speziell Histamin) und der raschen Synthese von Leukotrienen durch gewebeständige Mastzellen und zirkulierende Basophile beruhen
- Interaktionen zwischen spezifischen IgG-Antikörpern (seltener IgM) und Allergenen, wobei v. a. Immunkomplexe zu Entzündung von Gefäßendothel und Synovia führen
- verzögerte Reaktionen, die von T-Lymphozyten in der Darmschleimhaut oder zirkulierenden T-Lymphozyten getragen werden.

Letztere können nach einer spezifischen Aktivierung durch Nahrungsmittelallergene z. B. auch das **C**utaneous **L**ymphocyte **A**ntigen **(CLA)** exprimieren und über das Einwandern in die Haut Ekzeme auslösen.

Die verschiedenen Hypersensivitätsreaktionen schließen sich gegenseitig *nicht* aus, sondern sie können vernetzt ablaufen. Die Krankheitserscheinungen umfassen
- Kontakturtikaria, Quincke-Ödem, generalisierte Urtikaria bis zur Anaphylaxie (S. 116 f, 104 ff)
- Rhinokonjunktivitis oder Asthma (S. 128 ff, 138 ff)
- orales Allergiesyndrom (OAS; S. 134 f)
- gastrointestinale Reaktionen (Übelkeit, Durchfall, Krämpfe, Flatulenz)
- Urtikariavaskulitis/Arthritis
- Verschlechterung eines atopischen Ekzems (S. 114 f).

Nahrungsmittelunverträglichkeit

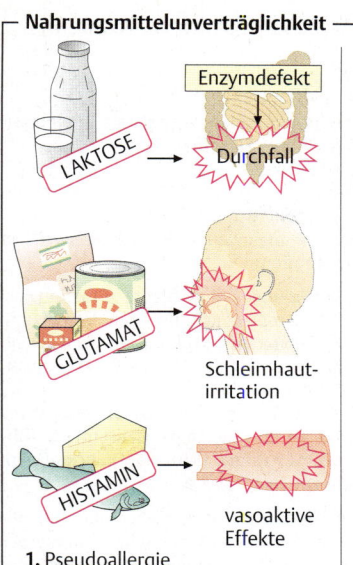

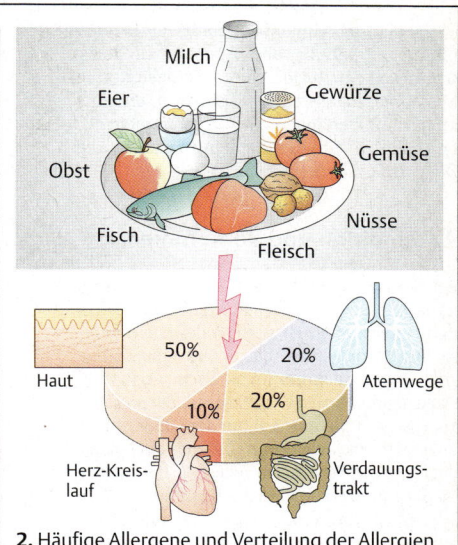

Enzymdefekt
LAKTOSE
Durchfall
GLUTAMAT
Schleimhaut-
irritation
HISTAMIN
vasoaktive
Effekte

1. Pseudoallergie

Milch
Eier
Gewürze
Obst
Gemüse
Fisch
Nüsse
Fleisch
Haut
50%
20%
Atemwege
10%
20%
Herz-Kreis-
lauf
Verdauungs-
trakt

2. Häufige Allergene und Verteilung der Allergien

A. Einteilung und Prävalenz

Quincke-
Ödem
Arthritis
Ekzem
Rhinitis
Vaskulitis
Haut
Typ III
T-Zellen mit
Homing-
Rezeptoren
Asthma
Kreislauf-
reaktionen
Typ I
Typ IV
Dünn-
darm
Hyper-
motilität,
Blähungen,
Durchfall
Zotten-
atrophie

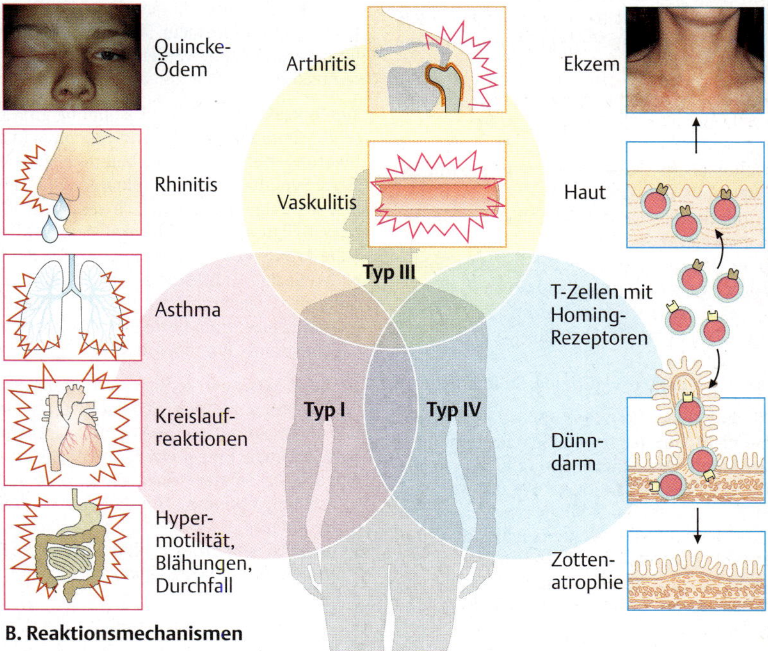

B. Reaktionsmechanismen

Überempfindlichkeitsreaktionen auf Arzneimittel sind individuell ausgeprägt und lassen über das klinische Bild kaum einen Rückschluss auf den Auslöser zu. Die oft zeitgleiche Einnahme mehrerer Medikamente und die mögliche Überlappung mit Symptomen der behandelten Grunderkrankung machen die Diagnostik schwierig.

A. Definition und Vorkommen

Bei lokaler oder systemischer Applikation können durch den gleichen Arzneistoff oft klinisch-morphologisch verschieden ausgeprägte Arzneimittelreaktionen auftreten. Diese sind meist nichtimmunologisch vermittelt. Dazu gehören *toxische Effekte* und die *pharmakologische Intoleranz*, z. B. auf dem Boden einer Enzymstörung. Weiterhin sind dies auch *pseudoallergische Reaktionen*, wie z. B. die direkte Mediatorfreisetzung (Histamin) durch Opiate oder Muskelrelaxantien. Das Ausmaß der Reaktion ist i.d.R. dosisabhängig.

Allergien. Aufgrund der häufigeren Anwendung sind meist Erwachsene betroffen. Voraussetzung ist eine nach mehrtägiger aktueller oder zurückliegender Applikation entstandene Sensibilisierung.

Risiken. Ein höheres Risiko zur Entwicklung von Arzneimittelallergien besteht bei
- Einnahme multipler Medikamente
- altersbedingter Änderung von Pharmakodynamik und -kinetik
- Immunstörungen (HIV-Infektion, Autoimmunerkrankung)

Zu den Pharmaka mit einem besonders hohen Risiko, Allergien auszulösen, zählen:
- Fremdeiweiße (Fremdserum, Allergenextrakte, Impfstoffe, Enzyme)
- Analgetika
- Antibiotika wie Penicilline, Sulfonamide.

Klinische Bilder. Makulopapulöse Exantheme sind die häufigste, gewöhnlich gut therapierbare kutane Arzneinebenwirkung. Dem folgen IgE-vermittelte Reaktionen wie Asthma und Urtikaria bis hin zur Anaphylaxie. Selten sind schwere multiforme Reaktionen bis hin zur toxischen epidermalen Nekrolyse (TEN, „Lyell-Syndrom"; u. a. durch Sulfonamide, Phenytoin, Carbamazepin, Barbiturate) mit einer Letalität von etwa 30 %.

B. Auslöser und Mechanismen

Auslöser sind
- Proteine oder
- niedrigmolekulare Arzneistoffe als proteinassoziierte Haptene

sowie seltener
- Hilfs- und Zusatzstoffe (z. B. Konservierungsstoffe wie Benzoate; Farbstoffe)
- Verunreinigungen (z. B. Hühnereiweiß in Impfstoffen).

Typ-I-Reaktionen. Polyvalente Protein-(Arzneistoff)-Komplexe führen zur Vernetzung von zellgebundenem IgE auf Mastzellen und Basophilen. Dies geschieht u. a. durch Betalaktam-Antibiotika, Sulfonamide, Pyrazolone und Fremdeiweiße. Die Freisetzung vasoaktiver Mediatoren und die Leukotriensynthese führen z. B. zu Asthma, Urtikaria, Quincke-Ödem bis hin zur Anaphylaxie.

Typ-II-Reaktionen. Sie entstehen über Interaktion medikamentenspezifischer Antikörper mit einem zellgebundenen Arzneistoff oder durch Induktion von Autoantikörpern. Hämolytische Anämie oder eine thrombozytopenische Purpura durch Chinin, Chinidin, Benzothiadiazine, Indometacin, Sulfonamide, Penicillinmetaboliten u. a. werden so erklärt. Seltenere Auslöser sind Phenothiazine und Heparin.

Typ-III-Reaktionen. Nach Ausbildung zirkulierender Immunkomplexe und Komplementaktivierung treten vaskulitisbedingte generalisierte Symptome der Serumkrankheit auf (Fieber, Arthralgien, Purpura, Schwellungen, Nierenbeteiligung) oder – als lokalisierte Variante – die Arthus-Reaktion. Auslöser sind z. B. Benzothiadiazine, Indometacin, Sulfonamide, Goldsalze, Depotpräparate (z. B. Penicillin) oder injizierte/infundierte Eiweiße (Tierseren, Organextrakte, Plasmaprodukte).

Typ-IV-Reaktionen. Zellulär vermittelte Spättyp-Reaktionen zeigen sich meist unter dem Bild von makulopapulösen Arzneiexanthemen oder Ekzemen. Eine Vielzahl von Auslösern ist möglich. Als Sonderformen abgrenzbar sind:
- Pseudolymphome (Antikonvulsiva, ACE-Hemmer)
- meist UVA-induzierte, photoallergische Ekzeme (Promethazin, Lipidsenker).

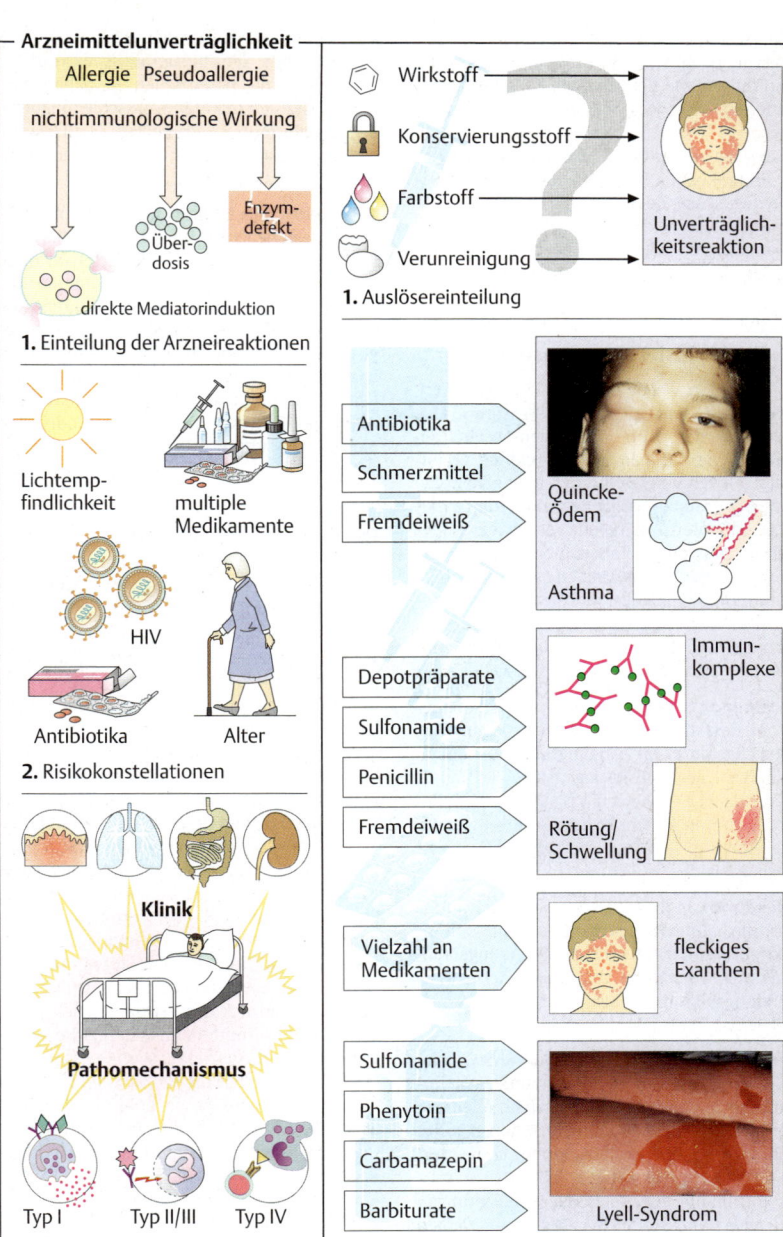

Arzneimittelunverträglichkeit

Allergie Pseudoallergie

nichtimmunologische Wirkung

Enzym-defekt

Über-dosis

direkte Mediatorinduktion

1. Einteilung der Arzneireaktionen

Lichtemp-findlichkeit

multiple Medikamente

HIV

Antibiotika

Alter

2. Risikokonstellationen

Klinik

Pathomechanismus

Typ I   Typ II/III   Typ IV

3. Einteilungskriterien

A. Definition und Vorkommen

Wirkstoff

Konservierungsstoff

Farbstoff

Verunreinigung

Unverträglich-keitsreaktion

1. Auslösereinteilung

Antibiotika

Schmerzmittel

Fremdeiweiß

Quincke-Ödem

Asthma

Depotpräparate

Sulfonamide

Penicillin

Fremdeiweiß

Immun-komplexe

Rötung/Schwellung

Vielzahl an Medikamenten

fleckiges Exanthem

Sulfonamide

Phenytoin

Carbamazepin

Barbiturate

Lyell-Syndrom

2. Reaktionsmechanismen und typische Auslöser

B. Auslöser und Mechanismen

Die Ausprägung und der Verlauf allergischer Erkrankungen sind individuell geprägt und unterliegen wie die klinische Reagibilität der Patienten einer Vielzahl von Einflussfaktoren. Diese

- wirken bereits bei der Bahnung allergischer Erkrankungen, d. h. in der Sensibilisierungsphase, oder
- beeinflussen den Übergang zur klinisch manifesten Erkrankung bei bereits Sensibilisierten.

A. Sensibilisierungsphase

Genetische und präpartale Faktoren (1.). Schon in den frühesten Lebensabschnitten wird die Bereitschaft zur IgE-Bildung gegenüber Umweltantigenen durch eine genetische Prägung (Atopie) erleichtert oder durch bereits intrauterin wirkende Adjuvanzien gebahnt, z. B. durch Tabakrauchkomponenten. Inwieweit das völlige Meiden oder nur mäßige Zuführen potenzieller Nahrungsmittelallergene in der Schwangerschaft zu einer geringeren intrauterinen Toleranzausbildung führt, wird derzeit kontrovers diskutiert (s. a. S. 182 f).

Ernährung. Von der Glutensensitivität ist bekannt, dass das zu frühe Zuführen bestimmter Nahrungsmittel im Säuglingsalter mit einem höheren Sensibilisierungsrisiko verknüpft sein kann **(1.)**. Inwieweit das auch für Ei, Sellerie, Fisch und andere Nahrungsmittel zutrifft, die eine Typ-I-Allergie auslösen können, ist noch unklar.

Infektionen. Indirekte Daten lassen vermuten, dass die häufigere Auseinandersetzung mit Infektionskrankheiten im Kindes- und Jugendalter durch Verstärken von T_{H1}-typischen Entzündungsphasen das Risiko allergischer Sensibilisierung reduziert.

Barrierefunktion, vorbestehende Entzündung (2.). Bei Störungen der Haut- und Schleimhautbarriere oder wenn potenzielle Allergene auf ein entzündliches Umfeld treffen, so wird ebenfalls eine Sensibilisierung erleichtert (S. 110 f). Beispiele sind die

- Entstehung von Kontaktsensibilisierungen gegen Berufsstoffe auf chronisch-irritativen Handekzemen oder gegenüber Behandlungspräparaten im Bereich chronischer Ulcera cruris

- Ausbildung von „Pfropfallergien" oder das wachsende Sensibilisierungsspektrum bei Kontakt mit potenziellen Aeroallergenen auf entzündeten Atemwegsschleimhäuten
- Sensibilisierung gegenüber Naturgummi (Latex) nach wiederholtem intraoperativem Kontakt.

Toxisch-irritative Effekte (3.). Einflussmöglichkeiten bestehen auch auf Ebene der Allergene. Die Exposition gegenüber Luftschadstoffen kann zu vermehrter Allergenproduktion und Allergenfreisetzung bei Pollen führen (s.a. S. 180 f). Treffen Aeroallergene und Dieselabgaspartikel gemeinsam auf die Nasenschleimhaut, so wird die IgE-Bildung begünstigt. Das Sensibilisierungsrisiko steigt, wenn natürliche Allergene Enzymcharakter haben oder neu eingeführte synthetische Substanzen irritativ wirken.

B. Klinische Manifestation

Die Reagibilität wird abhängig von Zufuhrweg und Allergenanflutung gebahnt:

- bei massiver Allergenexposition
- bei Umgehung des Nasenfilters („Mundatmung beim Joggen")
- bei Resorptionserhöhung und Gefäßweitstellung unter Alkoholeinfluss
- bei stärkerer Durchblutung und Resorption durch körperliche Betätigung
- bei Kombination mehrerer Allergene
- bei zusätzlichen proentzündlichen Einflüssen (z. B. Luftverunreinigung; S. 180 ff)

Eine Bahnung durch neuro- und psychogene Faktoren ist möglich. So führen seelische Stresssituationen z. B. über vermehrte Neuropeptidausschüttung zu proentzündlichen Effekten an Haut und Schleimhäuten. Andererseits können auch Konditionierungsmechanismen den Eindruck des vermeintlichen Allergenkontakts vermitteln und allergische Symptome auslösen. Speziell basophile Granulozyten und Mastzellen zeigen, dass die Reagibilität von Effektorzellen gegenüber Allergenen auch durch nichtimmunologische Zusatzstimuli erhöht werden kann. Dies gilt z. B. für

- Hormone
- Bakterien- und Virusbestandteile
- Nahrungsmitteladditiva
- Neuropeptide.

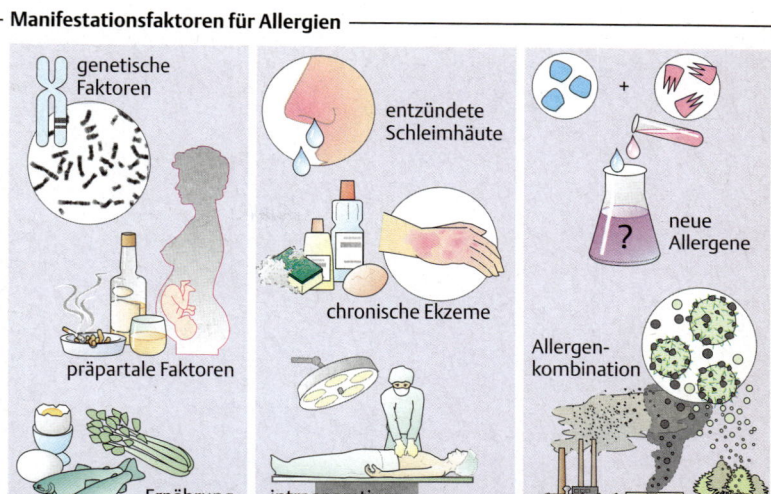

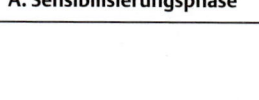

Manifestationsfaktoren für Allergien

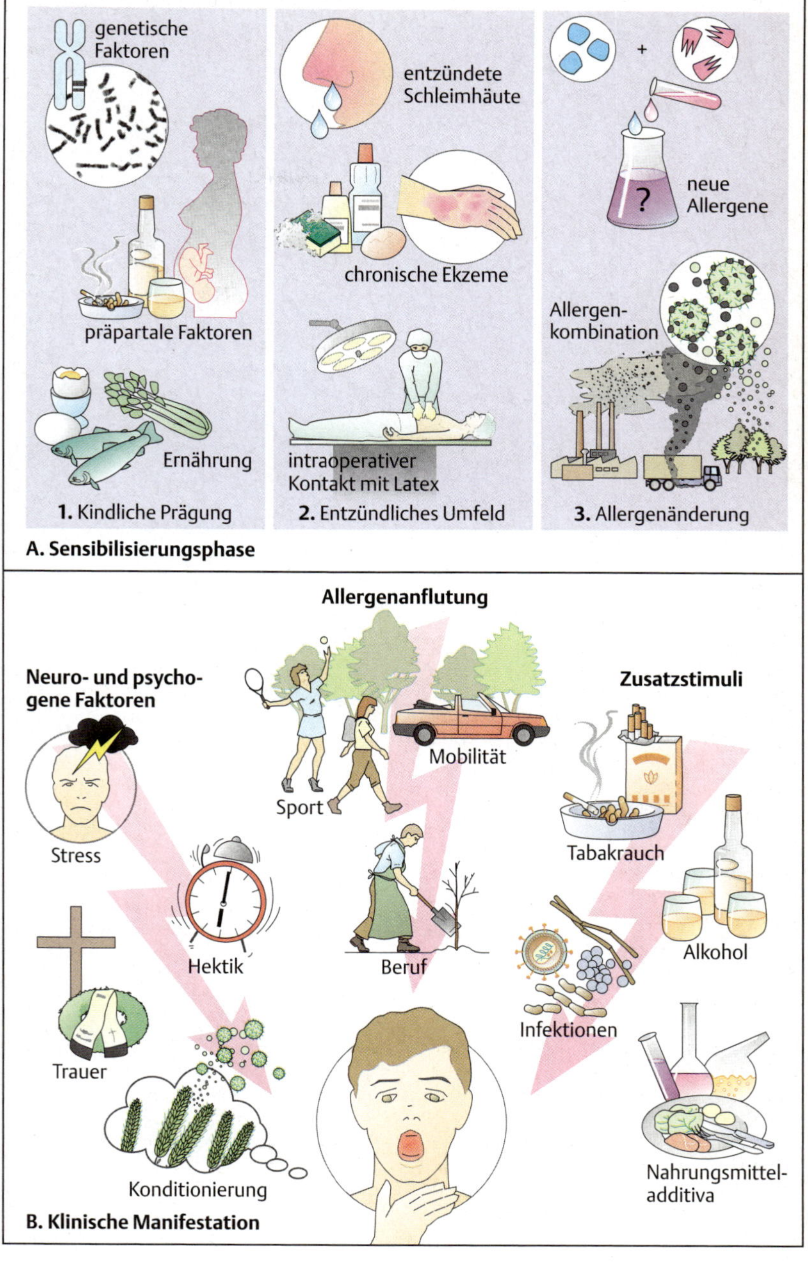

genetische Faktoren

entzündete Schleimhäute

neue Allergene

chronische Ekzeme

präpartale Faktoren

Allergenkombination

Ernährung

intraoperativer Kontakt mit Latex

1. Kindliche Prägung

2. Entzündliches Umfeld

3. Allergenänderung

A. Sensibilisierungsphase

Allergenanflutung

Neuro- und psychogene Faktoren

Mobilität

Zusatzstimuli

Sport

Stress

Tabakrauch

Hektik

Beruf

Alkohol

Trauer

Infektionen

Konditionierung

Nahrungsmitteladditiva

B. Klinische Manifestation

II

Diagnostik allergischer Erkrankungen

Die Anamneseerhebung steht am Anfang jeder Allergiediagnostik und dient dazu,

- eine individuelle Prägung (u. a. Atopie) des Patienten zu erfahren,
- die Expositionssituation zu erkennen und
- Informationen über Schwere bzw. Verlauf der möglicherweise allergischen Erkrankung zu bekommen.

Um einen Überblick zu erhalten, ist eine strukturierte, gegebenenfalls Fragebogen-gestützte Anamnese erforderlich. Soll ein längerer Verlaufszeitraum beurteilt werden, so ist als Ergänzung ein Patiententagebuch sinnvoll (s. Anlage).

A. Anamnese

Familienanamnese. Die Familienanamnese informiert über bereits in der Familie aufgetretene allergische Erkrankungen (Großeltern, Eltern, Geschwister, Kinder). Mit familiärer Häufung treten beispielsweise Krankheiten des atopischen Formenkreises auf. Dazu zählen: allergische Rhinokonjunktivitis, allergisches Asthma und atopisches Ekzem. Bei positiver Familienvorgeschichte steigt auch das eigene Atopierisiko (S. 4 f).

Eigenanamnese. Der/die Betroffene wird nach bereits aufgetretenen atopischen Erkrankungen (allergische Rhinitis, Asthma, atopisches Ekzem), anderweitigen Allergien sowie über durch klinische Beobachtung oder frühere Tests identifizierte Allergene befragt. Letztere können auf mögliche kreuzreagierende aktuelle Auslöser hinweisen (Baumpollen – Kernobst, Penicilline – Cephalosporine). Auch nach Risikofaktoren für Sensibilisierungen wird geforscht, z. B.:

- vorausgegangene (wiederholte) operative Eingriffe (veränderte Anatomie der Atemwege, intensiver Naturlatex-Kontakt, wiederholte Antibiotikagabe)
- Umgang mit Irritanzien für Haut und Schleimhäute (Berufsstoffe, Zigarettenrauch, Pflanzenstoffe, tierische Enzyme).

Die Frage nach vorausgegangener und aktueller Medikamenteneinnahme gibt Hinweise auf mögliche Auslöser, auf Kontraindikationen für Testungen, auf testverfälschende Einflüsse und auf nichtallergisch bedingte Symptome: z. B. trockener Reizhusten bei Einnahme von ACE-Hemmern, Augentrockenheit durch Betablocker, „Durchfälle/Blähungen" unter Antibiotika, phototoxische Reaktionen (Lipidsenker, Tetrazykline, Johanniskraut).

Aktuelle Anamnese. Bei der aktuellen Anamnese geht es um Hinweise

- auf das Beschwerdebild
- auf die beschwerdeauslösende Situation und
- auf die Expositionssituation im privaten und beruflichen Umfeld.

Zu den spezifischen *Beschwerden* (z. B. Niesattacken, Juckreiz, nasale Obstruktion, Sekretion, Hustenreiz, Hautrötung, Quaddelbildung) werden u. a. erfragt:

- Art, Dauer und Häufigkeit
- Befallsmuster
- Zusammenhänge mit Jahreszeit, Tageszeit und Ort
- Tätigkeit (einschließlich Hobbys).

Zur *Expositionssituation* gehören Angaben zu medizinischen Eingriffen/eingenommenen Medikamenten und zu möglichen zusammentreffenden konkurrierenden Auslösern (Nahrungsmittel, Getränke, Tätigkeit mit Staub oder Pflanzen, körperliche Aktivität). Weiterhin sind Informationen über das Arbeits- und Wohnumfeld (Einrichtung, Haustiere, Pflanzen, Tätigkeit) und auch darüber wichtig, ob nur der Patient oder alle Personen am Wohn-/Arbeitsort die gleichen Symptome aufweisen.

B. Patiententagebuch

In einem Patiententagebuch hält der Patient über einen längeren Zeitraum hinweg fest, welche Beschwerden wann, wie lange, wie häufig und in welcher Ausprägung auftreten. Es kann dazu dienen, zunächst Zusammenhänge mit der beruflichen oder privaten Tätigkeit, den Ernährungsgewohnheiten oder jahreszeitlichen Besonderheiten zu erkennen und die Allergenidentifizierung zu erleichtern. Auch eine Verlaufsbeobachtung ist möglich. So kann die Aufzeichnung der Beschwerdeart und -dauer während der Pollenflugsaison Zusatzkriterien liefern, um im darauffolgenden Herbst/Winter über Notwendigkeit und Allergenspektrum einer Hyposensibilisierung zu entscheiden. Sind Sanierungsmaßnahmen erfolgt oder werden z. B. Diätempfehlungen eingehalten, so hilft auch hier das Patiententagebuch zur Verlaufsbeobachtung.

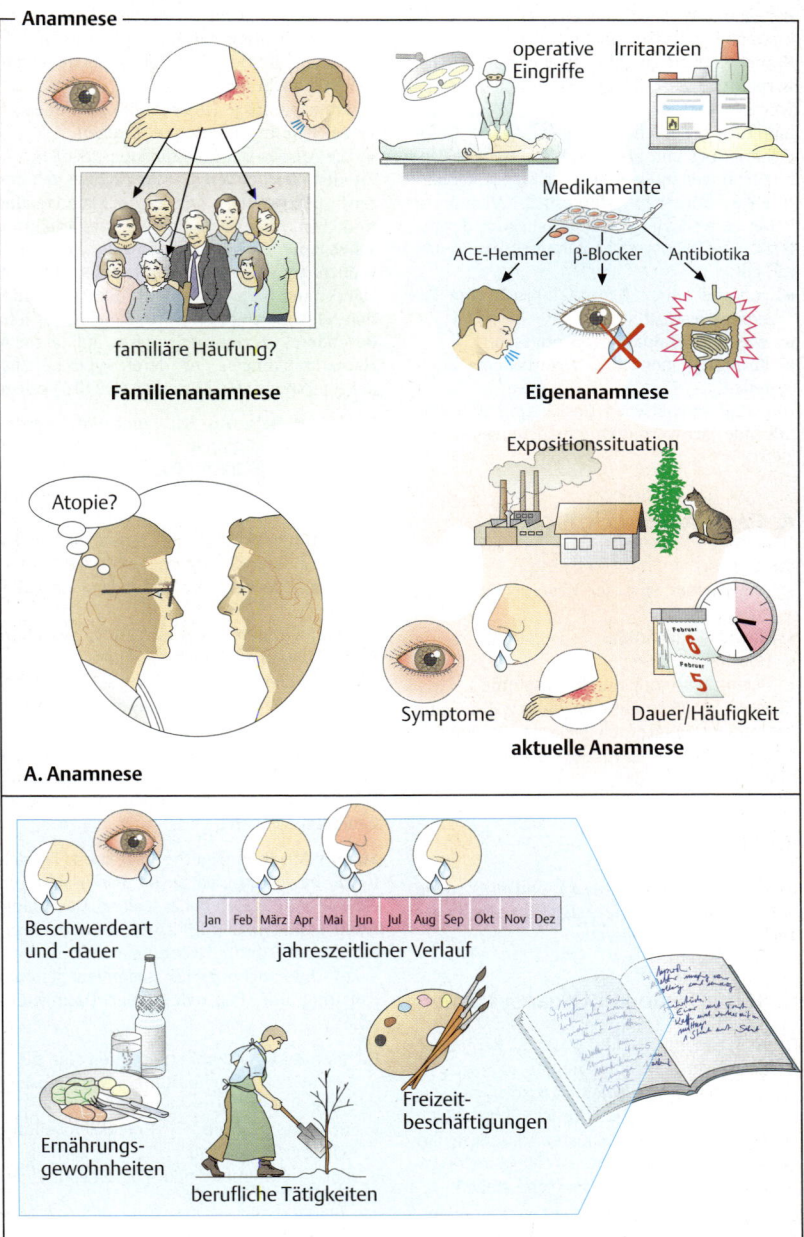

Anamnese

operative Eingriffe · Irritanzien

familiäre Häufung?

Familienanamnese

Medikamente

ACE-Hemmer · β-Blocker · Antibiotika

Eigenanamnese

Atopie?

Expositionssituation

Symptome · Dauer/Häufigkeit

aktuelle Anamnese

A. Anamnese

Beschwerdeart und -dauer

Jan Feb März Apr Mai Jun Jul Aug Sep Okt Nov Dez

jahreszeitlicher Verlauf

Ernährungsgewohnheiten

berufliche Tätigkeiten

Freizeitbeschäftigungen

B. Patiententagebuch

Bei jedem Verdacht auf eine allergische Erkrankung müssen andere, nichtallergische Krankheiten ausgeschlossen sowie der genaue körperliche Zustand des Betroffenen eruiert werden. Nach der Anamnese (S. 54 f) ist deshalb die körperliche Untersuchung zur Groborientierung und als Grundlage weiterer Untersuchungen indiziert. Hierfür ist ein standardisiertes Vorgehen erforderlich. Wichtig ist dabei, eine Schwerpunktuntersuchung des betroffenen Organsystems vorzunehmen. Generell gilt:

- zunächst einen Gesamteindruck vom Patienten festhalten
- wichtige Vitalparameter erfassen
- Körperregionen bzw. Organsysteme beurteilen.

Unter allergologischen Gesichtspunkten sind folgende Schwerpunktuntersuchungen indiziert:

A. Gesamteindruck

Dazu gehören:
- Allgemeiner Eindruck über den Kräftezustand
- Gewicht und Größe
- Haltung
- Beeinträchtigung durch Symptome.

Geachtet wird beim letzten Punkt z. B. auf eine Beeinträchtigung durch Juckreiz, auf Kurzatmigkeit, nasale Obstruktion, Stimmungslage, motorische Aktivität.

B. Vitalparameter

Bestimmt werden Blutdruck und Puls sowie die Atemfrequenz; je nach Krankheitsbild auch die Körpertemperatur.

C. Körperregionen/Organsysteme

Die Ausprägung und der Verlauf allergischer Erkrankungen sind individuell geprägt. So kann unter differenzialdiagnostischen Gesichtspunkten eine ausführliche körperliche Untersuchung oder – bei klarer Anamnese und wegweisenden Symptomen – eine gezielte Organuntersuchung im Vordergrund stehen.

Haut. An der Haut muss auf Symptome geachtet werden, die gehäuft bei Atopikern auftreten. Atopiezeichen sind u. a.:

- Sebostase (trockene Haut/Kopfhaut)
- Hyperlinearität von Hand-/Fußsohlen
- gedoppelte Unterlidfalten, seitliche Augenbrauenlichtung
- kratzspurartige (lineare) Exkoriationen als Zeichen für Juckreiz und Kratzen
- die Art des Dermographismus (S. 68 f).

Zu den Zeichen einer *Mastozytose* gehören teils rötliche, teils bräunliche Makulae und Knötchen, die nach Reiben urtikariell anschwellen. *Nagelveränderungen* sind z. B. Glanznägel als Folge des Reibens mit dem Hand- oder Nagelrücken oder Blutreste unter den Nägeln als Folge des Kratzens bei Ekzem. Besonderes Augenmerk wird auf aktuelle Hauterkrankungen und deren typische Ausprägung sowie Lokalisationen (S. 110 ff) gelegt.

Kopf und Hals. An *Kopf und Hals* werden Lymphknotenstationen palpiert und an den *Augen* Beweglichkeit, Pupillenform, Rötung, Lidschwellung, Tränenfluss/Trockenheit untersucht.

Zur Untersuchung der *Nasennebenhöhlen* wird u. a. die Klopfschmerzhaftigkeit überprüft und der mittlere Nasengang endoskopiert.

An den *Ohren* wird auf Gehör, Sekretion, Schwellung und Schmerz geachtet.

Zur Untersuchung der *Nase* (S. 124 ff) gehören Kriterien wie Nasenmuschelhyperplasie, Septumdeviation, sichtbare Polypen.

In der *Mundhöhle* wird auf Tonsillengröße und –entzündung, Zungenschwellung, Schleimhautrötung, Erosionen und Schleimhautödem geachtet.

Stamm. Am Stamm gelten Inspektion (Thoraxform, -bewegung), Palpation, Perkussion und Auskultation speziell der *Lunge* (Dämpfung, Atemexkursion, Atemgeräusch, in- oder exspiratorischer Stridor, Husten/Auswurf).

Zur Untersuchung des *Abdomens* gehören Palpation und Beurteilung der Darmgeräusche.

Extremitäten. An den Extremitäten sind die
- vaskuläre (Durchblutung, Vaskulitiszeichen, umschriebene Ödeme)
- muskuloskelettale (Gelenkschwellung, Schmerz, Kraft) und
- eine orientierende neurologische Untersuchung

wichtig.

Körperliche Untersuchung

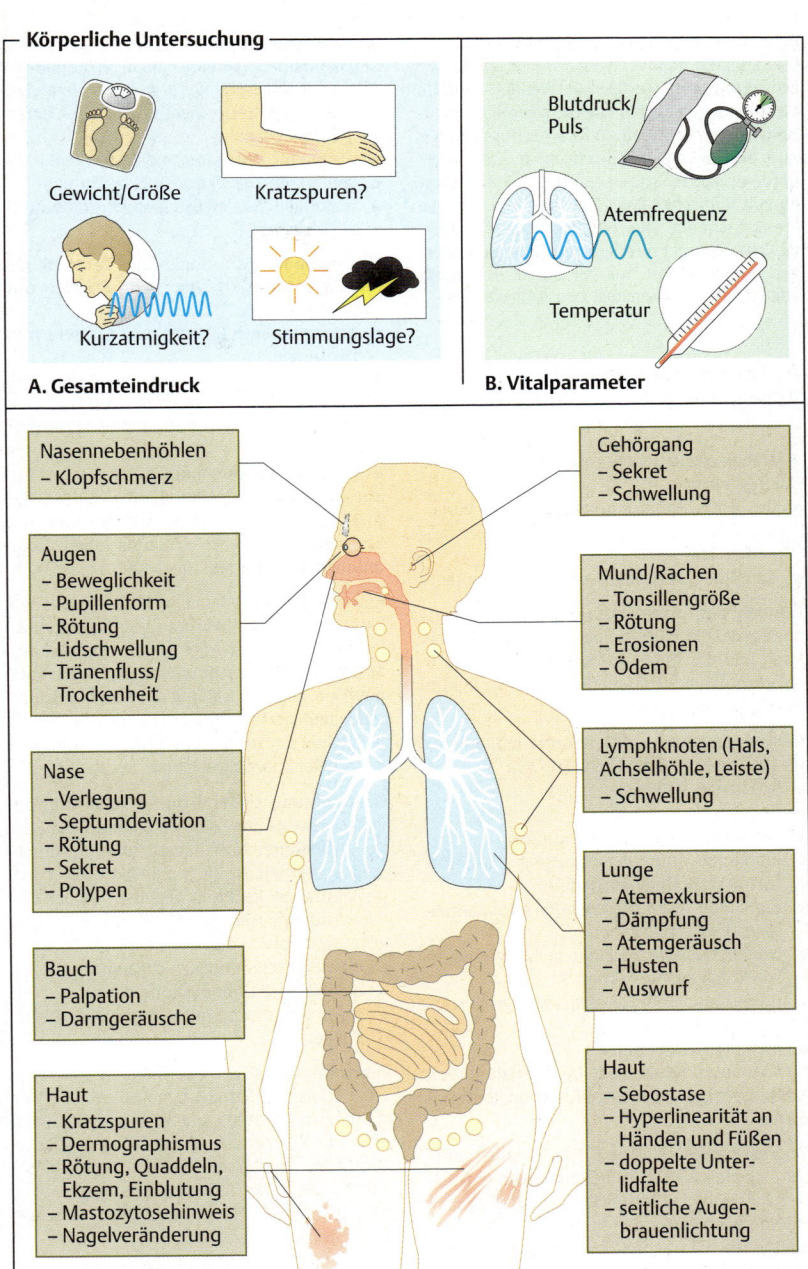

Gewicht/Größe

Kratzspuren?

Kurzatmigkeit?

Stimmungslage?

A. Gesamteindruck

Blutdruck/Puls

Atemfrequenz

Temperatur

B. Vitalparameter

Nasennebenhöhlen
– Klopfschmerz

Gehörgang
– Sekret
– Schwellung

Augen
– Beweglichkeit
– Pupillenform
– Rötung
– Lidschwellung
– Tränenfluss/
Trockenheit

Mund/Rachen
– Tonsillengröße
– Rötung
– Erosionen
– Ödem

Nase
– Verlegung
– Septumdeviation
– Rötung
– Sekret
– Polypen

Lymphknoten (Hals,
Achselhöhle, Leiste)
– Schwellung

Lunge
– Atemexkursion
– Dämpfung
– Atemgeräusch
– Husten
– Auswurf

Bauch
– Palpation
– Darmgeräusche

Haut
– Kratzspuren
– Dermographismus
– Rötung, Quaddeln,
Ekzem, Einblutung
– Mastozytosehinweis
– Nagelveränderung

Haut
– Sebostase
– Hyperlinearität an
Händen und Füßen
– doppelte Unter-
lidfalte
– seitliche Augen-
brauenlichtung

C. Körperregionen/Organsysteme

Beim Verdacht auf eine allergievermittelte Erkrankung können verschiedene Verfahren zur Ermittlung der Auslöser verwendet werden. Hauttestungen zeigen ebenso wie die In-vitro-Analyse von Sekreten und Körperflüssigkeiten (v. a. Blut) eine Sensibilisierung an. Ob die gefundene Hautreaktion oder die In-vitro-Befunde von klinischer Relevanz sind, d. h. ob eine krankmachende Überempfindlichkeit („Allergie") bei Kontakt mit dem verdächtigten Allergen auftritt, kann nur bei klarer Anamnese oder im Provokationstest beurteilt werden.

A. Voraussetzungen für Allergietests

Testfähigkeit. Patienten müssen *testfähig* sein. Dazu gehören
- die Testzustimmung, nachdem das Vorgehen erklärt und vom Betroffenen verstanden wurde
- die Mitarbeit (Compliance) des Patienten.

Auswahl des Testareals. In Hautarealen mit einer unspezifisch überschießenden Reagibilität kann und darf nicht getestet werden. So z. B. auf ekzematisierter Haut (S. 110 ff) oder bei Urticaria factitia (S. 68 f).

Kontraindikationen (1.). Kontraindikationen für Allergietests sind (s. a. S. 80 f **A.**):
- Schwangerschaft
- Babyalter
- schwere Allgemeinerkrankungen
- Einnahme immunsuppressiver Medikamente (z. B. Glukokortikoide)
- Einnahme testverfälschender Medikamente (z. B. ACE-Hemmer)
- bestehendes Risiko einer nicht beherrschbaren Allgemeinreaktion
- testverfälschende aktuelle allergische Erkrankungen
- Infekt am Testorgan.

Intrakutantests sind auch bei Einnahme von Inhibitoren der adrenergen Reaktion kontraindiziert.

Testmaterialien (2.). Die Testmaterialien müssen standardisierte Allergenmengen enthalten. Dies wird dadurch sichergestellt, dass eine Allergenquantifizierung in den Extrakten über allergenspezifische Antikörper im ELISA-Verfahren erfolgt. Weiterhin ist auch über Elektrophoresetechniken der Gehalt verschiedener allergener Proteine überprüfbar (S. 82 f). Gegebenenfalls können auch rekombinante Allergene eingesetzt werden, sofern deren IgE-Bindung nicht beeinträchtigt ist. Selbst hergestellte Testansätze
- dürfen nicht irritativ-toxisch wirken
- sollten ohne Infektionsrisiko sein und
- benötigen Vergleichstestungen an Kontrollpersonen.

Testmethodik (2.). Auch die Testmethodik muss standardisiert sein: Beim *Pricktest* umfasst dies u. a.
- die bevorzugte Testung an der Unterarminnenseite
- das Einhalten genügend großer Abstände zwischen den Testpunkten (ca. 2 cm) und
- die Zeitabstände zur Testablesung (20 min) und
- ein Bewertungsschema.

Zur Testdokumentation dienen Ableseschemata für die Ausprägung von Quaddel und Erythem (S. 64 f) oder eine funktionelle Beurteilung am Testorgan.

Komplikationen. Vor allem Haut- und Provokationstests zur Abklärung von Soforttyp-Allergien können schwere Allgemeinreaktionen auslösen – über Asthmaattacken bis zur Anaphylaxie. Die Ausprägung der vorab aufgetretenen und jetzt zur Abklärung anstehenden allergischen Reaktion gibt zusätzliche Hinweise auf die Reaktionsbereitschaft des Patienten.

Durchführung. Generell dürfen Haut- und Provokationstests nur von geschultem Personal bei griffbereiter Notfallausrüstung (3.) durchgeführt werden. Ist die Möglichkeit einer anaphylaktischen Reaktion gegeben, so bei Verdacht auf eine Allergie gegen Hymenopterengifte, sind notwendig:
- ein peripherer venöser Zugang
- eine längere Überwachung oder
- sogar die Testung unter stationären Bedingungen

Fehlermöglichkeiten. Der fehlende Nachweis einer klinischen Relevanz von In-vivo- oder In-vitro-Testresultaten kann zu unnötigen Therapie- und Karenzmaßnahmen führen. Psychovegetative Einflüsse können Testergebnisse verfälschen. Man reduziert sie, indem blind getestet sowie Placebokontrollen durchgeführt werden (s. a. S. 58 f).

Allergietests allgemein I

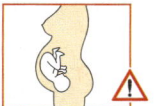
Schwangerschaft

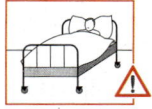
schwere Allgemein-
erkrankung

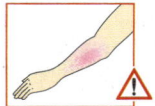
aktuelle allergische
Erkrankung

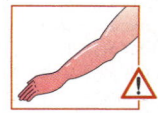
Infekt am Testorgan

z.B. β-Blocker
ACE-Hemmer

Einnahme reaktions-
verschleiernder Medikamente

Risiko nicht beherrsch-
barer Reaktionen

fehlende
Notfallausrüstung

1. Kontraindikationen

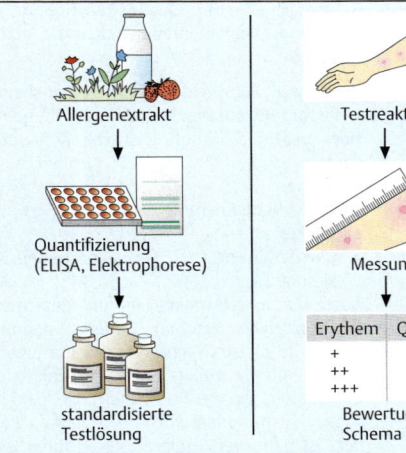

Allergenextrakt

↓

Quantifizierung
(ELISA, Elektrophorese)

↓

standardisierte
Testlösung

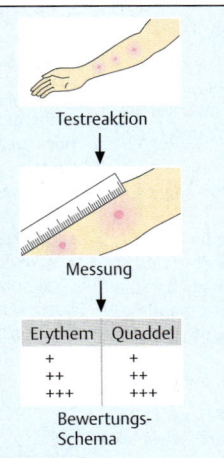

Testreaktion

↓

Messung

↓

	Erythem	Quaddel
	+	+
	++	++
	+++	+++

Bewertungs-
Schema

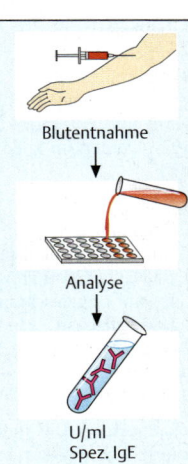

Blutentnahme

↓

Analyse

↓

U/ml
Spez. IgE

2. Standardisierte Materialien und Methoden

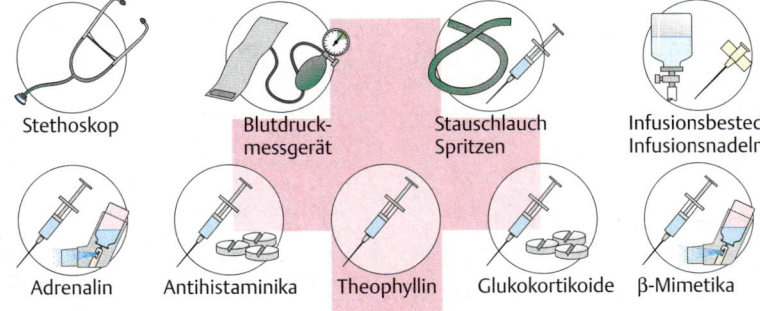

Stethoskop

Blutdruck-
messgerät

Stauschlauch
Spritzen

Infusionsbesteck
Infusionsnadeln

Adrenalin

Antihistaminika

Theophyllin

Glukokortikoide

β-Mimetika

3. Notfallausrüstung

A. Voraussetzungen für Allergietests

In der Allergiediagnostik sollte man ein blindes, breites Screening vermeiden. Anhand
- der allgemeinen Anamnese
- der Schilderung von Auslösesituationen
- der klinischen Ausprägung von Überempfindlichkeitsreaktionen

können bereits viele Informationen gesammelt werden, die auf eines oder einige wenige Allergene hinweisen. Dies erlaubt eine gezielte Entscheidung über das weitere Vorgehen:
- sinnvolle Hauttests
- ergänzende In-vitro-Verfahren
- Provokationstests zur Relevanzprüfung.

A. Wahl der Testmethoden

Hauttests. Bei Soforttypallergien stehen
- der Reibetest
- der Pricktest (S. 62 f)
- der Scratchtest und
- der Intrakutantest (S. 62 f)

zur Verfügung. Ekzemreaktionen (V.a. Kontaktallergie) werden im Epikutantest untersucht (S. 64 f).

In-vitro-Diagnostik. Die In-vitro-Diagnostik (S. 80 ff) ist indiziert
- bei unklarer Sensibilisierung oder
- wenn Haut- sowie Provokationstests nicht oder nur eingeschränkt möglich sind (Schwangerschaft, Kindesalter, manifeste allergische Erkrankung, Medikamenteneinnahme).

Untersuchungsbeispiele sind in **3.** aufgeführt.

Provokationstests. Die klinische Relevanz von Anamnese und Antikörpermustern wird im Provokationstest geprüft (S. 70 ff). Unter bestimmten Bedingungen müssen außerdem spezielle Verfahren einbezogen werden. Dazu zählen:
- arbeitsplatzbezogene *inhalative Provokationstests* durch Simulation berufstypischer Arbeitsabläufe
- *orale Provokationstests* in Kombination mit körperlicher Anstrengung.

Bei Hyposensibilisierung mit Bienen- oder Wespengift werden zur Erfolgskontrolle *Stichprovokationen* durchgeführt (S. 70 f).

Eine (teil-)stationäre Testdurchführung ist erforderlich
- zur Abklärung schwerer Reaktionen (Anaphylaxie, Asthmaanfall)
- bei längeren Beobachtungszeiten zur Erfassung von Spätreaktionen

- zur Schaffung besonderer Testumstände wie Einhaltung einer strikten additivafreien Vorabdiät (S. 78 f).

B. Einflussfaktoren

Medikamente. Verschiedene Medikamente, z. B. Glukokortikoide oder Psychopharmaka, können die Reagibilität im Test einschränken. Deshalb müssen sie vorher abgesetzt werden. Der jeweilige Zeitpunkt hängt dabei von ihrer Halbwertszeit im Organismus ab.

Veränderungen am Provokationsorgan. Auswirkungen können z. B. sein:
- geringeres Ansprechen bei Vorliegen einer atrophischen Rhinitis
- überschießende Quaddelreaktionen im Pricktest bei Patienten mit Urticaria factitia (S. 68 f).

Kofaktoren. Für die Manifestation mancher allergischer Reaktionen bedarf es der Kombination mehrerer Stimuli. Typische Kofaktoren sind:
- Stress
- körperliche Anstrengung
- Infekte oder
- UVA-Strahlung (bei photoallergischen Reaktionen).

Auch *Hormonschwankungen* und der Menstruationszyklus können Einfluss nehmen. Zwar wird oft ein Nachlassen der Immunantwort im *Alter* postuliert, doch gibt es hier viele Ausnahmen. Ein weiterer wichtiger Aspekt ist, dass sich Immunantworten erschöpfen können. Ist dann der *Beobachtungszeitraum* zwischen Erkrankung und In-vivo-Test zu kurz, so werden Allergien übersehen. Eine weitere Gefahr besteht darin, dass Patienten stärker reagieren als erwartet („überschießende Reaktion"). Dies ist bei einer *Mastozytose* möglich; ebenso in Fällen, in denen die Immunantwort durch das Krankheitsereignis geboostert wurde. Aus diesen Gründen muss beim Testen immer mit einer Allergendosis begonnen werden, die deutlich unter der erwarteten Schwelle liegt. Besteht die Möglichkeit psychisch bedingter/vegetativer Reaktionen (wie es bei Hyperventilation, Blutdruckabfall oder Diarrhoe vorkommt), muss man placebokontrolliert testen.

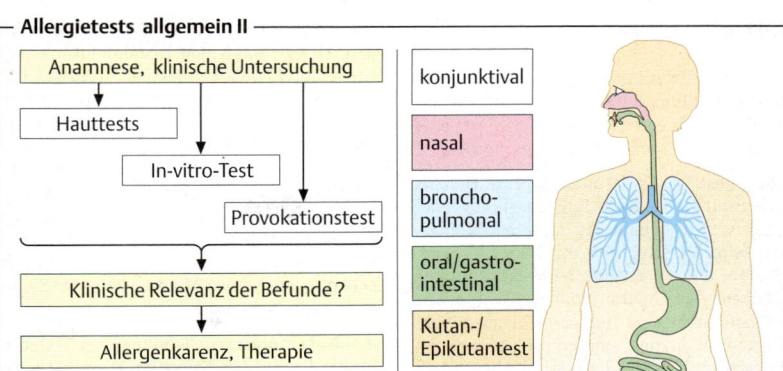

Anamnese, klinische Untersuchung

Hauttests

In-vitro-Test

Provokationstest

Klinische Relevanz der Befunde ?

Allergenkarenz, Therapie

1. Diagnostikkomponenten

konjunktival

nasal

broncho-pulmonal

oral/gastro-intestinal

Kutan-/Epikutantest

2. Provokationstests

Allergiediagnostik in vivo

Reaktionstypen		Testbeispiele
I	Mediator-freisetzung	Spez. IgE (RAST, Immunoblot), Baso-philen-Funktionstests, Sekret-/Lavage-analyse (Tryptase, ECP, Leukotriene)
II	Zytotoxische Reaktion	Coombs-Test, Thrombozyten-/Leukozyten-Aggregation
III	Immun-komplexe	Ig-/Komplementspiegel, Immunkomplexe, Immunhistologie
IV	Zellinfiltrat	Lymphozytentransformationstest, Immunhistologie

3. Allergiediagnostik in vitro

A. Wahl der Methoden

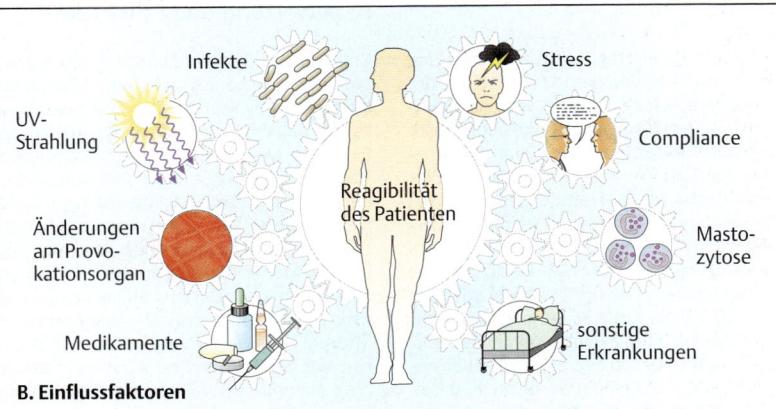

Infekte

Stress

UV-Strahlung

Compliance

Reagibilität des Patienten

Änderungen am Provo-kationsorgan

Masto-zytose

Medikamente

sonstige Erkrankungen

B. Einflussfaktoren

A. Hauttests: Vorgehen

In der klinischen Routine zur Abklärung von Soforttyp-Allergien steht der Pricktest im Vordergrund, während die anderen u.g. Tests eher in Sondersituationen angewendet werden.

1. Reibetest. Wenig riskanter Hauttest, der z. B. bei vermuteter starker Sensibilisierung oder bei Verwendung nativen Testmaterials eingesetzt wird. Getestet wird durch kreisförmiges Reiben: 10× in einem 2-DM-Stück-großen Areal auf der Unterarminnenseite. Typische Testmaterialien sind Tierhaare, Pflanzen, Nahrungsmittel, Arznei-, Pflegemittel, Naturlatex-Materialien; Negativkontrolle zur Abgrenzung unspezifischer Reaktionen mit einem in 0,9 %iger NaCl-Lösung getränktem Mulltupfer. Werden unklar zusammengesetzte Materialien trotz des Risikos irritativ-toxischer Reaktionen getestet, ist die Auswertung nur im Vergleich mit wenigstens 10 Kontrollpersonen möglich. Nach 20 min wird abgelesen: als positiv gelten Quaddel- oder Erythemreaktionen. Bei unklarer klinischer Relevanz sind Provokationstestungen nötig.

2. Scratchtest. Die Haut der Unterarminnenseite wird über 1 cm Länge ohne Blutung angeritzt und die Testsubstanzen, oft Medikamente oder Nahrungsmittel, dann nativ oder zermörsert und mit 0,9 %iger NaCl-Lösung versetzt aufgetragen. Kontrollen umfassen 0,9 %-NaCl-Lösung sowie Histaminlösung (Histaminreaktion +++). Als positiv gelten ebenfalls Quaddeln mit Umgebungserythem und Pseudopodien. Bei V.a. eine verzögerte Reaktion sollte zusätzlich nach 6 und 24 h abgelesen werden.

3. Pricktest. Häufigster Hauttest zur Abklärung von Soforttyp-Reaktionen. Man trägt an der Unterarminnenseite Tropfen von standardisierten Allergenlösungen auf und sticht durch diese mit Pricktestlanzetten (1 mm Eindringtiefe) oberflächlich in die Haut, ohne eine Blutung zu provozieren. Solche standardisierten Allergenextrakt-Lösungen stehen für die allermeisten, bei allergischer Rhinokonjunktivitis und allergischem Asthma relevanten Allergene zur Verfügung. Aeroallergenstandardreihen umfassen z. B. Strauch-, Baum- und Gräserpollen, Schimmelpilze, Hausstaubmilben, Katzen-, Hunde-, Pferdehaare. Standard-Allergenextrakte gibt es außerdem für Allergene, die eine allergische Urtikaria oder Nahrungsmittel-

allergien auslösen können. Als Kontrollen dienen 0,9 %ige NaCl- und Histaminlösung. Erythem- und Quaddelreaktion werden nach 20 min sowie bei verzögert aufgetretenen Beschwerden auch nach 6 h und gelegentlich nach 48 h abgelesen. Varianten sind Pricktests am Rücken, wenn die Unterarmtestung nicht möglich ist, sowie Testung durch am Unterarm aufliegendes Testmaterial (z. B. Lebensmittel). Letztere wird durchgeführt, wenn z.,B. keine kommerziellen Testextrakte erhältlich sind oder nur natives Material klinische Symptome verursacht hatte.

4. Intrakutantest. Zur Erhöhung der Testempfindlichkeit bei V.a. Soforttyp-Allergie, zur Bestimmung der Reaktionsschwelle (z. B. bei Hymenopterengift) oder zur Untersuchung von zellulär vermittelten Spätreaktionen werden 0,02–0,05 ml einer sterilen Allergenverdünnung mit einer Tuberkulinspritze intrakutan an der Unterarminnenseite appliziert. Nach korrekter Injektion zeigt sich sofort danach eine volumenbedingte, ca. 2–3 mm große Quaddel. Kontrollen sind 0,9 %ige NaCl- und Histaminlösung. Im Vergleich zu Pricklösungen werden stärker verdünnte Lösungen (1:100 bis 1:10) appliziert; irritative Reaktionen, z. B. bei Schimmelpilzextrakten, treten jedoch auf. Deshalb ist zur Interpretation Testerfahrung erforderlich. Abgelesen wird nach 20 min sowie nach 6 h und – bei zusätzlich aufgetretenen Spätreaktionen – auch nach 2–4 d. Typische Recall-Antigene (S. 66 f) für die zelluläre Immunreaktion sind Tuberkulin oder Candidin.

B. Bewertung und Fallstricke

Erythem und Quaddel können durch Antihistaminika, Psychopharmaka oder Glukokortikoide abgeschwächt werden. Eine falsch positive Quaddelbildung durch direkte Histaminliberatoren wie Opioide, durch histaminreiche Nahrungsmittel oder durch Urticaria factitia bei Infekten ist ebenso abzugrenzen wie falsch negative Tests kurz nach einer anaphylaktischen Reaktion. Unsterile oder infektiöse biologische Materialien dürfen wegen des Infektionsrisikos nicht getestet werden. I.c.-Injektionen von nicht parenteral verabreichbarem Material sind wegen möglicher Komplikationen wie anaphylaktische Reaktion, Tätowierung, Fremdkörperreaktion oder Neusensibilisierung kontraindiziert.

Allergietests: Reibe-, Scratch, -Prick- und Intrakutantest

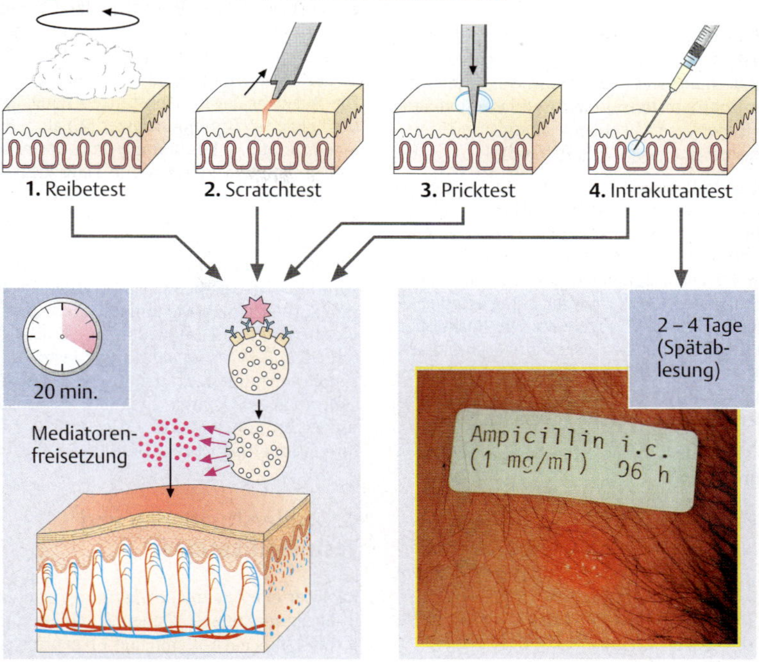

1. Reibetest **2.** Scratchtest **3.** Pricktest **4.** Intrakutantest

20 min.

Mediatoren-
freisetzung

2 – 4 Tage
(Spätab-
lesung)

```
Ampicillin i.c.
(1 mg/ml)   96 h
```

A. Hauttests: Vorgehen

Beurteilung	Prick (mm ⌀)		Intrakutan (mm ⌀)		Pseudopodien
	Erythem	Quaddel	Erythem	Quaddel	
∅	–	< 3	< 3	< 5	
+	2 – 3	3 – 5	3 – 5	5 – 10	
++	3	6 – 10	6 – 10	11 – 20	
+++	4 – 6	11 – 20	11 – 15	21 – 40	
++++	> 6 Pseudopodien	> 20	> 15 Pseudopodien	> 40	

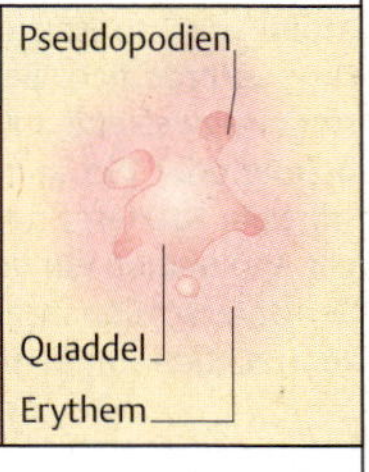

Quaddel

Erythem

1. Bewertungsschema

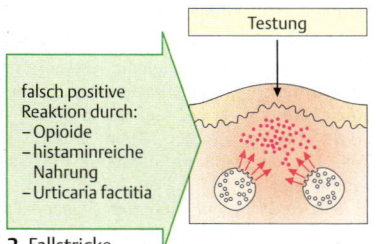

Testung

falsch positive
Reaktion durch:
– Opioide
– histaminreiche
  Nahrung
– Urticaria factitia

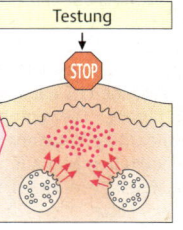

Testung

STOP

falsch negative
Reaktion durch:
– anaphylaktischen
  Schock
– Glukokortikoide
– Immunsuppressiva
– Antihistaminika
– Psychopharmaka

2. Fallstricke

B. Bewertung und Fallstricke

A. Testverfahren

Mit dem Epikutantest wird in standardisierter Weise geprüft, ob sich eine allergische Kontaktdermatitis am Patientenrücken durch die Verdachtssubstanzen auslösen lässt. Indikation ist der Verdacht auf eine allergische Ekzemtyp-Reaktion (Typ IV; S. 30 ff, 46 f).

1. Durchführung. Als erster Schritt werden die Testsubstanzen in kleinen Aluminiumkammern (Finn chambers) am Rücken mit Pflaster fixiert und für 48 Stunden auf der Haut belassen. Nach Pflasterabnahme werden die Reaktionen sofort (Tag 2), am Tag 3, Tag 4 und gelegentlich am Tag 7 abgelesen. Die Reaktionen werden als 0 bis ++++ oder als toxisch-irritativ (IR) bewertet. Während der gesamten Ablesephase sollte der Testbereich nicht mit Wasser oder Seife in Berührung kommen.

2. Reagibilität. Zur Testverfälschung können führen:

- aktuelle Ekzemherde
- Pflasterreizung
- überschießende Reagibilität bei unterschwelligem, nicht sichtbarem Ekzem („Angry-Back")
- Immunsuppression durch Medikamente oder vorausgegangene UV-Bestrahlung.

Treten zahlreiche Testreaktionen auf nicht verwandte Substanzen auf („Angry-Back-Syndrom") auf, so ist eine fraktionierte Nachtestung erforderlich. Bei fehlender Testreaktion trotz wegweisender Klinik ist eine Testwiederholung oder ein kontrollierter Gebrauchstest sinnvoll. Letzterer besteht z. B. aus mehrtägiger Applikation der verdächtigten Substanz an der Unterarminnenseite und wird auf eine Ekzemreaktion hin beurteilt.

B. Testsubstanzen

Die Testsubstanzen stehen größtenteils als kommerziell erhältliche Standardzubereitung in Vaseline (1.) oder in wässriger Lösung zur Verfügung. Die europaweit fast identische Standard-Epikutantestreihe umfasst häufige Kontaktallergene, z. B.:

- Metalle wie Nickel, Kobalt, Chrom und deren Salze
- Hilfsstoffe der Gummiherstellung wie Thiurame, Merkaptoverbindungen
- den Farbstoff Para-Phenylendiamin

- Duft- und Aromastoffe
- Inhaltsstoffe von Externa (Salben, Cremes, Tinkturen): z. B. Wollwachsalkohole, Parabene als Konservierungsstoff oder Arzneizusätze wie Neomycin und Benzocain.

Die Auswahl der Testsubstanzen hängt auch vom Ekzem-Verteilungsmuster (2.) ab, z. B.:

- periorbital – Bestandteile von Kosmetika, Ophthalmika, übertragene Nagellackkomponenten
- Hände – Pflegemittel, Handschuhkomponenten, Berufsstoffe, Schmuck.

Neben der Standardtestreihe stehen für bestimmte Risikogruppen auch spezielle Testserien zur Verfügung. Sie umfassen u. a. Konservierungsstoffe, Gummiadditiva, Kunststoffe und Metalle. *Nichtstandardisierte* Testsubstanzen dürfen nur in nicht irritativ-toxischer Konzentration und zeitgleich mit Vergleichstestungen an Kontrollpersonen geprüft werden. Ihre Evaluierung ist sehr problematisch.

C. Sondersituationen und Testmodifikationen

Auslöser einer *Kontakturtikaria* mit Übergang in Ekzemreaktionen können durch Epikutantestablesung nach 30 min und 1 h geprüft werden. Zu ihnen gehören Naturlatexproteine, Eiweiße aus meist rohem Gemüse; Enzyme als Backhilfsmittel.

1. Atopie-Patchtest. In wässriger oder Vaselinezubereitung können auch Soforttyp-Aeroallergene epikutan getestet werden. Dies scheint besonders bei Neigung zum atopischen Ekzem durch Kontakt mit Bestandteilen von Hausstaubmilben, Pollen oder Tierhaaren zu gelten. Besteht eine starke Sensibilisierung, so kann – ähnlich wie bei Verwendung klassischer Kontaktallergene – das Ekzem nach Allergenexposition reaktiv aufflammen.

2. Photo-Patchtest. Vermutet man eine Photokontaktallergie, so werden die Testsubstanzen in Mehrfachreihe aufgebracht. Einen Teil deckt man bereits nach 24 h auf und bestrahlt mit UVA-Strahlung (5 oder 10 J/cm^2). Sonst wird wie bei der Standard-Epikutantestung (s. o.) verfahren.

Bei Verdacht auf eine *fixe Arzneireaktion* werden die entsprechenden Testungen im vormaligen Krankheitsherd durchgeführt.

Epikutantest

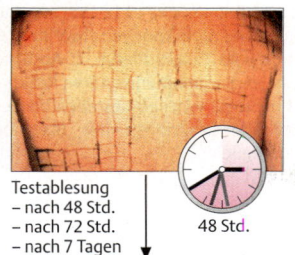

Testablesung
– nach 48 Std.
– nach 72 Std.
– nach 7 Tagen

48 Std.

Bewertung	
o	negativ
(+)	nur Erythem
+	Erythem und Infiltrat
++	Erythem und Papeln
+++	Erythem, Papeln, Bläschen
++++	Erythem, Blasen, Erosion
IR	irritativ, scharf begrenzte Rötung, Decrescendo

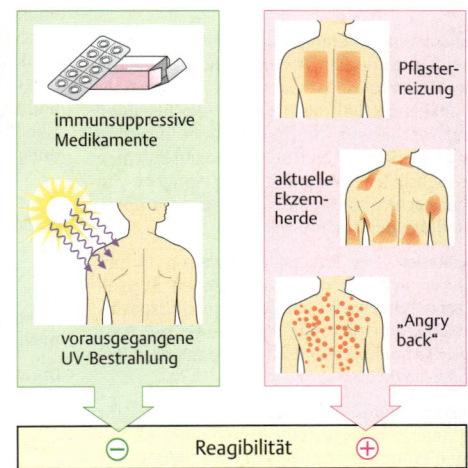

immunsuppressive Medikamente

vorausgegangene UV-Bestrahlung

Pflaster-reizung

aktuelle Ekzem-herde

„Angry back"

⊖ Reagibilität ⊕

A. Testverfahren

Substanz	Reaktions-frequenz	Test-vehikel	Konzen-tration
Nickelsulfat	12,9 %		5 %
Duftstoffmix	10,5 %	Vaseline	8 %
Perubalsam	7,3 %		25 %
P-Phenylendiamin	4,5 %		1 %

1. Kontaktallergen-Hitliste

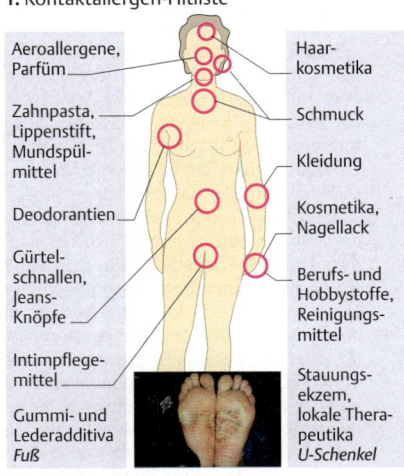

Aeroallergene, Parfüm

Zahnpasta, Lippenstift, Mundspül-mittel

Deodorantien

Gürtel-schnallen, Jeans-Knöpfe

Intimpflege-mittel

Gummi- und Lederadditiva
Fuß

Haar-kosmetika

Schmuck

Kleidung

Kosmetika, Nagellack

Berufs- und Hobbystoffe, Reinigungs-mittel

Stauungs-ekzem, lokale Thera-peutika
U-Schenkel

2. Typische Allergieauslöser
B. Testsubstanzen

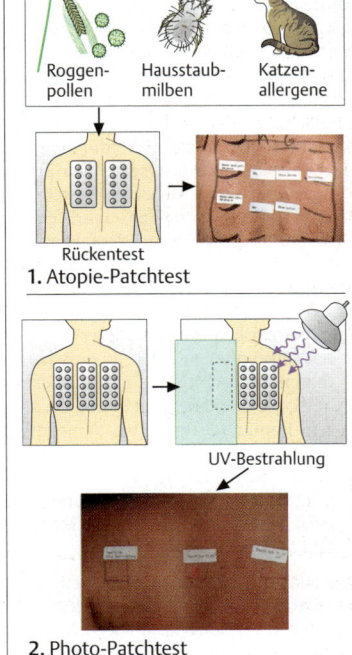

Roggen-pollen

Hausstaub-milben

Katzen-allergene

Rückentest
1. Atopie-Patchtest

UV-Bestrahlung

2. Photo-Patchtest
C. Sondersituationen

A. Tuberkulintest

Sie soll eine Überempfindlichkeit vom Tuberkulintyp aufdecken. Robert Koch beschrieb sie an Tuberkulosepatienten als allgemeines Krankheitsgefühl mit lokaler Hautschwellung und -verhärtung nach subkutaner Injektion von Tuberkulin. Ähnliche Reaktionen kommen bei Sensibilisierung auf lösliche Antigene von Mycobacterium leprae, Leishmania tropica, Candida oder Trichophyten vor.

Indikation. Der Test soll nachweisen, ob der Körper sich mit dem zu testenden Antigen auseinandergesetzt hat, sei es durch Exposition, Infektion oder Impfung. Eine Aussage über den Zeitpunkt dieses Kontakts ist mit dem Test nicht möglich.

Durchführung. Als derzeitiger Standard für kommerziell hergestellte Tuberkuline gilt **P**urified **P**rotein **D**erivative **S**tandard **(PPD-S)**. Die Tuberkulintestung kann als *Multipunkturtest* (z. B. Tine-Test) oder als *Intrakutantest* mit verschiedenen Verdünnungen vorgenommen werden. Den Multipunkturstempel drückt man an der Unterarminnenseite auf und appliziert damit gereinigtes Tuberkulin oder PPD intrakutan. Wird eine starke Reaktionslage vermutet oder soll eine Titration der Reaktivität erfolgen, so kann eine intrakutane Injektion (0,1 ml) verschiedener Verdünnungsstufen einer jeweils frisch anzusetzenden PPD-Testlösung appliziert werden. Um überschießende Reaktionen zu vermeiden, wird die Reizschwelle bei Exponierten/Erkrankten mit einer Testdosis von 0,01 TE aufwärts ermittelt. Ansonsten führt man die Tuberkulintestung nach Mendel-Mantoux mit 10 TE durch. Der Test kann falsch negativ ausfallen

- bei angeborenem oder erworbenem Immunmangelsyndrom (z. B. HIV-Infektion)
- bei Sarkoidose oder Minderung der zellulären Immunität (z. B. bei lymphatischen Leukämien)
- unter Immunsuppression (stärkere UV-Lichtexposition, Glukokortikoidtherapie)
- nach zeitgleichen Infekten wie Masern, Röteln oder nach Impfungen)

Beurteilung. Als Zeichen einer zellvermittelten allergischen Reaktion vom Spättyp (S. 30 f) entsteht am Testort nach 48–72 h eine entzündlich gerötete Papel. Die Reaktion wird zwischen dem 3. und 7. Tag abgelesen. Beim Stempeltest gilt die Reaktion ab einer Induration von 2 mm als positiv, bei der i.c.-Testung unbelasteter Personen mit 10 TE eine Induration ab 10 mm. Die derb-knotige Schwellung einer Reaktion vom Tuberkulintyp ist Ausdruck einer dermalen lymphomonozytären Reaktion und kann mehrere Wochen bestehen bleiben. Überschießende Reaktionen mit Blasenbildung sind möglich.

B. Multitest

Mit diesem Test wird die aktuelle zellvermittelte Immunität erfasst, indem man die Hautreaktion vom Spättyp gegenüber 7 repräsentativen Umweltantigenen misst.

Durchführung. Testort ist i.d.R. die Innenseite des Unterarms, jedoch auch der Oberarm sowie der Oberschenkel oder die paravertebrale Rückenpartie. Der Teststempel wird zur intrakutanen Substanzapplikation mehrere Sekunden auf die gesunde Haut gedrückt. Von den Testköpfen enthält einer Glycerin-Kontrolllösung, die restlichen sieben enthalten meist folgende, in Glycerin gelöste Antigene: Tetanus- und Diphtherie-Toxoid, Streptokokken-Antigen, Tuberkulin, Candida-, Trichophyton- und Proteus-mirabilis-Antigen.

Beurteilung. Abgelesen wird nach 48 h. Eine Induration ab 2 mm Größe gilt als positiv. Um schwache Reaktionen bewerten zu können, werden sie mit der Reaktion auf Glycerin („Leerwert") verglichen. Die Einzelwerte werden addiert und als Summe (Score) angegeben. Die Anzahl positiver Reaktionen wird ebenfalls festgehalten (z. B. 15 mm/5). Als Untergrenzen der Norm gelten in Mitteleuropa bei Frauen 5 mm und bei Männern 10 mm Gesamtdurchmesser. Dabei können regionale Unterschiede in der Reaktionshäufigkeit auf einzelne Antigene bestehen. Auch hier sind die derb-knotigen Schwellungen in den Testarealen Ausdruck einer dermalen lymphomonozytären Reaktion auf das Antigen. Eine unter dem Schwellenwert liegende Gesamtreaktivität kann Ausdruck einer erkrankungsbedingt oder durch Immunsuppression gestörten Immunantwort sein. Überschießende Reaktionen deuten auf eine wiederholte bzw. dauerhafte Exposition hin. Ob damit eine Erkrankung verknüpft ist, kann nur durch die weiterführende Diagnostik eruiert werden.

Exposition, Erstinfekt?

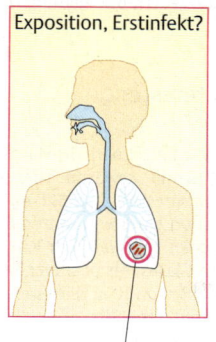

Mikroskopisches Bild

1. Indikation

A. Tuberkulintest

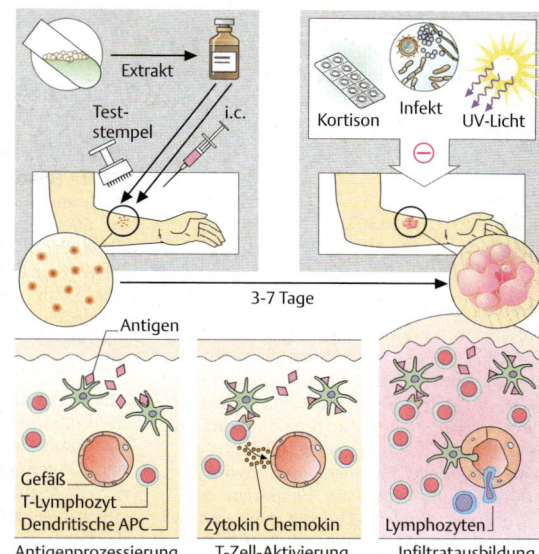

Extrakt

Test-
stempel   i.c.

Kortison   Infekt   UV-Licht

3–7 Tage

Antigen

Gefäß
T-Lymphozyt
Dendritische APC

Zytokin Chemokin

Lymphozyten

Antigenprozessierung   T-Zell-Aktivierung   Infiltratausbildung

2. Durchführung und Beurteilung

40 °C

Proteus ⊞ ⊞ Tetanus

Tricho-
phyten ⊞ ⊞ Diphtherie

Candida ⊞ ⊞ Strepto-
kokkus

Kontrolle
(Glycerin) ⊞ ⊞ Tuber-
kulin

48 Std.

1. Immunstatus?

B. Multitest

2. Testdurchführung

Allergiediagnostik in vivo

Bei etwa 10–20 % der Patienten mit Urtikaria können die urtikariellen Hauterscheinungen (S. 116 f) durch physikalische Reize ausgelöst werden. Testungen auf der Basis dieser nicht-immunologischen Stimuli sind für die differenzialdiagnostische Abgrenzung allergischer von nicht allergischen Urtikariaerkrankungen hilfreich.

A. Dermographismus und Drucktest

1. Dermographismus. Der Dermographismus wird am oberen Rücken erzeugt, indem man über die Haut reibt oder streicht bzw. mit einem stumpfen Gegenstand (z. B. einem Holzspatel) „schreibt". Als normale Reaktion entsteht innerhalb von Minuten eine Rötung im Kontaktbereich („roter Dermographismus").

- Als *urtikarieller Dermographismus* wird der durch Druck erzeugte Hautstrich oder Schriftzug bezeichnet, der sich innerhalb von Minuten urtikariell verdickt und gerötet zeigt. Nicht immer wird Juckreiz angegeben. Neben einer konstitutionellen Neigung kann die Reaktion auch mit psychischer Belastung, Stresssituationen oder Erkrankungen (u. a. Infekte) assoziiert sein.
- Treten nach Reiben der Haut, innerhalb von Kratzstrichen oder an Scheuerstellen der Kleidung urtikarielle Hautreaktionen auf, so wird dies als *Urticaria factitia* bezeichnet. Diese meist streifigen oder unregelmäßig begrenzten Quaddeln gehen mit Juckreiz einher. Oft folgt erneutes Kratzen und Scheuern mit Verstärkung der Reaktionen.
- Der *weiße Dermographismus*, bei dem eine überschießende lokale Vasokonstriktion als Ursache vermutet wird, ist typisch bei Atopikern – insbesondere bei Patienten mit atopischem Ekzem (S. 114 f).

2. Drucktest. Zur Diagnosesicherung einer Minuten bis Stunden nach Stoß oder Druck entstehenden örtlichen Quaddel oder Schwellungsreaktion dienen die verschiedenen Varianten des Drucktests:

Ein etwa 10 cm breiter Gürtel mit 2 Gewichten (zusammen 10 kg) wird für 10–20 min über die Schulter gehängt bzw. ein gewichtsbeschwerter Metallzylinder (etwa 5 cm Durchmesser) für 10–20 min auf die Oberschenkelvorderseite gelegt. In beiden Fällen wird nach 20 min sowie nach 2–4 h abgelesen, ob eine apfelsinenschalenartige Quaddelbildung auftritt.

B. Wärme-/Kältetestung

1. Wärmetest. Im Wärmetest wird die Haut für 3–5 min (maximal 10 min) erwärmt. Dies geschieht durch ein warmes Armbad (38–42 °C) oder durch Applikation eines erwärmten Metallzylinders bzw. eines mit warmem Wasser (38–42 °C) gefüllten Glases. Als positiver Testausfall gelten innerhalb von 10 min entstehende Quaddeln im Kontaktbereich. Eine Spätkontrolle nach 2 Stunden ist bei anamnestisch bekannten verzögerten Reaktionen indiziert.

2. Kältetest. Zur Kältetestung dient entweder ein 10-minütiges kaltes Armbad (5 °C) oder Wasser mit Eiswürfeln in einem Plastikbeutel oder in einem Kupferzylinder, der für 3–5 min (je nach Anamnese auch für 10 min) auf den Unterarm gehalten wird. Als positive Reaktion gilt das Auftreten einer Quaddel oder eines Angioödems (S. 116 f) nach Wiedererwärmung.

Gelegentlich wurde eine *Kälteurtikaria* in Assoziation mit Fokalinfekten (z. B. im Zahn- oder Hals-Nasen-Ohren-Bereich), mit Kryoglobulinämie und Kälteagglutininen, mit Mononukleose und Syphilis beobachtet. Bei Verdacht sollten eine entsprechende Diagnostik und eine spezifische Therapie durchgeführt werden.

C. Schwitztest

Entstehen im Anschluss an eine Erhöhung der Körpertemperatur (Anstrengung mit Schwitzen, passive Überwärmung, emotionaler Stress) stecknadelkopfgroße Quaddeln, so wird zur Diagnosesicherung einer *cholinergen Urtikaria* der Schwitztest durchgeführt. Durch ein heißes Vollbad (40–41 °C, 10 min), Treppensteigen, Arbeiten in warmer Kleidung oder bei Belastung auf dem Fahrradergometer kommt der Patient ins Schwitzen. Geachtet wird auf das Auftreten meist stecknadelkopfgroßer, oft beetartig aggregierter Quaddeln.

Kälte-, Wärme-, Druck- und Schwitztest

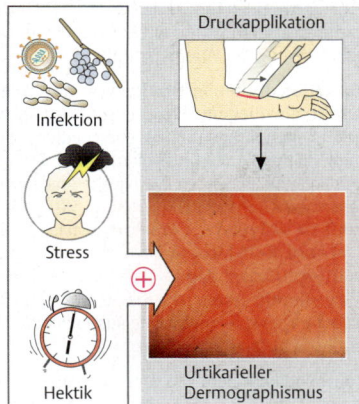

Infektion

Stress

Hektik

⊕

Druckapplikation

Urtikarieller Dermographismus

1. Dermographismus

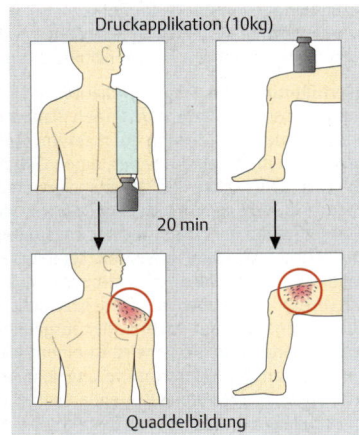

Druckapplikation (10kg)

20 min

Quaddelbildung

2. Drucktest

A. Dermographismus und Drucktest

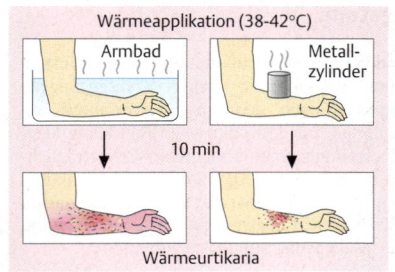

Wärmeapplikation (38-42°C)

Armbad

Metallzylinder

10 min

Wärmeurtikaria

1. Wärmetest

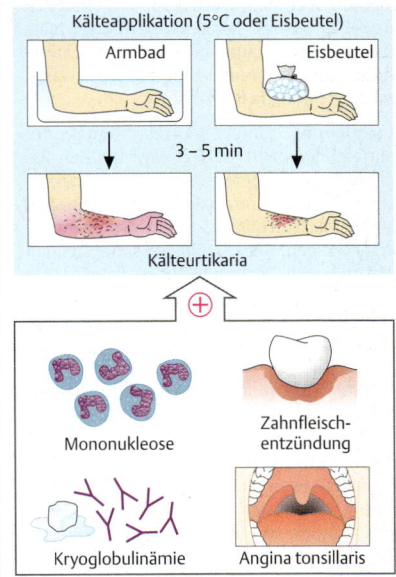

Kälteapplikation (5°C oder Eisbeutel)

Armbad

Eisbeutel

3 – 5 min

Kälteurtikaria

⊕

Mononukleose

Zahnfleischentzündung

Kryoglobulinämie

Angina tonsillaris

2. Kältetest

B. Wärme-/Kältetest

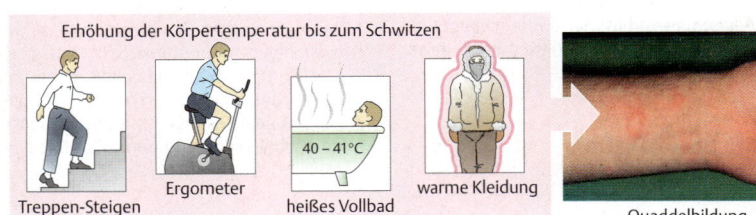

Erhöhung der Körpertemperatur bis zum Schwitzen

Treppen-Steigen

Ergometer

heißes Vollbad

40 – 41°C

warme Kleidung

Quaddelbildung

C. Schwitztest

A. Subkutane Provokations-testung

Indikation. Eine subkutane Provokationstestung ist indiziert, wenn vorausgegangene Hauttestungen oder in-vitro-Verfahren zusammen mit dem klinischen Bild keine klare Beurteilung einer berichteten Unverträglichkeit ermöglichen. Dies gilt nur für subkutan applizierbare Präparate, wie z. B. Lokalanästhetika, nicht dagegen für zermörserte und in Kochsalzlösung aufgelöste Tabletten.

Testmaterial. Getestet wird mit dem Originalpräparat oder einem für die zukünftige Verwendung bei dem Patienten vorgesehenen Ausweichpräparat. Letzteres bevorzugt man, wenn schwere, kaum beherrschbare Unverträglichkeitsreaktionen aufgetreten waren und zur Testung geführt haben.

Durchführung. Unter Berücksichtigung der Kontraindikationen (S. 58 f) wird bei den Patienten in Notfallbereitschaft und mit liegendem i. v.-Zugang provoziert. Die Injektionen werden meist an der Außenseite des Oberarms vorgenommen. Der i. v.-Zugang sollte sich am nicht zu testenden Arm befinden. Bewährt hat sich eine initiale Placeboinjektion, z. B. 0,9 % NaCl-Lösung, um die psychovegetative Reaktionsbereitschaft des Patienten einschätzen zu können.

Bei der Abklärung von Reaktionen vom Soforttyp, z. B. auf Lokalanästhetika, beginnt man mit 1/10 der Normaldosis und steigert sie in 20-minütigen Abständen bis zum Erreichen der kumulativen Normaldosis. Die durch die Testung ausgelösten subjektiven und objektiven Symptome werden dokumentiert. Zu Letzteren gehören lokale Rötung und/oder Schwellung, Blutdruck- und Pulsveränderungen.

Die erneute Unverträglichkeit des getesteten Originalpräparats und/oder die Verträglichkeit des getesteten Alternativpräparats wird anschließend in einem Allergiepass festgehalten. Der Betroffene sollte diesen immer bei sich tragen.

B. Stichprovokation

Der Provokationstest bei einer Hymenopteren-(Bienen-, Wespen-)-Allergie besteht aus einem kontrollierten Stich durch ein lebendes Insekt. Er muss obligat in Notfallbereitschaft,
u. U. sogar auf einer Intensivstation durchgeführt werden. Im Gegensatz zu anderen Provokationstests fehlt hier die sonst übliche Dosissteigerung der Allergenzufuhr.

Indikation. Dieser Test ist kein diagnostischer Schritt, um über eine Hyposensibilisierung gegen Hymenopterengift zu entscheiden; vielmehr dient die Stichprovokation der Erfolgskontrolle bei Patienten, die bereits immuntherapeutisch behandelt werden (S. 90 ff). Man führt sie während der Erhaltungsphase durch, d. h. etwa 6–18 Monate nach Therapiebeginn, und identifiziert damit diejenigen Personen, die weiterhin systemisch reagieren, bei denen also die Therapie noch keine ausreichende klinische Schutzwirkung zeigt.

Kontraindikationen. Zu den üblichen Kontraindikationen für Intrakutantestungen (S. 58 f) kommen für die Stichprovokation weitere hinzu:

- Einnahme von Antihistaminika
- wiederholte systemische Reaktionen während der laufenden Hyposensibilisierung.

Durchführung. Die Stichprovokation wird in Notfallbereitschaft am nüchternen Patienten bei liegendem i. v.-Zugang durchgeführt. Man verwendet die Insektenspezies, deren Gift zur Hyposensibilisierung des Patienten verwendet wird, z. B. Flugbienen vom Bienenstock oder Wespen, die in der Nähe von Nahrungsmitteln (z. B. Bäckerei) gefangen werden. Letzteres jeweils unter schonenden Bedingungen, um Giftverlust zu vermeiden. Dies geschieht in Zusammenarbeit mit Imkern oder ausgebildetem Personal. Das Insekt wird in einem kleinen Netz an der Oberarmseite angelegt und zum Stich gereizt. Alle auftretenden subjektiv empfundenen und objektiven Symptome werden anschließend protokolliert, wobei örtliche Rötung und Quaddel lediglich den erfolgten Stich bezeugen. Es folgt eine mindestens 12-stündige Überwachung, gewöhnlich stationär. Treten systemische Reaktionen auf, so wird entsprechend symptomatisch behandelt (S. 104 ff). Diese Patienten sind dann noch nicht geschützt. Deshalb setzt man als Konsequenz aus dem Testergebnis die Hyposensibilisierungsbehandlung mit erhöhter Dosis fort.

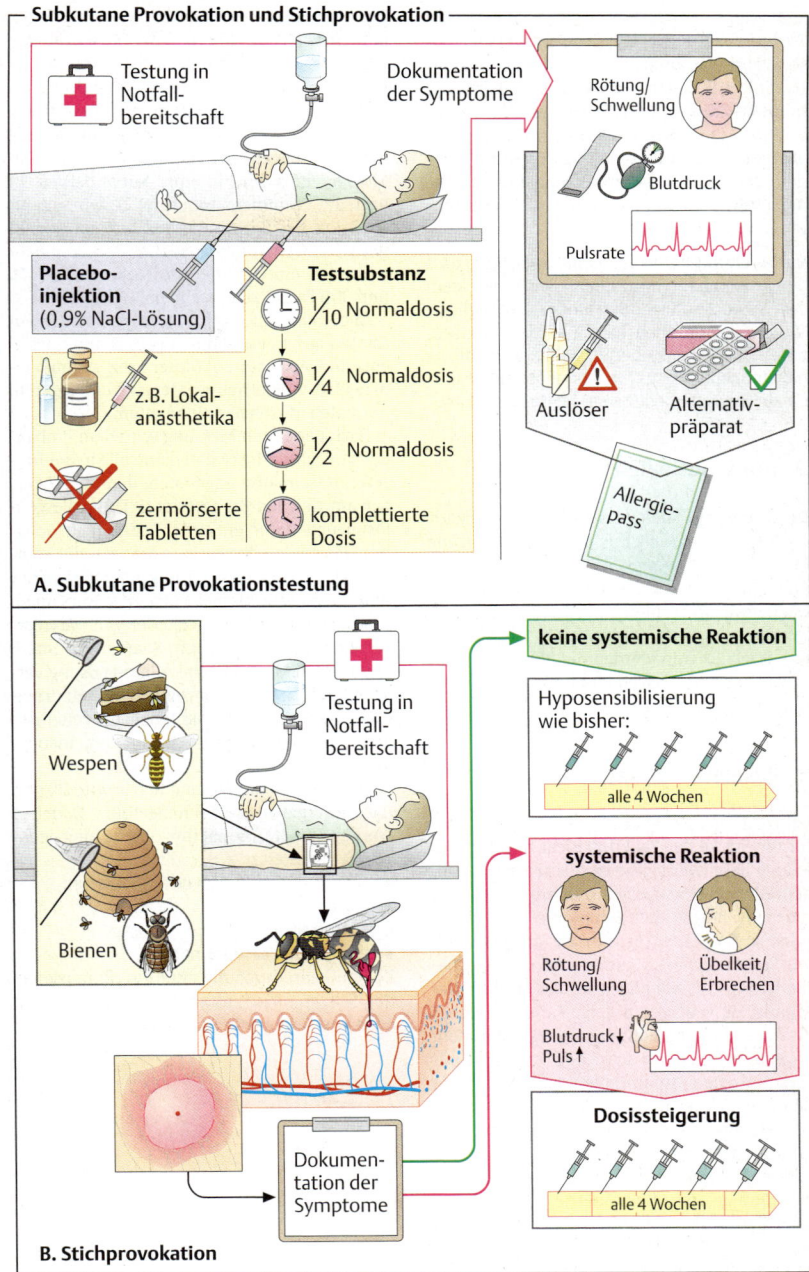

Subkutane Provokation und Stichprovokation

Testung in Notfallbereitschaft

Dokumentation der Symptome

Rötung/Schwellung

Blutdruck

Pulsrate

Placeboinjektion
(0,9% NaCl-Lösung)

z.B. Lokalanästhetika

zermörserte Tabletten

Testsubstanz

$\frac{1}{10}$ Normaldosis

$\frac{1}{4}$ Normaldosis

$\frac{1}{2}$ Normaldosis

komplettierte Dosis

Auslöser

Alternativpräparat

Allergiepass

A. Subkutane Provokationstestung

Wespen

Bienen

Testung in Notfallbereitschaft

keine systemische Reaktion

Hyposensibilisierung wie bisher:

alle 4 Wochen

systemische Reaktion

Rötung/Schwellung

Übelkeit/Erbrechen

Blutdruck↓
Puls↑

Dosissteigerung

alle 4 Wochen

Dokumentation der Symptome

B. Stichprovokation

Indikationen. Hauttests (S. 62 ff) dienen als Suchtests zur Sicherung der Verdachtsdiagnose allergische Rhinitis und Rhinokonjunktivitis. Soll z. B. vor einer Hyposensibilisierung/Immuntherapie (S. 90 ff) die Sensibilisierung und die Stärke der Reaktion am Erfolgsorgan gegen ein bestimmtes Allergen geprüft werden, ist eine Provokationstestung des betroffenen Organs (Nase, Konjunktiven) durchzuführen.

Vorbereitung. Dabei ist darauf zu achten, dass der Proband für mindestens 3 Tage vor dem Test keine Antihistaminika oder Cromoglicinsäure eingenommen hat, außerdem mindestens eine Woche keinerlei Glukokortikoide, da die Einnahme dieser Medikamente die Reaktion abschwächen oder sogar verhindern kann.

A. Konjunktivale Provokation

Durchführung. Analog zum nasalen Provokationstest (**B.**) kann nach einer Negativkontrolle (**1.**) mit allergenfreier Trägerlösung die konjunktivale Provokation durchgeführt werden. Dazu wird ein Tropfen einer sterilen Allergenlösung in den Konjunktivalsack eingebracht (**2.**). Nach 20 min werden die Rötung des Auges und die subjektiven Empfindungen des Patienten beurteilt (**3.**).

B. Nasale Provokation

Beim nasalen Provokationstest dient als Maß für die Stärke der Reaktion nicht nur der subjektive Beschwerdegrad des Patienten. Die Eigenreflexion bzw. die Selbstwahrnehmung gerade im Bezug auf Symptome und deren Schweregrad unterliegt großen interpersonellen Schwankungen. Starke Nasenatmungsbehinderung mit ständiger, kompensatorischer Mundatmung wird von vielen Patienten weder als störend wahrgenommen noch als Symptom angegeben. Dagegen schreiben Patienten mit asthmatischen Atemproblemen ihre Luftnot häufig der Nase zu. Das gängige Verfahren zur Objektivierung der subjektiv gesteigerten Nasenatmungsbehinderung ist die aktive anteriore Rhinomanometrie. Eine weitere Möglichkeit, die akustische Rhinometrie, bei der die nasale Geometrie mithilfe eines akustischen Echos zweidimensional dargestellt werden kann, sei hier nur namentlich erwähnt.

Durchführung. Die aktive anteriore Rhinomanometrie (**1.**) beruht auf der gleichzeitigen Messung von nasalem Atemstrom auf der einen Nasenseite und von postnasalen Druckveränderungen bei Inspiration und Exspiration über die Gegenseite. Mit in die Gleichung fließt die Menge der ein- oder ausgeatmeten Luft. Das Messergebnis wird in einer Kurve dargestellt und der Volumenstrom pro Zeiteinheit als Funktion der Druckdifferenz aufgetragen. Es hat sich international bewährt, den Volumenstrom bei einem Differenzdruck von 75, 150 und 300 Pascal zu berechnen.

In der klinischen Praxis fordert man den Patienten auf, mit geschlossenem Mund normal ein- und auszuatmen. Dieser Prozess muss einige Male wiederholt werden, um einen guten/normalen Mittelwert zu erhalten.

Nach der ersten Messung wird dem Probanden zunächst eine Negativkontrolle in der besseren Nasenhälfte angeboten, dann das Allergen am gleichen Ort getestet (**2.**). Als Allergenlösungen werden entweder spezielle Provokationslösungen oder geringe Mengen der standardisierten Pricktest-Lösung auf den Kopf der unteren Nasenmuschel vorsichtig mit einem Wattebausch aufgetragen oder mit Mikropetten (20 μl) aufgetropft. Man muss unbedingt vermeiden, dass die Allergenlösung versehentlich in das Bronchialsystem eindringt und so zu schweren und lebensbedrohenden asthmatischen Symptomen oder zum anaphylaktischen Schock führt.

Eine erneute Rhinomanometrie wird 20 min nach Allergenkontakt durchgeführt. Daneben werden Symptome und ihre Ausprägung beobachtet und notiert, z. B.

- Augen-/Nasenjucken oder -brennnen
- nasale Sekretion
- Niesattacken
- behinderte Nasenatmung.

Zudem kann durch die anteriore Rhinoskopie der Schwellungszustand der Nasenmuscheln auch von Untersucher inspiziert werden.

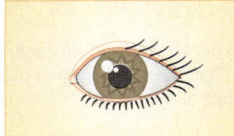 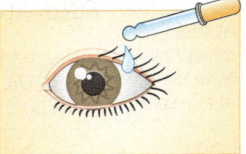 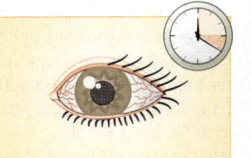

1. Negativkontrolle

2. Einbringen der Testlösung

3. Augenrötung 20 min nach Provokation

A. Konjunktivale Provokation

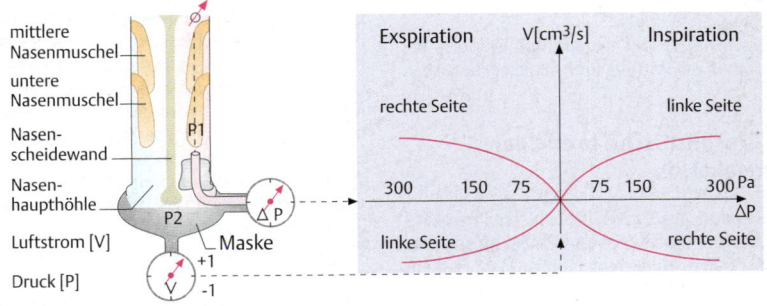

mittlere Nasenmuschel

untere Nasenmuschel

Nasenscheidewand

Nasenhaupthöhle

Luftstrom [V]

Druck [P]

P1

P2

Maske

ΔP

+1

-1

Exspiration   V[cm³/s]   Inspiration

rechte Seite   linke Seite

300   150   75   75   150   300 Pa
ΔP

linke Seite   rechte Seite

1. Versuchsaufbau und Normkurve

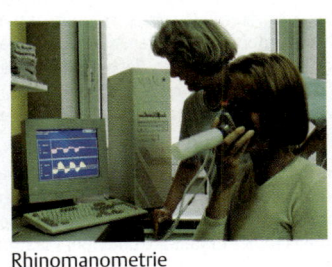

Rhinomanometrie

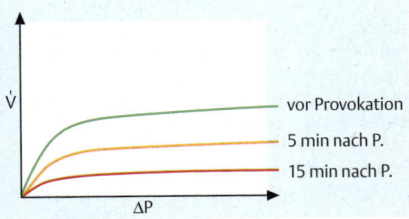

V̇

vor Provokation

5 min nach P.

15 min nach P.

ΔP

linke Nasenseite bei Inspiration vor und nach Provokation

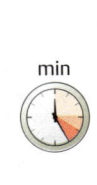

min

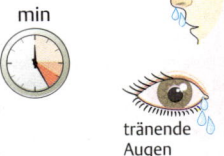

Nasenjucken, -brennen

Rhinorrhö

tränende Augen

Augenjucken, -brennen

mittlere Nasenmuschel

Nasenscheidewand

untere Nasenmuschel

Niesreiz

Applikationssonde

2. Applikation und Symptome

B. Nasale Provokation

Allergiediagnostik in vivo

Bronchiale Hyperreagibilität

Die bronchiale Hyperreagibilität ist definiert als vermehrte Bereitschaft des Bronchialsystems, bereits auf unterschwellige Reize mit einer signifikanten Bronchialobstruktion zu reagieren. Sie kann durch

- allergische Typ-I-Reaktionen (S. 26 f)
- bestimmte Mediatoren, z. B. Platelet activating Factor **(PAF)**
- Cholinergika, z. B. Metacholin
- Reizstoffinhalation (z. B. Zigarettenrauch)
- bronchiale Infekte

erworben/verstärkt werden und ist i. d. R. bei Patienten mit Asthma bronchiale nachweisbar.

A. Unspezifische bronchiale Provokation

Ziel der unspezifischen bronchialen Provokation ist der Nachweis bzw. Ausschluss einer bronchialen Hyperreagibilität. Man bedient sich dabei unterschiedlicher Verfahren.

1. Pharmakologische Provokation. Am häufigsten werden pharmakologische Testverfahren, z. B. mit Parasympathomimetika wie Acetylcholin, Carbachol oder Metacholin eingesetzt, da sie am besten standardisiert sind. Alternativ stehen Mediatoren wie Histamin oder PAF sowie hyper- oder hypoosmolare Kochsalzlösungen als unspezifische Reize zur Verfügung. In vielen Lungenfunktionslabors wird Metacholin **(MCH)** bevorzugt, weil es die beste Verträglichkeit aufweist. Die Provokationssubstanz wird konsekutiv in steigender Dosis aerosolisiert und vom Patienten aus einem Vorratsbeutel inhaliert, bis entweder eine signifikante Bronchialobstruktion nachgewiesen oder die substanzspezifische Maximaldosis erreicht ist.

2. Physikalische Provokation. Eine weitere Möglichkeit der unspezifischen bronchialen Provokation besteht in physikalischen Reizen wie Kälte und Hyperventilation oder körperlicher Belastung auf dem Fahrradergometer/im Treppenversuch. Letztere Verfahren werden typischerweise zum Nachweis einer belastungsinduzierten asthmatischen Reaktion eingesetzt. Im Vergleich zu den pharmakologischen Provokationsverfahren weisen die Belastungstests jedoch eine deutlich geringere Sensitivität und Reproduzierbarkeit auf.

B. Messung der Bronchialobstruktion

Um die Wirkung der Provokation auf das Bronchialsystem zu objektivieren, kommen unterschiedliche Lungenfunktionsuntersuchungen zum Einsatz.

1. Ganzkörperplethysmographie. Diese Untersuchung erlaubt die Messung des Atemwegswiderstands bei Ruheatmung. Der Patient nimmt in einer Messkammer (Bodyplethysmograph, **B1.**) von ca. 1 m³ Rauminhalt Platz, die luftdicht verschlossen wird, sodass die Atemexkursionen des Patienten zu entsprechenden Druckschwankungen in der Kammer führen. Gleichzeitig wird der durch die Atembewegungen erzeugte Atemluftstrom mit einem Pneumotachographen gemessen. Dabei atmet der Patient durch ein Rohr mit einem eingebauten, definierten Widerstand (Sieb). Der Druckabfall an diesem Widerstand (δP_{x-y}) ist dem Atemluftstrom direkt proportional und erlaubt dessen Bestimmung. Aus Fluss- und Druckänderungen wird ein *Druck-Strömungs-Diagramm* erstellt. Je größer die erforderliche Druckänderung ist, welche eine Änderung des Atemluftstroms erzeugt, um so größer ist der spezifische Atemwegswiderstand (SRaw), und um so flacher verläuft die Druck-Strömungs-Kurve; d. h. desto kleiner ist der Winkel β, der die Steigung der Atemschleife beschreibt.

2. Spirometrie. Alternativ kann eine Spirometrie durchgeführt werden, bei der mit einem Pneumotachographen nach maximaler Inspiration das in der ersten Sekunde bei maximaler Anstrengung ausatembare Volumen gemessen wird (Einsekundenkapazität = FEV_1). Die FEV_1 ist um so geringer, je enger die Bronchien sind. Im Vergleich zur Ganzkörperplethysmographie hängt diese Methode stärker von der Mitarbeit des Patienten ab.

Ein typisches positives Testergebnis einer Metacholinprovokation äußert sich als signifikanter Anstieg des ganzkörperplethysmographisch gemessenen spezifischen Atemwegswiderstands und als Abfall der spirometrisch ermittelten FEV_1. Nach Bronchospasmolyse mit einem inhalativen β_2-Sympathomimetikum (z. B. Salbutamol) ist die Bronchialobstruktion voll reversibel.

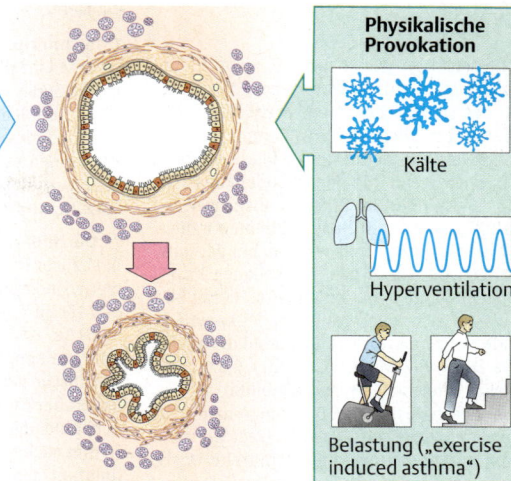

Bronchiale Provokationsverfahren I

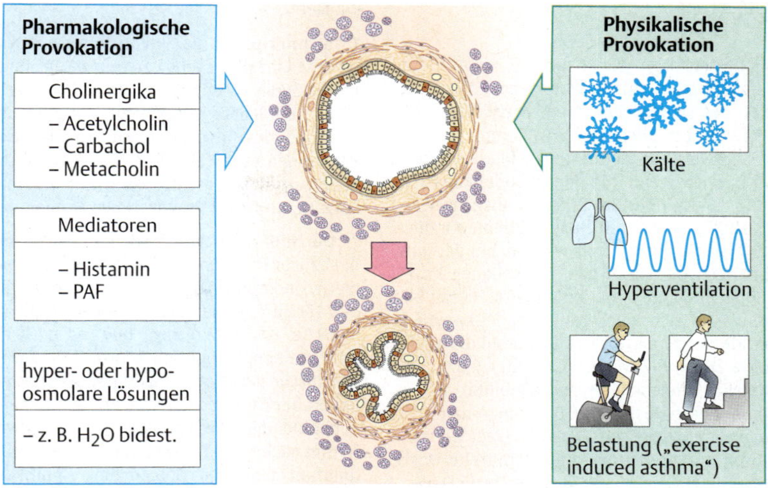

Pharmakologische Provokation

Cholinergika

– Acetylcholin
– Carbachol
– Metacholin

Mediatoren

– Histamin
– PAF

hyper- oder hypo-osmolare Lösungen

– z. B. H$_2$O bidest.

Physikalische Provokation

Kälte

Hyperventilation

Belastung („exercise induced asthma")

A. Unspezifische bronchiale Provokation: Prinzipien

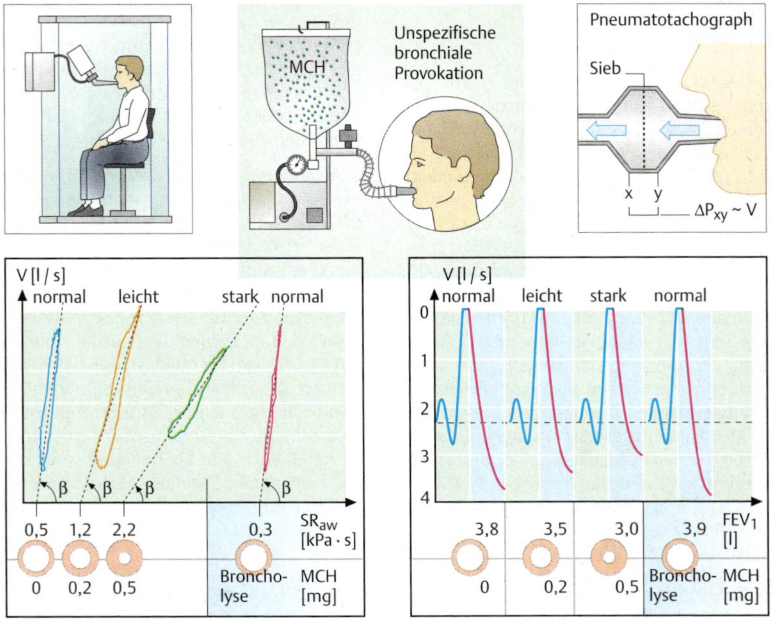

MCH

Unspezifische bronchiale Provokation

Pneumatotachograph

Sieb

x   y

$\Delta P_{xy} \sim \dot{V}$

V [l / s]

normal   leicht   stark   normal

β   β   β   β

					SR$_{aw}$ [kPa · s]
0,5	1,2	2,2		0,3	
0	0,2	0,5		Broncho-lyse	MCH [mg]

V [l / s]

normal   leicht   stark   normal

0
1
2
3
4

				FEV$_1$ [l]
3,8	3,5	3,0	3,9	
0	0,2	0,5	Broncho-lyse	MCH [mg]

1. Ganzkörperplethysmographie

2. Spirometrie

B. Unspezifische bronchiale Provokation: Messung der Bronchialobstruktion

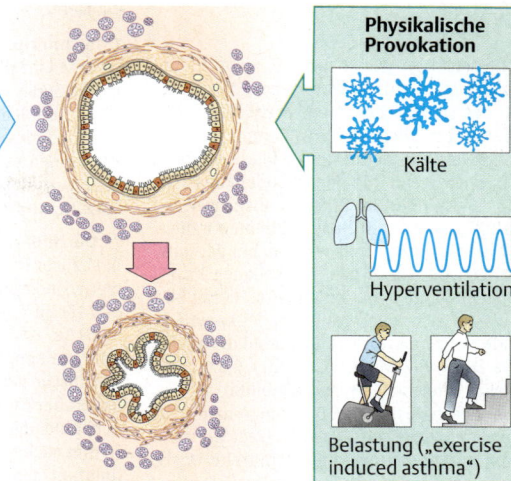

Allergiediagnostik in vivo

75

A. Beurteilung der unspezifischen Provokation

Die Testreaktion gilt als positiv, wenn es im Vergleich zum Ausgangswert zu einem Anstieg des spezifischen Atemwegswiderstands (SRaw) um mindestens 100% kommt und ein Absolutwert von mindestens 2 kPa×s erreicht wird, oder wenn die Einsekundenkapazität (FEV$_1$) um mindestens 20% des Ausgangswertes abfällt. So kann für jeden Patienten individuell die Dosis ermittelt werden, bei der eine entsprechende, nach den angegebenen Kriterien signifikante Reaktion auftritt. Hierzu bedient man sich einer grafischen Auswertung der Messergebnisse. Liegt die kumulativ applizierte Dosis von Metacholin unter 0,5 mg, so gilt eine bronchiale Hyperreagibilität als erwiesen, eine Dosis von 0,5–0,7 mg entspricht einem grenzwertigen Ergebnis. Liegt die graphisch mittels Extrapolation ermittelte Dosis höher als 0,7 mg, so gilt die bronchiale Hyperreagibilität als ausgeschlossen.

B. Allergenprovokation

Im Gegensatz zur unspezifischen Provokation dient die Allergenprovokation nicht dem allgemeinen Nachweis einer bronchialen Hyperreagibilität, sondern der Identifizierung klinisch relevanter Einzelallergene. Die Indikation ergibt sich, wenn nachgewiesen werden soll, ob ein bestimmtes Allergen zum klinischen Krankheitsbild (meist Typ-I-Reaktion) beiträgt und deshalb gemieden werden sollte. Da eine Allergenprovokation ggf. schwere Asthmaanfälle und Anaphylaxien auslösen kann, muss die Indikation unter dem Gesichtspunkt der therapeutischen Konsequenz kritisch überdacht werden. Voraussetzungen sind ein ausreichendes therapiefreies Intervall für alle Medikamente, die das Testergebnis beeinflussen können (Glukokortikoide, Bronchodilatatoren u. a.) und die Testung in Notfallbereitschaft (S. 58 f.). Eine persistierende bzw. irreversible Bronchialobstruktion gilt als Kon-

traindikation, ebenso die Einnahme von Betablockern.

1. Testprinzip. Für die Provokation werden gereinigte Einzelallergene verwendet, die man in absteigender Verdünnung von 1:1000, 1:100 und 1:10 inhalativ verabreicht. Um die Kontamination des Testplatzes und unspezifische Reaktionen auszuschließen, findet die Provokation in einer geschlossenen und nur nach außen entlüfteten Provokationskammer statt.

2. Durchführung. Vor Testbeginn misst man die Lungenfunktion des Patienten ganzkörperplethysmographisch und spirometrisch (S. 74 f.). Zu Beginn inhaliert der Patient physiologische Kochsalzlösung, und nach 10 min wird die Lungenfunktion kontrolliert, um unspezifische Reaktionen zu erfassen. Danach inhaliert der Patient das verdächtigte Allergen in abnehmender Verdünnung (s. o.). Jeweils 10 min nach einer Inhalation wird die Lungenfunktion gemessen. Sobald eine signifikante Reaktion nach den Kriterien der SRaw und/oder der FEV$_1$ eintritt (s. o.), entfällt die weitere Allergenapplikation. Man beobachtet stattdessen über ca. 6 h (s. u.) die Veränderung der Lungenfunktion anhand stündlicher Messungen. Bei symptomatischen Patienten ist evtl. eine Bronchospasmolyse mit einem kurz wirksamen β$_2$-Sympathikomimetikum (z. B. Salbutamol) indiziert.

3. Auswertung. Die *Sofortreaktion* ist durch eine Bronchialobstruktion charakterisiert, die ihr Maximum ca. 10 min nach Allergeninhalation erreicht. Für die Beurteilung gelten dieselben Grenzwerte wie für die unspezifische Provokation (**A.**). 10–20% der Patienten entwickeln nach 2–8 Stunden eine zweite Bronchialobstruktion (*Spätreaktion*). Alle Patienten müssen deshalb für mindestens 6 h überwacht werden. Dies gilt auch, wenn keine Sofortreaktion beobachtet wurde, da vereinzelt isolierte Spätreaktionen auftreten. Im Fall einer kombinierten Sofort- und Spätreaktion spricht man von einer *dualen Reaktion*. Häufig ist die duale Reaktion mit einer schwereren Asthmaerkrankung assoziiert.

Beurteilung	Ganzkörperpletysmographie	MCH-Dosis	Spirometrie
hyperreagibel	SRaw ↑ ≥100% (u. ↑ 2,0 KPa·s)	≤ 0,5 mg	FEV$_1$-Abfall ≥ 20%
Grenzbefund	SRaw ↑ ≥100% (u. ↑ 2,0 KPa·s)	0,5–0,7 mg	FEV$_1$-Abfall ≥ 20%
nicht hyperreagibel	–	> 0,7 mg	–

Bronchiale Provokationsverfahren II

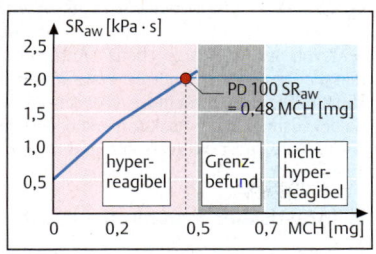

1. Ganzkörperplethysmographie

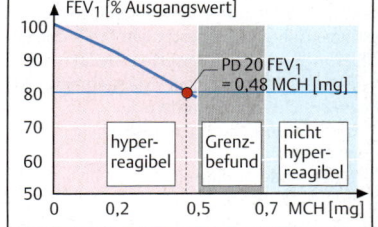

2. Spirometrie

A. Beurteilung der unspezifischen Provokation

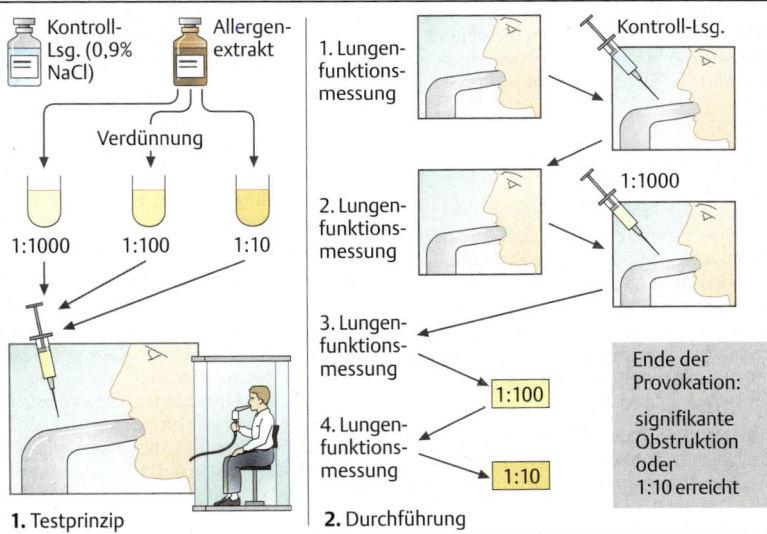

1. Testprinzip

2. Durchführung

Ende der Provokation:

signifikante Obstruktion oder 1:10 erreicht

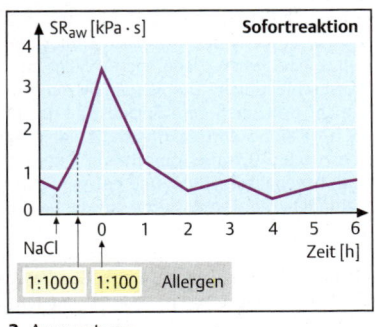

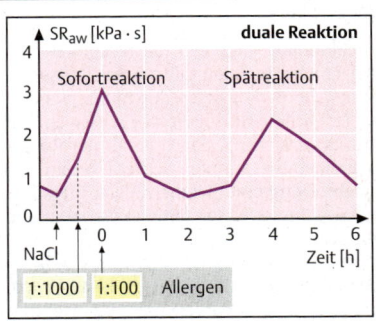

3. Auswertung

B. Allergenprovokation

Etwa ein Drittel der Bevölkerung vermutet, an einer Nahrungsmittelallergie zu leiden. Um die somit sehr häufige Verdachtsdiagnose „intestinale Allergie" zu bestätigen (< 1 % der Bevölkerung) oder zu verwerfen, bedarf es zuverlässiger diagnostischer Maßnahmen. Zur Diagnosesicherung kommen

- eine ausführliche Anamnese
- Labortests
- bildgebende Verfahren
- Provokationstests

zur Anwendung (S. 154 f). Insbesondere die Provokationstests, die erst nach Ausschöpfen der anderen diagnostischen Möglichkeiten durchgeführt werden, sind dazu geeignet, eine Nahrungsmittelallergie objektiv und reproduzierbar nachzuweisen. Können die klinischen Reaktionen eindeutig einem Nahrungsmittel zugeordnet werden, wird nicht provoziert.

A. Oraler Provokationstest

Ziel des oralen Provokationstests ist, die Diagnose einer Nahrungsmittelallergie zu stellen. Er wird doppelblind und placebokontrolliert mit äußerlich und – soweit möglich – geschmacklich neutralen Testkapseln und Testnahrungen durchgeführt. Bestätigt sich die Allergie gegen das vermutete Nahrungsmittel nicht, werden so unnötige Karenzmaßnahmen bzw. Diäten vermieden.

Indikation. Der orale Provokationstest ist bei verschiedenen Formen einer vermuteten Nahrungsmittelallergie und -intoleranz indiziert, z. B. bei atopischer Dermatitis (S. 114 f), oralem Allergiesyndrom (S. 134 f), intestinalen Allergien (S. 154 f).

Durchführung. Patienten mit bekannter anaphylaktoider Reaktion müssen den Test unter stationären Bedingungen durchführen lassen. Der Test beginnt mit einer allergenarmen Diät über ca. 4 Wochen. Danach erhält der Patient nach einem bestimmten Schema Verum und Placebo. Symptome (Schmerz, Kolik, Meteorismus u. a.) muss er sorgfältig registrieren und aufzeichnen.

Die Tatsache, dass die Messwerte auf subjektiven Angaben des Patienten beruhen und somit schwer standardisierbar sind, stellt einen wesentlichen Nachteil des oralen Provokationstests dar. Erschwerend kommt hinzu, dass der Zeitraum zwischen Provokation und Reaktion nicht eindeutig einzugrenzen ist, das Auftreten von Symptomen einerseits individuell variiert (Minuten bis Tage) und andererseits von der Art des gegebenen Antigens abhängt. Der Test mehrerer Nahrungsmittel kann deshalb u. U. mehrere Wochen dauern, da bei ausbleibender Reaktion erst nach Tagen die nächste Substanz getestet werden kann.

B. Intestinaler Provokationstest

Eine objektivere Art eines Provokationstests bieten neuere Verfahren, bei denen endoskopisch die gastrointestinale Schleimhaut direkt und unter Sicht mit dem Allergen konfrontiert wird. Die gastrale Provokation im Rahmen einer Magenspiegelung konnte sich nicht durchsetzten, da der Magen nicht den typischen Prädilektionsort für immunologische Reaktionen im Verdauungstrakt darstellt und die Magensäure den Allergenextrakt rasch inaktiviert. Diese methodischen Probleme bestehen bei Allergentestung im Dickdarm im Rahmen des neu entwickelten koloskopischen Allergenprovokationstest (COLAP-Test) nicht.

Durchführung. Im Rahmen des COLAP-Tests werden durchschnittlich 3 Nahrungsmittelallergene getestet, die anhand der Anamnese und der allergologischen Diagnostik (RAST; S. 80 f) ausgewählt wurden.

Getestet wird im Rahmen einer Koloskopie. Als Testort eignet sich im Vergleich zu den übrigen Darmabschnitten besonders das Coecum, weil die Peristaltik das Vorgehen dort nur gering beeinträchtigt. Im Coecum injiziert man

- lösliche Allergenextrakte
- eine Negativkontrolle (= das Lösungsmittel)
- eine Positivkontrolle (= Histaminlösung)

mit einer feinen Nadel unter Sicht in die Darmschleimhaut. Die Vorgehensweise entspricht prinzipiell dem Pricktest an der Haut (S. 62 f). Eine Sofortreaktion sieht man spätestens nach 5–15 min. Ähnlich wie beim Hauttest, treten ein Erythem und ggf. ein Schleimhautödem auf. Die Reaktion auf die verschiedenen Applikationen wird semiquantitativ beurteilt. Zur Absicherung des makroskopischen Befunds entnimmt man anschließend an den Stellen der Injektion eine Biopsie zur feingeweblichen Untersuchung.

1. Symptomarme Periode gewährleisten

allergenarme
Grunddiät
über 1 – 4 Wochen
(Kartoffel- und/
oder Reisdiät)

2. Testablauf

Placebokontrollierte Gabe
von Gelatine-Kapseln mit Extrakt
(ansteigende Dosierung)

Tage

Milch-
produkte

Reaktion?

Getreide

Reaktion?

Gemüse/
Hülsenfrüchte

Reaktion?

Eier/
Geflügel

Dokumen-
tation

Symptome je
nach Minuten
bis Tagen

3. Mögliche Symptome

Säuglinge/ Kleinkinder	Kinder/ Erwachsene
Koliken	Fließschnupfen
Meteorismus	Atemnot
Durchfall	Juckreiz
Erbrechen	Urtikaria
	Quincke-Ödem
	anaphylaktischer Schock

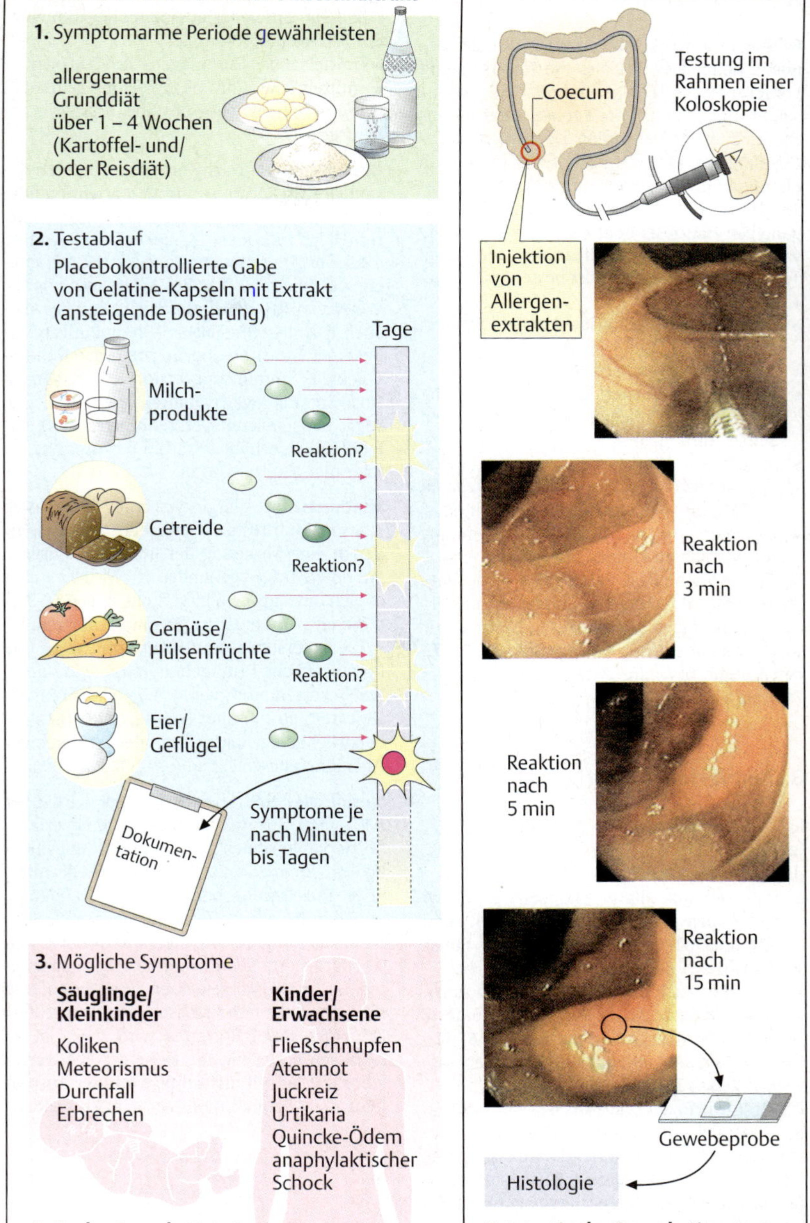

A. Oraler Provokationstest

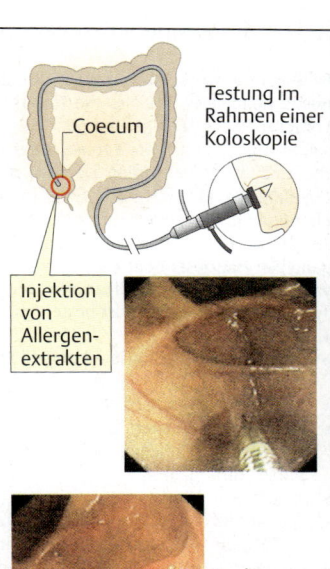

Coecum

Testung im
Rahmen einer
Koloskopie

Injektion
von Allergen-
extrakten

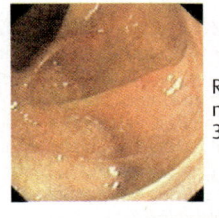

Reaktion
nach
3 min

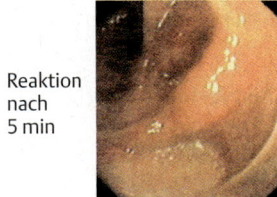

Reaktion
nach
5 min

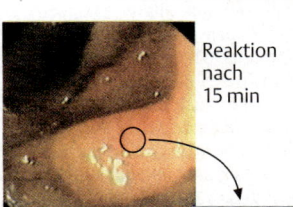

Reaktion
nach
15 min

Gewebeprobe

Histologie

B. Intestinaler Provokationstest

Allergiediagnostik in vivo

79

A. Definition und Indikation

Bei den In-vitro-Verfahren in der Allergiediagnostik handelt es sich um die Untersuchung von Körpersekreten wie Blut oder z. B. Nasensekret, mit denen man 2 große Bereiche abdeckt: Zum einen werden sie zum Allergie-*Screening* genutzt, also um festzustellen, ob ein Anhalt für eine Allergie besteht, zum anderen ist sie eine sinnvolle Ergänzung zu den gängigen Hauttests oder kann diese ersetzen, wenn (relative) Kontraindikationen gegen eine Testung am Patienten selbst bestehen, z. B. bei

- Kindern
- Patienten mit Hauterkrankungen am Testort
- berufsgenossenschaftlichen Fragen
- Patienten, bei denen eine In-vivo-Testung sehr wahrscheinlich zu einem allergischen Schock führen könnte
- exotischen Allergenen, bei denen keine Standardlösung existiert oder die allergene Potenz eines Allergens nicht bekannt ist
- Patienten, die nicht auf Antihistaminika o. ä. verzichten können oder wollen.

Der große Nachteil ist, dass eine In-vitro-Diagnostik zwar die Menge gebildeter Antikörper oder Substanzen (z. B. ECP) bestimmbar macht, dies aber keine Aussage über die Stärke der Allergie bzw. die Symptomintensität des Patienten zulässt.

B. Testverfahren

IgE. Um Immunglobuline zu bestimmen, stehen eine Reihe von Systemen zur Verfügung, die

- teils semiquantitativ und sehr leicht zu handhaben sind wie Streifentest (**1.**) und ImmunoDOT-Verfahren (Allergen als Punkt auf Nitrozellulose)
- teils aber auch ein Speziallabor und einen erhöhten technischen Aufwand erfordern, z. B. **R**adio-**A**llergo-**S**orbent-**T**est (**RAST; 2.**) oder **E**nzyme-**L**inked-**I**mmuno-**S**orbent-**A**ssay (**ELISA; 3.**).

Das Testprinzip für o. g. Tests ist grundsätzlich dasselbe: Ein Antikörper, der gegen die zu bestimmende Substanz gerichtet ist, ist an eine feste Substanz gebunden, z. B. Zellulosestreifen oder Sammelallergenscheiben. Es folgt die Inkubation mit dem Patientenserum, sodass das Antigen an den Antikörper binden und einen Komplex bilden kann. Danach wird gewaschen und entweder in einem oder in mehreren Schritten der Komplex

- mittels eines Chromogens *sichtbar* oder
- mittels eines Chromogens/Fluoreszins oder einer radioaktiven Substanz *messbar*

gemacht.

Gesamt-IgE. Der Nachweis eines erhöhten Gesamt-IgE im Serum ist nur von orientierender Bedeutung. Die normale Konzentration im Serum liegt zwischen 17–450 ng/ml (2,4 ng/ml = 1 IU/ml). Serumwerte über 70 IU/ml sprechen für eine Allergie. Bei Allergikern können Werte von 10 000 IU/ml erreicht werden. Aber auch bei nichtallergischen Erkrankungen wie bei einer Parasitose, bei angeborenen Immundefekten, Immunsuppression (Graft-versus-Host-Erkrankungen), indirekt bei AIDS, und sogar bei schweren Verbrennungen kann das IgE deutlich erhöht sein. Die Bestimmung erfolgt meist mittels ELISA.

Multitests. Im Allergie-Screening haben sich v. a. sog. Multitests durchgesetzt; Systeme, bei denen eine übliche Mischung der üblichen Allergene auf einen Träger gebunden ist. Meist handelt es sich um Sammelallergenscheiben, CAP-Systeme oder um Flüssigallergenmischungen.

Die Untersuchung ist relativ preiswert, und bei negativem Testergebnis muss keine deutlich kostenintensivere Einzelbestimmung (Pricktest, spezifisches IgE) durchgeführt werden. Nicht so genau und mit deutlich weniger Allergenen beschickt sind sog. Teststreifen.

Spezifisches IgE. Spezifisches IgE wird über RAST oder enzymmarkierte Systeme erfasst. Mittlerweile gibt es diese Untersuchungsmöglichkeit für mehr als 500 verschiedene Allergene. Pro Testung benötigt man – abhängig von dem jeweiligen Testsystem – nur ca. 50 µl Serum oder Sekret. Als Referenzwert werden standardisierte Seren von Allergikern angeboten, um so die Stärkeklassen zu ermitteln und die Genauigkeit der Messung zu überprüfen. Die Höhe des IgE-Wertes wird meist in 4–6 Klassen unterteilt. Die Höhe des Testwertes korreliert jedoch nicht direkt mit der Ausprägung der Allergiesymptome beim Probanden.

Allergiediagnostik

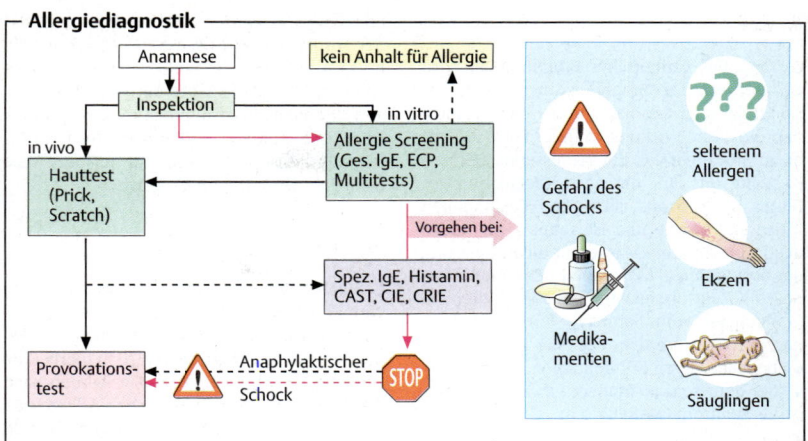

A. Definition und Indikation

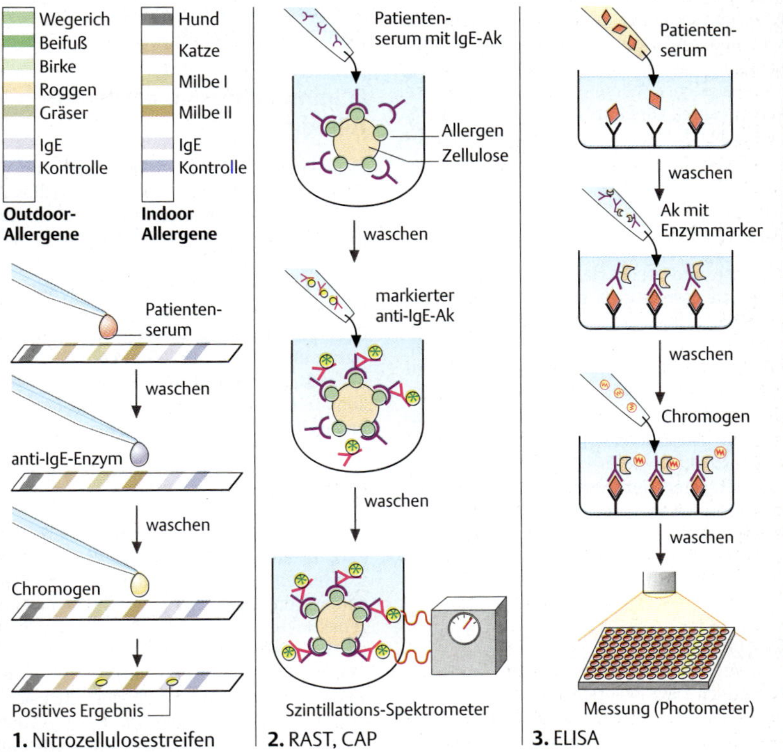

Anamnese — Inspektion — kein Anhalt für Allergie

in vivo: Hauttest (Prick, Scratch)

in vitro: Allergie Screening (Ges. IgE, ECP, Multitests)

Spez. IgE, Histamin, CAST, CIE, CRIE

Provokationstest — Anaphylaktischer Schock — STOP

Vorgehen bei: Gefahr des Schocks, seltenem Allergen, Ekzem, Medikamenten, Säuglingen

B. Testverfahren

Outdoor-Allergene: Wegerich, Beifuß, Birke, Roggen, Gräser, IgE, Kontrolle

Indoor Allergene: Hund, Katze, Milbe I, Milbe II, IgE, Kontrolle

1. Nitrozellulosestreifen
Patientenserum → waschen → anti-IgE-Enzym → waschen → Chromogen → waschen → Positives Ergebnis

2. RAST, CAP
Patientenserum mit IgE-Ak — Allergen, Zellulose → waschen → markierter anti-IgE-Ak → waschen → Szintillations-Spektrometer

3. ELISA
Patientenserum → waschen → Ak mit Enzymmarker → waschen → Chromogen → waschen → Messung (Photometer)

Allergiediagnostik in vitro

81

A. ECP

Eosinophiles **c**ationisches **P**rotein (**ECP**) wird aus aktivierten Eosinophilen durch Degranulation freigesetzt und hat zytotoxische wie auch neurotoxische Wirkung. In freier Form kommt es im Blut nicht vor. Ein gemessener Wert erfasst nur das ECP, das nach Koagulation des Blutes in vitro aus aktivierten Eosinophilen freigesetzt wurde und ist somit – im Serum bestimmt – nur ein Marker für die Aktivierung der Eosinophilen. ECP kann im Blut und in anderen Körperflüssigkeiten bei allergischen Erkrankungen vom Soforttyp (Typ I; S. 24 ff) nachgewiesen werden; ebenso

- bei parasitären Erkrankungen
- bei dem sog. nichtallergischen Eosinophilie-Syndrom (NARES)
- bei der Polyposis nasi.

Die pathologische Menge an ECP bzw. deren mittlerer Kontrollwert liegt bei 105 ng/ml. ECP-Werte scheinen generell sehr variabel zu sein und sind auch bei allergischer Rhinitis häufig *nicht* erhöht. Da es jedoch bei effektiver antiallergischer Therapie (z. B. mit Glukokortikoiden) sinkt, gilt es als Marker für den therapeutischen Erfolg und ist deshalb als Verlaufsparameter gut geeignet.

B. Tryptase

Tryptase wird bei der Degranulation aus Mastzellen freigesetzt (z. B. bei Typ-I-Reaktionen) und lässt sich leichter bestimmen als das sehr flüchtige Histamin. Ihre physiologische Funktion ist noch weitgehend ungeklärt; sie scheint jedoch – ähnlich wie Kallikrein – eine Rolle bei der Bereitstellung von Bradykinin bei der allergischen Reaktion zu spielen. In der Allergiediagnostik kann dieser Wert in verschiedenen Sekreten gemessen werden (z. B. im Nasensekret) und ermöglicht eine Aussage über die Mastzellaktivität. Diese Untersuchung ist jedoch noch relativ neu und noch nicht in der Routinediagnostik etabliert.

C. BDT

Basophilen-**D**egranulations**t**est; auch: Histamin-Releasing-Test. Hier bringt man basophile Granulozyten, die aus dem Vollblut des Patienten gewonnen werden, im Reagenzglas mit einem verdächtigten Allergen für 30 min in Kontakt und bestimmt dann der Histamingehalt der Lösung. Als Positiv- und Negativkontrolle müssen basophile Granulozyten eines bekannten Allergikers gegen das jeweilige Allergen und eines Kontrollprobanden demselben Allergen exponiert werden, da gerade bei Allergikern Basophile auch auf unspezifische Reize hin degranulieren können.

D. CAST

Cellulärer **A**llergen-**S**timulations**t**est. Analog zum BDT kann im Reagenzglas auch der Leukotriengehalt nach Allergenstimulation gemessen werden. Bestimmt werden hierbei die Leukotriene D4, C4 und E4. Sie werden nach Inkubation mit dem spezifischen Allergen de novo synthetisiert und unterliegen deshalb weniger als andere Tests unspezifischen Reaktionen. Der CAST ist der spezifischen IgE-Bestimmung überlegen und wird nur bei Typ-I-Reaktionen angewandt.

E. Immundiffusion bei Typ-III-Allergie

Bei der Suche nach Anti-Taubenserum-Ak (Taubenzüchterlunge), Anti-Aspergillus-Ak (pulmonale Aspergillose) o. Ä. wird die Immundiffusion nach Ouchterlony verwandt: Auf einer mit Agar-Gel beschichteten Glasplatte werden das zu prüfende Serum in die zentrale sowie verschiedene Antigenlösungen in die peripheren Vertiefungen aufgetragen. Antigene und Antikörper diffundieren aufeinander zu. Sind spezifische Antikörper dabei, kommt es zur Antigen-Antikörper-Reaktion, und es bilden sich Präzipitatlinien aus.

F. CIE und CRIE

CIE (gekreuzte Immunoelektrophorese) und CRIE (gekreuzte Radioimmunoelektrophorese) werden v. a. zur Identifizierung und Standardisierung (Qualitätssicherung!) von Allergenextrakten eingesetzt, wie sie zum Prick- und Provokationstests sowie für die Hyposensibilisierung gebraucht werden. Die CIE bestimmt das *Antigenspektrum*, die CRIE charakterisiert das *Allergenmuster*. Beide können auch zur *Kontrolle* einer Immuntherapie durchgeführt werden.

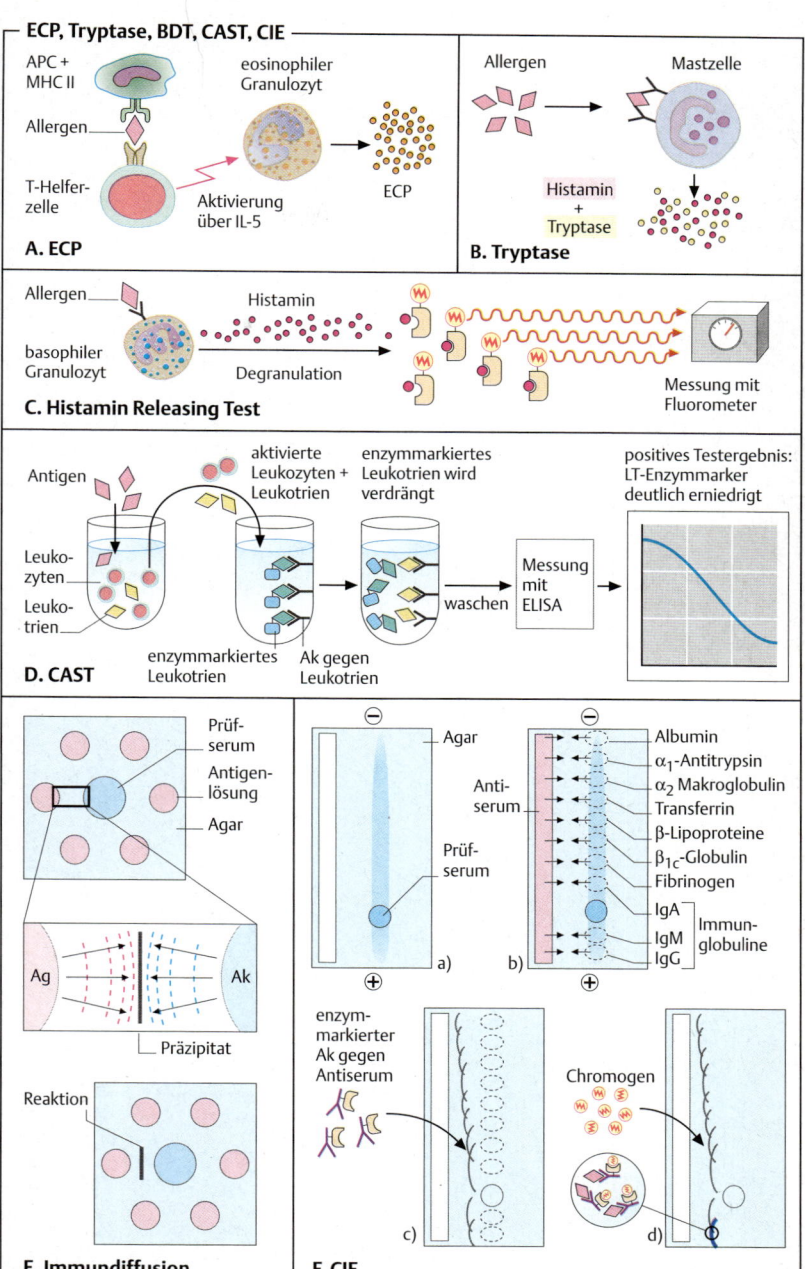

ECP, Tryptase, BDT, CAST, CIE

A. ECP

APC + MHC II
Allergen
T-Helferzelle
Aktivierung über IL-5
eosinophiler Granulozyt
ECP

B. Tryptase

Allergen
Mastzelle
Histamin + Tryptase

C. Histamin Releasing Test

Allergen
basophiler Granulozyt
Histamin
Degranulation
Messung mit Fluorometer

D. CAST

Antigen
Leukozyten
Leukotrien
enzymmarkiertes Leukotrien
aktivierte Leukozyten + Leukotrien
Ak gegen Leukotrien
enzymmarkiertes Leukotrien wird verdrängt
waschen
Messung mit ELISA
positives Testergebnis: LT-Enzymmarker deutlich erniedrigt

E. Immundiffusion

Prüfserum
Antigenlösung
Agar
Ag
Ak
Präzipitat
Reaktion

F. CIE

Agar
Prüfserum
a)
Antiserum
Albumin
α_1-Antitrypsin
α_2 Makroglobulin
Transferrin
β-Lipoproteine
β_{1c}-Globulin
Fibrinogen
IgA
IgM
IgG
Immunglobuline
b)
enzymmarkierter Ak gegen Antiserum
c)
Chromogen
d)

Therapie allergischer Erkrankungen

Vorbeugende Maßnahmen können auf verschiedenen Ebenen stattfinden. Im Rahmen der primären Prävention sind es Maßnahmen, die eine Sensibilisierung verhindern sollen. Dabei können einerseits „Adjuvanssituationen", die z. B. ein entzündliches Umfeld schaffen, und andererseits die Allergenexposition selbst unterbunden werden (Karenz). Ist jemand bereits sensibilisiert, so soll als sekundäre Prävention die Entwicklung von Krankheitserscheinungen verhindert werden.

A. Primäre Prävention

Gasförmige Substanzen, Partikel und mikrobielle Bestandteile können die Haut-/Schleimhautbarriere schädigen und ein entzündliches Umfeld schaffen. Dies begünstigt eine Sensibilisierung und ist z. B. für Zigarettenrauch und Dieselabgaspartikel, aber auch für eine Exposition gegenüber Stäuben oder Lösungsmitteln bekannt. Neben der Meidung dieser Kofaktoren gibt es viele Ansatzpunkte, das primäre Allergenangebot und sein Sensibilisierungsrisiko zu verringern.

Berufliches Umfeld. Je nach Arbeitsplatz werden Schutzkleidung (z. B. Handschuhe), Atemschutz, Absauganlagen u. a. eingesetzt.

Privates Umfeld. Hier sind z. B. Reduktion oder Verzicht auf Geschmacksverstärker, Farbstoffe oder potente Allergene (z. B. Birkenfeige = Ficus benjamina) möglich.

Andere Bereiche. Wichtig ist die Vermeidung der potenziellen, in der Tierhaltung eingeführten Medikamentenbelastung (z. B. Neuroleptikabelastung bei Landwirten und Metzgern). Eine erhöhte Allergenbelastung im Wohnbereich durch Haustiere (z. B. Meerschweinchen), Duftstofflampen u.ä. im Schlaf-/Wohnbereich ist ebenfalls zu meiden.

Beispiel Naturlatexallergie. Sinnvoll wären:
- veränderte Zuchtbedingungen von Gummibäumen, die zur Verringerung des Allergengehalts in der Naturlatexmilch führen
- Auswaschen des Proteingehalts aus der Naturlatexmasse
- Herstellung bereits allergenarmer/-freier Naturgummiprodukte, v. a. Handschuhe
- Vermeidung von extensivem Naturgummikontakt auf vorgeschädigter Haut
- Um einem kumulativ toxischen Ekzem vorzubeugen, ist auf sorgfältiges und „korrektes" Händewaschen und -desinfizieren zu achten (S. 110 f)

B. Sekundäre und tertiäre Prävention

Besteht eine bisher nicht krank machende Sensibilisierung, so kann eine Allergenmeidung als sekundäre Prävention die Entwicklung allergischer Erkrankungen verhindern. Ist die Erkrankung bereits aufgetreten, so kann die Karenz erneute Krankheitsschübe unterbinden (tertiäre Prävention). Ist die Verbreitung eines Allergens sehr begrenzt oder steuerbar (z. B. Medikament), so ist im Gegensatz zu ubiquitär vorkommenden Allergenen die komplette Karenz möglich. Wichtig ist v. a. die ausreichende Aufklärung durch *individuelle Information* zur Allergenmeidung, z. B. ergänzt durch Beratungsblatt und ggf. Allergiepass für die Betroffenen, sowie *allgemeine Information*, z. B. als Pollenflugkalender, Deklaration von Inhaltsstoffen in Nahrungsmitteln, Pflegepräparaten und Medikamenten. Mögliche Maßnahmen der Allergenmeidung bzw. -reduktion können sein:
- bei *Hausstaubmilbenallergie* Verringerung der Luftfeuchtigkeit, Vermeidung von Staubfängern, milbendichte Matratzenüberzüge und Bettwäsche
- bei *Pollenallergie* gezielte Urlaubsplanung, Verzicht auf offene Fenster und das Lüften der Bettwäsche untertags, abendliche Haarwäsche, kein Ablegen pollenbehafteter Kleidungsstücke im Schlafzimmer
- bei *Tierhaarallergie* Haustierhaltung im Freien, Vermeidung von „Allergenbelastungsspitzen" durch Reinigung des Tierkäfigs im Freien, regelmäßiges Waschen der Hauskatze zur Allergenreduktion

Beispiel Naturlatexallergie. Hier gilt: Keine Verwendung gepuderter Naturlatexhandschuhe sondern Einsatz ungepuderter Produkte, um die aerogene Verbreitung von Naturlatexproteinen in Assoziation mit Puderpartikeln zu vermeiden. Besser ist die Verwendung naturgummifreier Alternativprodukte. Ideal ist ein naturlatexfreier Arbeitsplatz. Ferner würde dies auch in der Patientenversorgung naturlatexfreie Alternativmaterialien und z. B. naturlatexfreie „Erste-Hilfe-Kästen" umfassen, ebenso wie die Naturlatexreduktion im privaten Bereich, die das Meiden von Naturlatexmatratzen und kreuzreagierenden Pflanzen wie Birkenfeigen (Ficus benjamina) einschließt.

─ Allergenkarenz ─────────────────────────

| **Vermeidung von Adjuvanseffekten** | **Reduktion der Allergenbelastung** | **Verringerung des Allergengehalts** |

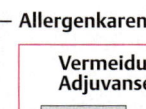

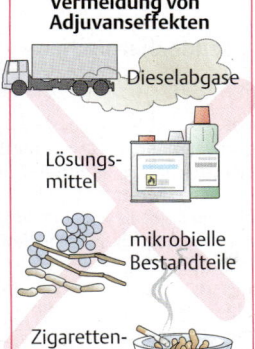
Dieselabgase

Lösungs-mittel

mikrobielle Bestandteile

Zigaretten-rauch

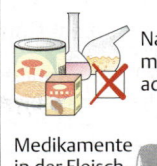
Nahrungs-mittel-additiva

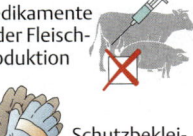
Medikamente in der Fleisch-produktion

Schutzbeklei-dung/und -Geräte

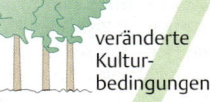
veränderte Kultur-bedingungen

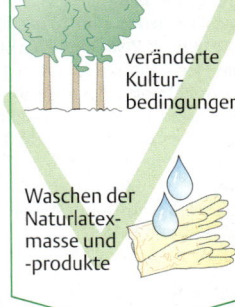
Waschen der Naturlatex-masse und -produkte

Senkung des Sensibilisierungsrisikos

A. Primäre Prävention

Informationen zur Allergenmeidung

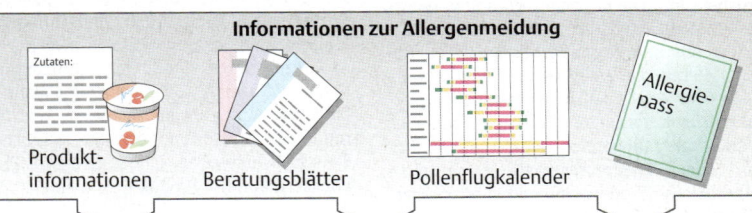

Zutaten:

Produkt-informationen   Beratungsblätter   Pollenflugkalender   Allergie-pass

| **Hausstaubmilben** | **Pollenallergene** | **Naturlatex-Exposition** |

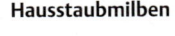

Reduktion der Luft-feuchtigkeit

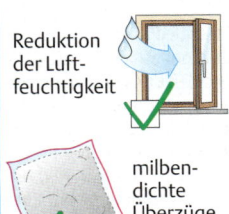
milben-dichte Überzüge

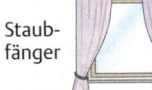
Staub-fänger

Haare waschen

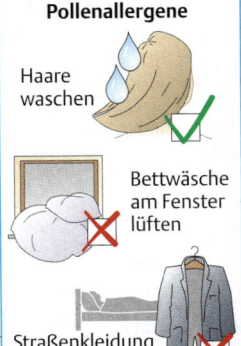
Bettwäsche am Fenster lüften

Straßenkleidung im Schlafraum

gepuderte Handschuhe

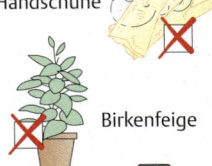
Birkenfeige

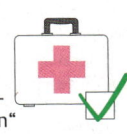
naturlatex-freie „Erste-Hilfe-Kästen"

Beispiele der Allergenmeidung/-reduktion

B. Sekundäre und tertiäre Prävention

Eine Diät kann sinnvoll sein, um Lebensmittelallergene oder Auslöser pseudoallergischer Reaktionen zu meiden. Anstelle von Pauschaldiäten („Neurodermitisdiät") müssen Diätempfehlungen individuell angepasst und ernährungsphysiologisch ausgewogen sein, um Mangelernährung und Mangelerscheinungen zu vermeiden. Zwar sind Milcheiweiß, Ei, Getreide, Fisch, Tomate, Karotte, Apfel, Nüsse und Zitrusfrüchte oft Allergieauslöser, allergologische Diagnostik und Verträglichkeitstestung müssen aber ein unnötiges Meiden („Auslassdiät nach dem Serum-IgE-Profil") verhindern. Hinweise zu glutenfreien Diäten/typischen Auslösern bei gastrointestinalen Allergien geben S. 156 und S. 158 f.

A. Diät beim nahrungsmittelassoziierten atopischen Ekzem

Für Säuglinge/Kleinkinder ist eine altersabhängige Basis- und Aufbaudiät sinnvoll.

Basisnahrung. Die Basisnahrung soll verwertbare Proteine, Kohlenhydrate und Fette enthalten, um den Grundenergiebedarf zu decken. Hierzu dienen in erster Linie Muttermilch oder – falls Stillen nicht möglich ist – Kuhmilchzubereitungen. Bei nachgewiesener Kuhmilchallergie werden Hydrolysate auf Kasein- oder Molkeproteinbasis (enzymatisch aufgespaltene Proteine mit reduzierter Allergenität) und auf Soja, Reis oder Johannisbrotkernmehl basierende Präparate eingesetzt.

Aufbaunahrung. Etwa ab dem 6. Lebensmonat ist eine Aufbaunahrung nötig, und die Breinahrung wird auf feste Nahrung umgestellt. Man beginnt mit Obst und Gemüse, es folgen Getreide und Fleisch. Fisch und Eier sollten wegen der hohen Allergenität in den ersten 1,5 Lebensjahren gemieden und dann nach Verträglichkeitstests zugesetzt werden.

Zusatznahrung. Als Zusatznahrung müssen noch Getränke sowie Fette und Öle zugeführt werden. Dies umfasst u. a.

- Mineralwässer (kalzium- und magnesiumreich sowie natrium- und kohlensäurearm)
- Tees (z. B. Kamille)
- verdünnte Obst- und Gemüsesäfte
- Öle (z. B. Distel, Sonnenblume, Maiskeim)
- milcheiweißfreie Margarine.

Bei Jugendlichen und Erwachsenen orientieren sich Diätempfehlungen an relevanten Nahrungsmittelallergenen, die bei der oralen Provokation identifiziert wurden (S. 78 f).

B. Diät bei pseudoallergischen Reaktionen

Als Grundprinzip gilt die Verwendung möglichst frischer, unverarbeiteter Lebensmittel. Anhand der Kennzeichnung additivareicher Lebensmittel ist eine zusatzstoffarme Diät möglich. Gemäß dem Ergebnis oraler Provokationstestungen, ist es möglich, manche Stoffe gezielt zu meiden, z. B.:

- *Konservierungsstoffe* wie Sorbinsäure, Benzoesäure, PHB-Ester, Nitrit und Sulfit
- *Farbstoffe* wie Tartrazin, Gelborange S, Cochenille-Rot oder Brillantschwarz
- *Antioxidanzien* wie Gallaten
- *Geschmacksverstärker* wie z. B. Glutamate.

Für Patienten mit ASS-Unverträglichkeit sind nicht nur Kreuzreaktionen mit Benzoesäure zu beachten, sondern in Lebensmitteln als Konservierungsstoffe vorkommende Salizylate. Diese sind häufig bei „fruchtigem Aroma" (z. B. Preiselbeeren, Johannisbeeren, Gewürze) oder in konzentrierten Produkten (Tomatenmark, Ketchup, Rosinen). Bei Unverträglichkeit von biogenen Aminen sind Histamin- und tyraminreiche Käsesorten, Rotweine, geräucherte Fleisch-/Wurstwaren, länger gelagerte Fische oder fermentierte Produkte zu meiden.

C. Nickelarme Diät

Wenn durch eine orale Provokation ein hämatogenes Kontaktekzem auslösbar ist, z. B. dyshidrosiformes Hand-/Fußekzem oder generalisiertes Ekzem nach Nickelgabe, werden Listen mit geeigneten/nicht geeigneten Lebensmitteln unter Berücksichtigung der jeweiligen Verzehrmengen erstellt. *Lebensmittel,* die Nickel besonders gut akkumulieren können, sind z. B. Bohnen, Erbsen, blattreiche Gemüsearten, Kakao, Haferflocken, Nüsse, Wurstwaren aus Innereien, z. T. Rot- und Weißweine. *Verarbeitungsprozesse,* die den Nickelgehalt erhöhen, sind z. B. das Zusammentreffen von Chrom-Nickel-Stählen und sauren Lebensmitteln („Salatsoße") oder Kaffeemaschinengebrauch.

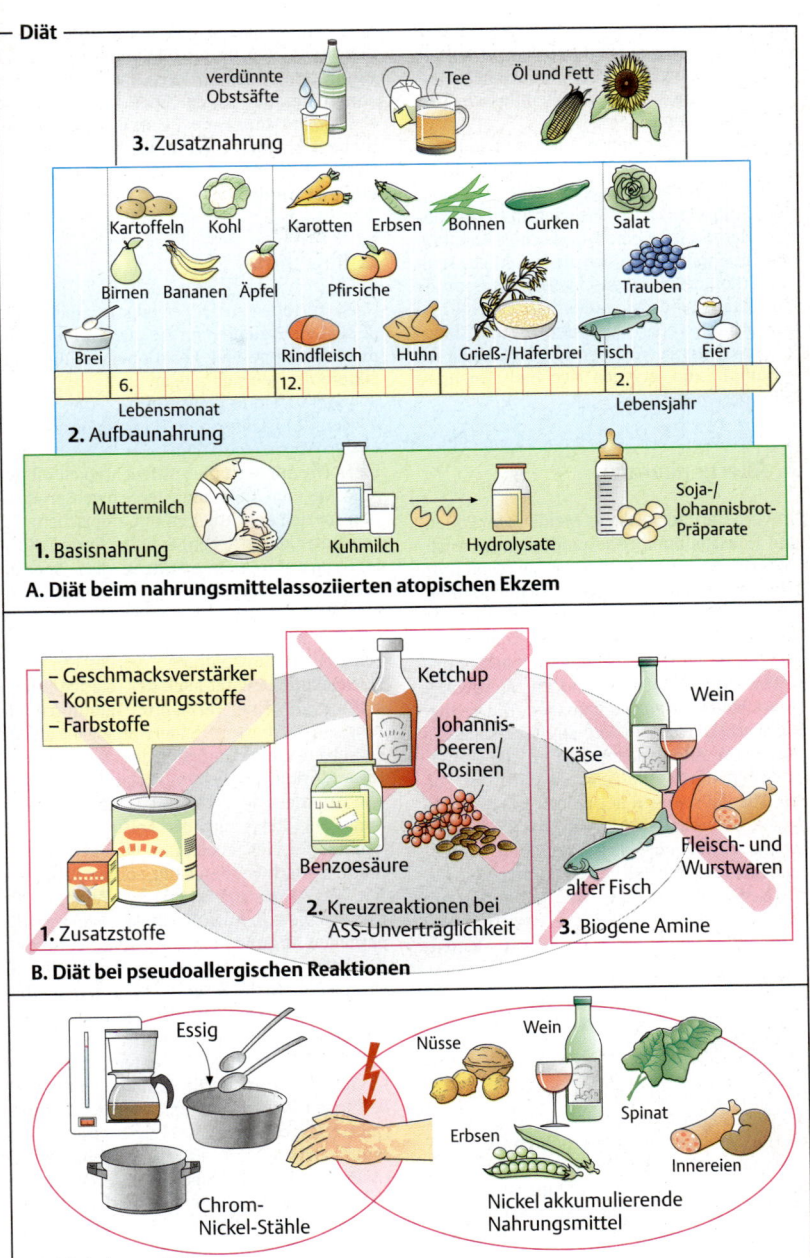

Diät

3. Zusatznahrung

verdünnte Obstsäfte Tee Öl und Fett

Kartoffeln Kohl Karotten Erbsen Bohnen Gurken Salat

Birnen Bananen Äpfel Pfirsiche Trauben

Brei Rindfleisch Huhn Grieß-/Haferbrei Fisch Eier

6. 12. 2.

Lebensmonat Lebensjahr

2. Aufbaunahrung

Muttermilch Kuhmilch Hydrolysate Soja-/Johannisbrot-Präparate

1. Basisnahrung

A. Diät beim nahrungsmittelassoziierten atopischen Ekzem

– Geschmacksverstärker
– Konservierungsstoffe
– Farbstoffe

Ketchup

Johannis-beeren/Rosinen

Wein

Käse

Benzoesäure

Fleisch- und Wurstwaren

alter Fisch

1. Zusatzstoffe

2. Kreuzreaktionen bei ASS-Unverträglichkeit

3. Biogene Amine

B. Diät bei pseudoallergischen Reaktionen

Essig

Nüsse Wein Spinat

Erbsen Innereien

Chrom-Nickel-Stähle Nickel akkumulierende Nahrungsmittel

C. Nickelarme Diät

Bei der Klimatherapie werden natürliche Umweltbedingungen genützt, um den Verlauf von Hauterkrankungen und respiratorischen allergischen Erkrankungen zu beeinflussen. Dies ist indiziert bei

- sonst kaum möglicher Allergenmeidung
- sonst ständiger Konfliktbelastung im häuslichen oder beruflichen Umfeld

Nach Eintreffen an der See oder im Hochgebirge findet zunächst eine 1–2-wöchige Adaptationsphase statt, an die sich die eigentliche Heil- und Erholungsphase anschließt. Insgesamt ist ein etwa 6-wöchiger Aufenthalt sinnvoll. Da atopisches Ekzem (Neurodermitis) und Rhinokonjunktivitis sowie allergisches Asthma oft verknüpft sind, ergeben sich meist mehrere Wirkungsebenen.

A. Allergenkarenz

Im Vordergrund steht das Meiden von Pollen- und Hausstaubmilbenbestandteilen als wichtige pathogenetische Faktoren bei respiratorischen allergischen Erkrankungen und als mögliche Trigger bei einem Teil der Patienten mit atopischem Ekzem. Der geringe, zeitlich verkürzte und auf wenige Pollenarten beschränkte Pollenflug an der See und im Hochgebirge bietet ideale Karenzbedingungen. Die geringe Luftfeuchtigkeit reduziert zusätzlich die Bildung von Allergenaerosolen in der Umgebungsluft durch Allergenfreisetzung aus Pollen. Ebenfalls wegen der niedrigen Luftfeuchtigkeit gibt es in Gebirgslagen über 1200 m nur wenige bzw. keine Hausstaubmilben. Bei entsprechender Sensibilisierung führen die klimatischen Bedingungen bei Patienten mit Asthma bronchiale zu einer verbesserten Lungenfunktion sowie bei Neurodermitis-Patienten zur Ekzemreduktion.

B. UV-Strahlung

Ist eine verstärkte Sonnenlichtbestrahlung möglich, so geht dies an der See und speziell im Hochgebirge mit einer erhöhten UV-Strahlenexposition einher. Der entzündungshemmende Einfluss von UV-Strahlung ist seit langem in der Psoriasis-Therapie bekannt. Auch das atopische Ekzem kann sich dadurch deutlich bessern. Sonnenbrände müssen vermieden werden. UVB-Strahlung hat zusätzlich ei-

ne Juckreiz-mildernde Wirkung und kann so den Einsatz von antipruriginösen Externa oder Antihistaminika reduzieren. Dazu kommt ein stimmungsaufhellender Effekt von Licht und Helligkeit. Damit kann die oft bestehende seelische Belastungssituation bis hin zur depressiven Verstimmung der Patienten positiv beeinflusst werden.

C. Reizklima

Nach Eintreffen an der See oder im Hochgebirge sind die Patienten für sie ungewohnten Klimareizen ausgesetzt. Reaktionen auf die Reizfaktoren zeigen sich z. B. an

- vegetativem Nervensystem
- Herz-Kreislaufsystem, Hämatopoese
- der Wärmeregulation.

Im Hochgebirge ist die Luftfeuchtigkeit oft gering, was eine Anpassung der Schweißproduktion speziell bei Patienten mit atopischem Ekzem unter körperlichem Training fördert. Kühle Temperaturen unterstützen dies. Speziell Wind und Temperaturschwankungen am Meer und im Hochgebirge regen die Wärmeregulation an, wobei sich besonders Haut- und Schleimhautdurchblutung verbessern. Im Hochgebirge bewirkt auch der relative Sauerstoffmangel eine vermehrte Hautdurchblutung, eine verbesserte Sauerstoffabgabe an das Gewebe und eine Anregung der Hämatopoese. Diese Wirkungen werden bereits seit langem von Sportlern in Form des Hochgebirgstrainings zur Steigerung der Leistungsfähigkeit genützt. Da dies jedoch u. a. hämodynamisch problematisch werden kann, sollten Patienten mit Herz-Kreislauferkrankung, Ateminsuffizienz sowie z. B. Anämie von Hochgebirgsaufenthalten Abstand nehmen. Es wird vermutet, dass die neurovegetative Reagibilität, die in Form einer erhöhten Sympathikusaktivität bei Asthmapatienten oder als verstärkte Histamin-/Hautreagibilität gegenüber äußeren Reizen bei Neurodermitis-Patienten besteht, abnimmt. Dass klimatische Einflüsse kombiniert betrachtet werden sollten, zeigt das Beispiel „Juckreiz". So wurde in Vergleichsstudien ein signifikant stärkerer Juckreiz bei Neurodermitis-Patienten beobachtet, wenn hohe relative Luftfeuchtigkeit, schwitzen, niedrige Windgeschwindigkeit und sehr geringe Sonnenlichtexposition zusammentrafen.

Klimatherapie

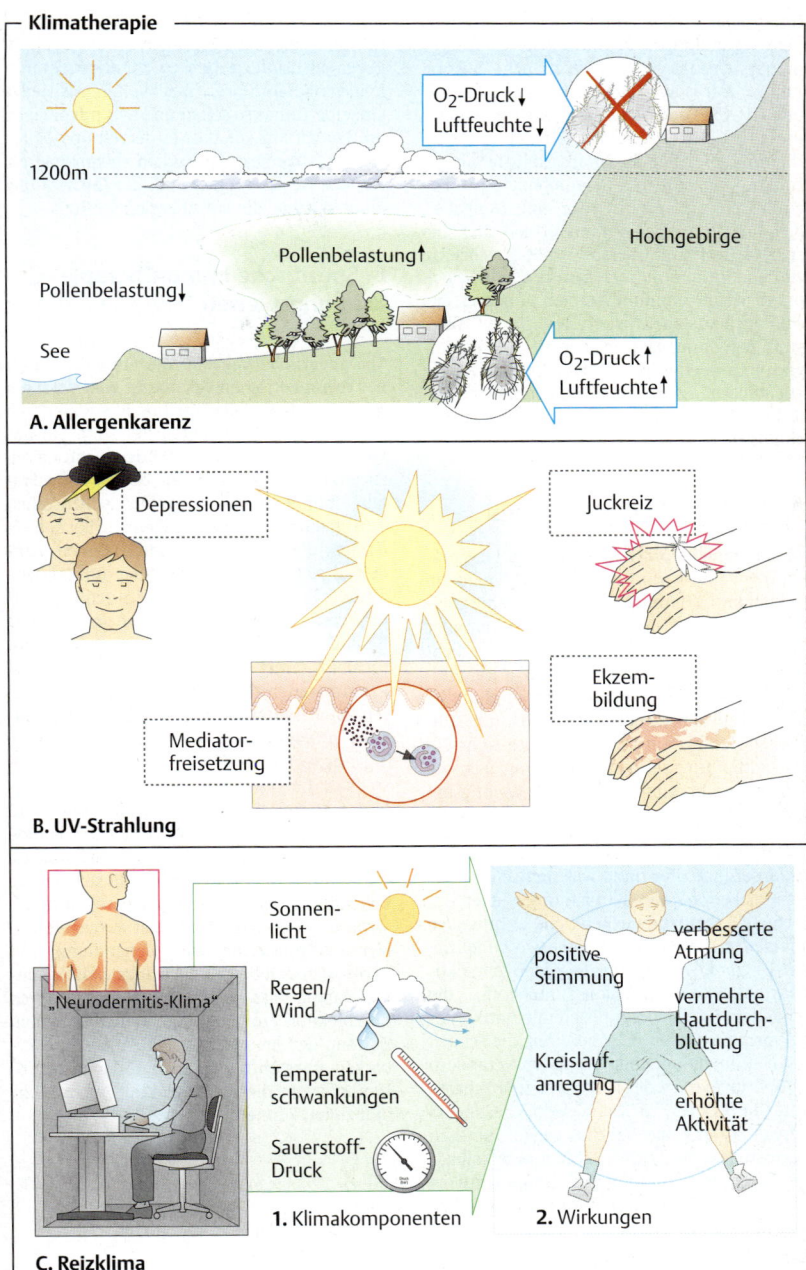

A. Allergenkarenz

O₂-Druck↓
Luftfeuchte↓

1200m

Pollenbelastung↑

Hochgebirge

Pollenbelastung↓

See

O₂-Druck↑
Luftfeuchte↑

B. UV-Strahlung

Depressionen

Juckreiz

Mediator-
freisetzung

Ekzem-
bildung

C. Reizklima

„Neurodermitis-Klima"

Sonnen-
licht

Regen/
Wind

Temperatur-
schwankungen

Sauerstoff-
Druck

1. Klimakomponenten

positive
Stimmung

Kreislauf-
anregung

verbesserte
Atmung

vermehrte
Hautdurch-
blutung

erhöhte
Aktivität

2. Wirkungen

Unter spezifischer Immuntherapie versteht man Behandlungen, die nicht generell das Immunsystem aktivieren (wie manche Infekte, Adjuvanzien sowie die Zytokine Interferon-α und GM-CSF) oder *inhibieren* (wie Immunsuppressiva, z. B. Kortison, Methotrexat oder Azathioprin). Sie zielt darauf ab, exklusiv nur die Funktion jener T- und B-Lymphozyten zu beeinflussen, die spezifisch für eine „Aufgabe", d. h. für ein Antigen verantwortlich sind. Die spezifische Immuntherapie zählt gleichzeitig zu den ältesten und wirksamsten heute noch praktizierten Immuntherapien, andererseits aber auch zu den schwierigsten. Diese Diskrepanz liegt darin, dass sich naive T- und B-Lymphozyten in einer präventiven Vakzine relativ gut steuern lassen – während bereits etablierte Immunantworten nur sehr schwer zu beeinflussen sind.

A. Präventive Immunisierung

Konventionelle, präventive Vakzine. Eine präventive Vakzine wird durchgeführt, wenn ein Individuum ein Antigen – i. d. R. Virusbestandteile, attenuierte oder inaktivierte Viren oder Toxine – erhält, mit dem es bisher noch nicht in Berührung gekommen ist (aktive Immunisierung). Die älteste Form dieser Impfung ist die Pockenvakzine, die ursprünglich mit Kuhpocken durchgeführt wurde. Heute steht ein festes Impfprogramm zur Verfügung, das eine schützende Immunität gegen die wichtigsten Infektionskrankheiten und Toxine etabliert.

Die Entwicklung eines Impfstoffs stellt hohe Anforderungen: er muss *wirksam* sein, *sicher* (die Risiken müssen deutlich unter jenen der „echten" Erkrankung liegen), und er muss *den adäquaten Typ einer Immunantwort induzieren*. Es gibt heute gegen viele wichtige Infektionskrankheiten wirksame Impfstoffe, die schnell wirksame, neutralisierende Antikörper hervorrufen. Gegen manche Viren, die schnell ihren immunologischen Phänotyp verändern (z. B. Grippevirus oder HIV) ist es sehr schwer, gute Impfstoffe zu entwickeln. Besonders schwer ist es, eine Vakzine gegen Tumoren herzustellen. Vermutlich schützt eine zelluläre, Interferon-γ-dominierte Immunantwort am besten vor Tumoren. Wird der falsche Typ von Immunantwort hervorgerufen (z. B. eine T_{H2}- statt einer T_{H1}-Antwort), könnte man so auch den natürlichen Schutz vor Tumoren –

sofern es ihn gibt – schwächen. Eine derartige Fehlsteuerung kann z. B. auch bei der Impfung gegen Virusinfektionen zu schweren Krankheitsverläufen führen. Des Weiteren ist jeder einzelne Tumor so selten und tritt mit einer so großen Varianz auf, dass es derzeit unmöglich scheint, angemessene Studien zu konzipieren. Ähnlich ist das Problem bei der Entwicklung einer Vakzine, die vor Allergien schützt.

B. Spezifische Immuntherapie – Wirkungsweisen

Therapeutische Vakzine. Die Entwicklung einer therapeutischen Vakzine ist weit vorangeschritten, obwohl die Situation hier wesentlich komplizierter ist: Es geht nicht darum, ein naives Immunsystem in die richtige Richtung hin zu „erziehen", sondern eine bereits fehlgelaufene Immunantwort entweder stillzustellen oder in die richtige Bahn zu lenken. Bei den Allergien, die behandelt werden können, handelt es sich heute ausschließlich um IgE-vermittelte Immunantworten, die durch T_{H2}-Lymphozyten induziert werden. Die theoretische Basis der spezifischen Immuntherapie/Hyposensibilisierung beruht nach heutigen Erkenntnissen nicht darauf, die IgE-produzierenden B-Lymphozyten zu *eliminieren*, sondern primär darauf, die allergenspezifische T_{H2}-Antwort zu *korrigieren*. Einerseits ist vorstellbar, die T_{H2}-Antwort durch Gabe von Allergen zusammen mit Interferon-α und IL-12 oder T_{H1}-induzierenden DNA-Motiven in eine T_{H1}-Antwort umzulenken. Die Applikation von Interferon-α zur T_{H1}-Induktion hat sich bei der Behandlung der persistierenden Hepatitis als wirksam erwiesen. Die derzeit durchgeführte Hyposensibilisierung zur Behandlung von Typ-I-Allergien beruht allerdings wahrscheinlich darauf, dass die T_{H2}-Lymphozyten durch die Injektion großer Antigenmengen in einen Zustand der Anergie, der fehlenden Aktivierbarkeit überführt werden und so in den B-Lymphozyten die IgE-Produktion nicht mehr induzieren können.

A. Präventive Immunisierung

Grundlage:

„naives" Immunsystem

naive T-Zellen und B-Zellen

Antigen:

Viren   Peptide   Toxine

Ziel:

Aktivierung naiver T-Zellen

Induktion

T_{H1}

T_{H2}

T_C

spezifische Antikörper

1. Konzepte

2. Beispiele: Impfungen

B. Spezifische Immuntherapie – Wirkungsweisen

Grundlage:

antigen/allergen-spezifische T_{H2}-Zellen und IgE

T_{H2} spezifisches IgE

nur wenige Allergieauslöser

Antigen/Allergen:

Pollen   Haustierproteine   Bienengift

Allergene nicht vermeidbar (Pollen)

schwere/unkontrollierbare Reaktion

Ziel:

T_{H2} oder T_{H1}↑   Unterdrückung

Stillstellen der allergen-spezifischen T_{H2}-Zellen

Induktion allergen-spezifischer T_{H1}-Zellen

Medikamente ausgeschöpft

1. Konzepte

2. Indikationen

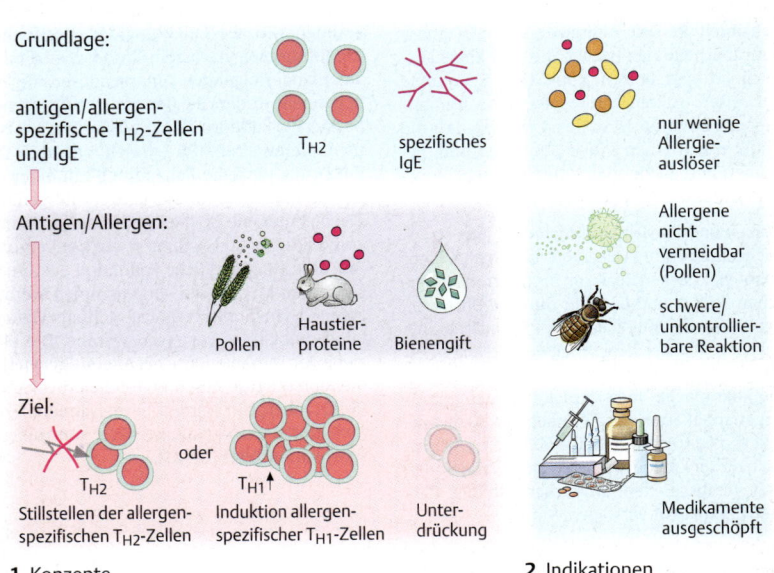

A. Spezifische Immuntherapie – Praktische Durchführung

Unter einer spezifischen Immuntherapie im Sinne der Hyposensibilisierung versteht man eine Behandlungsmethode, bei der durch wiederholte Gabe eines relevanten Allergens die klinische Verträglichkeit dieses Allergens induziert werden soll. Die wichtigsten und besten Indikationen sind die Hyposensibilisierungen gegen Hymenopterengifte und gegen Pollen- und Hausstaubmilbenallergene bei allergischer Rhinokonjunktivitis. Weniger gut etabliert sind sie bei allergischer Rhinokonjunktivitis, die durch Tierhaare hervorgerufen wird, und beim allergischen Asthma; bei allen anderen Indikationen sind spezifische Immuntherapien als experimentell und ihrer Wirkung als nicht erwiesen anzusehen.

Indikationen. Jede Immuntherapie ist sehr zeitaufwendig, teuer und birgt das Risiko zahlreicher Nebenwirkungen (s. u.). Deshalb muss die Indikation für eine spezifische Immuntherapie sehr streng, nach genauer Abwägung von Nutzen und Risiko gestellt werden. Ein wichtiger Aspekt ist, dass nur Patienten mit einer entsprechend schweren klinischen Symptomatik behandelt werden. Allergiker, deren Diagnose auf Laborbefunden beruht, die aber keine ausreichend gesicherten klinischen Symptome aufweisen, sollten keine spezifische Immuntherapie erhalten. Deshalb ist wichtig, dass die Klinik durch einen Provokationstest und, bei Hymenopterenallergien, durch einen Prick- oder Intrakutantest gesichert wird.

Risiken und Vorsichtsmaßnahmen. Jede spezifische Immuntherapie birgt das Risiko einer anaphylaktischen Reaktion bis hin zum allergischen Schock und darf nur durchgeführt werden, wenn die Möglichkeit der Schocktherapie gegeben ist. Da sich diese schwerste Nebenwirkung i. d. R. innerhalb der ersten 30 min bemerkbar macht, muss der Patient nach der Allergenapplikation noch mindestens 30 min direkt für den Arzt erreichbar bleiben und sich nach dieser Zeit persönlich vom behandelnden Arzt verabschieden, um sicherzustellen, dass die Therapie gut vertragen wurde.

Kontraindikationen. Vor jeder Immuntherapie – vor der Einleitung wie vor jeder einzelnen Behandlung – müssen Kontraindikationen ausgeschlossen werden. Eine zentrale, sehr häufige Kontraindikation ist die Behandlung mit Medikamenten, die eine Schocktherapie ggf. behindern, z. B. die Einnahme von Betablockern. Bei interkurrierenden Infekten ist die Behandlung ebenfalls kontraindiziert, da diese die Reaktion auf die Allergenapplikation in unvorhersehbarer Weise modifizieren können.

Vorgehen. Sind die Indikation und das Allergenspektrum genau festgelegt, müssen als erstes die zu applizierenden Allergene ausgewählt werden. Die Präparate sind um so wirksamer je besser das Allergen definiert ist. Höchste Wirksamkeit haben Bienen-/Wespengifte, abnehmend gefolgt von Gräser-/Baumpollen, Milben, Tierhaaren. Bei Rhinokonjunctivitis allergica sollen i. d. R. nicht mehr als zwei Allergene für einen 3-jährigen Therapiezyklus gewählt werden. Werden mehr Allergene gemischt, ist die Wirksamkeit nicht mehr gesichert. Bei saisonaler Typ-I-Allergie sollte die Hyposensibilisierung mindestens 3 Monate vor der Saison entsprechend dem Schema (**4.**) initiiert und durchgeführt werden. Während der Pollensaison wird häufig die monatliche Erhaltungstherapie auf 20 % der vollen Dosis reduziert, obgleich hierfür keine festen Richtlinien vorliegen. Besonders bei Patienten mit Typ-I-Allergie gegen Hymenopteren kann, unter stationären Bedingungen, die Einleitung der spezifischen Immuntherapie nach dem Grundschema mit 4 aufeinanderfolgenden Allergendosen täglich begonnen werden. Bei den meisten Allergenen beträgt die Enddosis 5–20 µg/Injektion, bei Hymenopterengiften 100 µg/Injektion. Nach der Einleitung wird die Behandlung mit einer Injektion monatlich für 3–5 Jahre weitergeführt. Ziel der Therapie ist, die Symptome von Rhinokonjunktivitis und Asthma so stark zu reduzieren, dass eine merkliche Reduktion der antiallergischen Medikation vorgenommen werden kann; Hymenopterenstiche sollten weitgehend problemlos vertragen werden. Die Effizienz der Therapie sollte bei Allergie gegen Hymenopterengifte durch eine Stichprovokation (S. 70 f) überprüft werden, bei den anderen Formen durch rhinomanometrisch kontrollierte Provokationstests (S. 72 f).

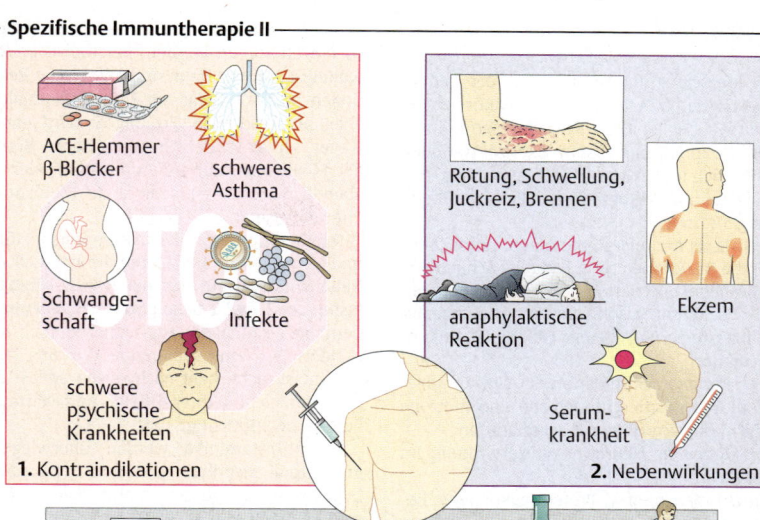

ACE-Hemmer
β-Blocker

schweres
Asthma

Rötung, Schwellung,
Juckreiz, Brennen

Ekzem

Schwanger-
schaft

Infekte

anaphylaktische
Reaktion

schwere
psychische
Krankheiten

Serum-
krankheit

1. Kontraindikationen

2. Nebenwirkungen

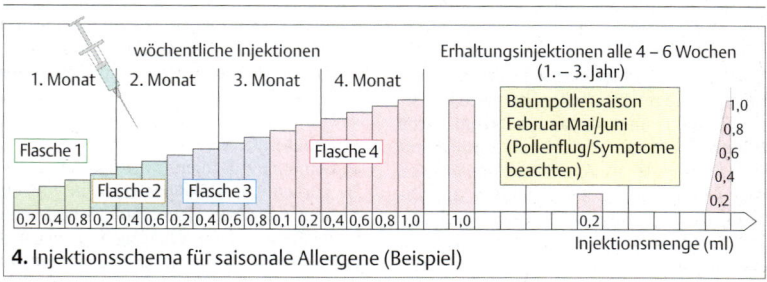

ca. 30 min
Aufenthalt
in der Praxis

Notfallset

Alkohol

Anstrengung

3. Vorsichtsmaßnahmen

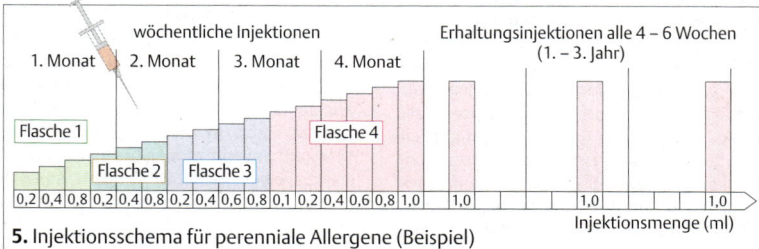

wöchentliche Injektionen

1. Monat | 2. Monat | 3. Monat | 4. Monat

Erhaltungsinjektionen alle 4 – 6 Wochen
(1. – 3. Jahr)

Flasche 1

Flasche 2

Flasche 3

Flasche 4

Baumpollensaison
Februar Mai/Juni
(Pollenflug/Symptome
beachten)

1,0
0,8
0,6
0,4
0,2

0,2 0,4 0,8 0,2 0,4 0,6 0,2 0,4 0,6 0,8 0,1 0,2 0,4 0,6 0,8 1,0 | 1,0 | 0,2

Injektionsmenge (ml)

4. Injektionsschema für saisonale Allergene (Beispiel)

wöchentliche Injektionen

1. Monat | 2. Monat | 3. Monat | 4. Monat

Erhaltungsinjektionen alle 4 – 6 Wochen
(1. – 3. Jahr)

Flasche 1

Flasche 2

Flasche 3

Flasche 4

0,2 0,4 0,8 0,2 0,4 0,8 0,2 0,4 0,6 0,8 0,1 0,2 0,4 0,6 0,8 1,0 | 1,0 | 1,0 | 1,0

Injektionsmenge (ml)

5. Injektionsschema für perenniale Allergene (Beispiel)

A. Spezifische Immuntherapie – Praktische Durchführung

A. Histamin

Das biogene Amin Histamin ist der bedeutendste Mediator allergischer Reaktionen. Es spielt v. a. bei der Typ-I-Reaktion eine zentrale Rolle (S. 26 f). Hohe Histaminkonzentrationen finden sich u. a. in Mastzellen, basophilen Granulozyten und Thrombozyten. Es wirkt über 3 Rezeptorarten:

- H_1-Rezeptor: allergische und pseudoallergische Reaktionen (u. a. Juckreiz, Schmerzen, Bronchokonstriktion, Pulmonalarterienkonstriktion, Vasodilatation und Permeabilitätssteigerung kleiner Gefäße, Darmkontraktion)
- H_2-Rezeptor: Stimulation der Magensaftsekretion, positiv chronotrope und inotrope Wirkung am Herzen, Vasodilatation
- H_3-Rezeptor: Neurotransmitterwirkung im ZNS.

Alle 3 Typen sind G-Protein-gekoppelte Rezeptoren in der Zellmembran.

B. Antihistaminika

Eigenschaften. Antihistaminika wirken über einen kompetitiven Antagonismus am Rezeptor und unterdrücken somit die Histaminwirkung. Ältere Präparate hemmen relativ rezeptorunspezifisch und interferieren auch mit anderen biogenen Aminen. Sie besitzen häufig eine ausgeprägte anticholinerge, antiadrenerge, serotonin- und dopaminantagonistische Wirkung. Diese sog. „klassischen Antihistaminika" sind heute als Antiallergikum obsolet. Einige werden jedoch als Hypnotika (z. B. Diphenhydramin), Antiemetika (z. B. Meclozin) oder Psychopharmaka (z. B. Chlorpromazin) in der modernen Pharmakotherapie eingesetzt.

Zur Therapie allergischer Erkrankungen benötigt man dagegen nebenwirkungsarme Medikamente mit hoher Bindungsspezifität für den H_1-Rezeptor. Die H_1-Antagonisten der *1. Generation* (z. B. Chlorphenamin, Clemastin, Ketotifen) besitzen noch eine ausgeprägte sedierende Wirkung, was die Leistungsfähigkeit der Patienten einschränkt. Wegen ihrer Lipophilie können sie die Blut-Hirn-Schranke problemlos passieren. Weitere mögliche Nebenwirkungen sind Herzrhythmusstörungen, paradoxe Erregungszustände mit Krampfneigung bei Kindern und Gewichtszunahme. Diese Mittel dürfen nicht in Kombination mit Al-

kohol, Benzodiazepinen oder anderen Sedativa eingenommen werden. Bei topischer Anwendung auf der Haut sind allergische Reaktionen möglich. Zwar hat Dimetindenmaleat ebenfalls sedierende Wirkung. Es wird jedoch wegen seiner großen therapeutischen Breite, der Möglichkeit zur i. v.-Applikation oder als abendliche, bewusst sedierende Medikation öfter eingesetzt.

Durch Erhöhung der H_1-Rezeptorspezifität und Verringerung der Lipophilie hat sich die Nebenwirkungsrate der neueren H_1-Antagonisten der *2. und 3. Generation* (z. B. Astemizol, Cetirizin, Fexofenadin, Loratadin) deutlich vermindert. V.a. eine sedierende Wirkung lässt sich meist nicht mehr nachweisen, sodass die Patienten nicht in ihrer Arbeits- und Fahrtauglichkeit beeinträchtigt sind.

H_1-Antihistaminika werden überwiegend gut enteral resorbiert und vom hepatischen Cytochrom-P_{450}-System metabolisiert. Teilweise entstehen dabei wiederum aktive Metaboliten. Bei Leberfunktionsstörungen oder zusätzlicher Einnahme von Medikamenten, die ebenfalls über das P_{450}-System abgebaut werden (z. B. Makrolid-Antibiotika, Antimykotika), besteht die Gefahr einer Überdosierung und Intoxikation mit daraus resultierenden lebensbedrohlichen kardialen Arrhythmien.

Indikation. Indiziert sind H_1-Antagonisten bei mittelschweren akuten oder chronischen allergischen Erkrankungen. Typische Anwendungsgebiete sind:

- Urtikaria
- Rhinitis allergica
- Conjunctivitis allergica.

Sie wirken v. a. auf Hypersekretion, Juck- und Niesreiz, dagegen kaum auf (Schleimhaut-) Schwellungen. Ihre Wirkung tritt bei oraler Gabe nach ca. 15 min ein. Zur Behandlung anaphylaktischer Reaktionen auf Medikamente oder Insektenstiche werden H_1-Antagonisten intravenös appliziert, um einen schnelleren Wirkungseintritt zu erreichen. Außerdem ist die topische Anwendung als Augentropfen (z. B. Levocabastin) oder als Nasenspray (z. B. Azelastin) möglich. Damit werden hohe lokale Wirkstoffkonzentrationen bei verringerter Rate systemischer Nebenwirkungen erreicht.

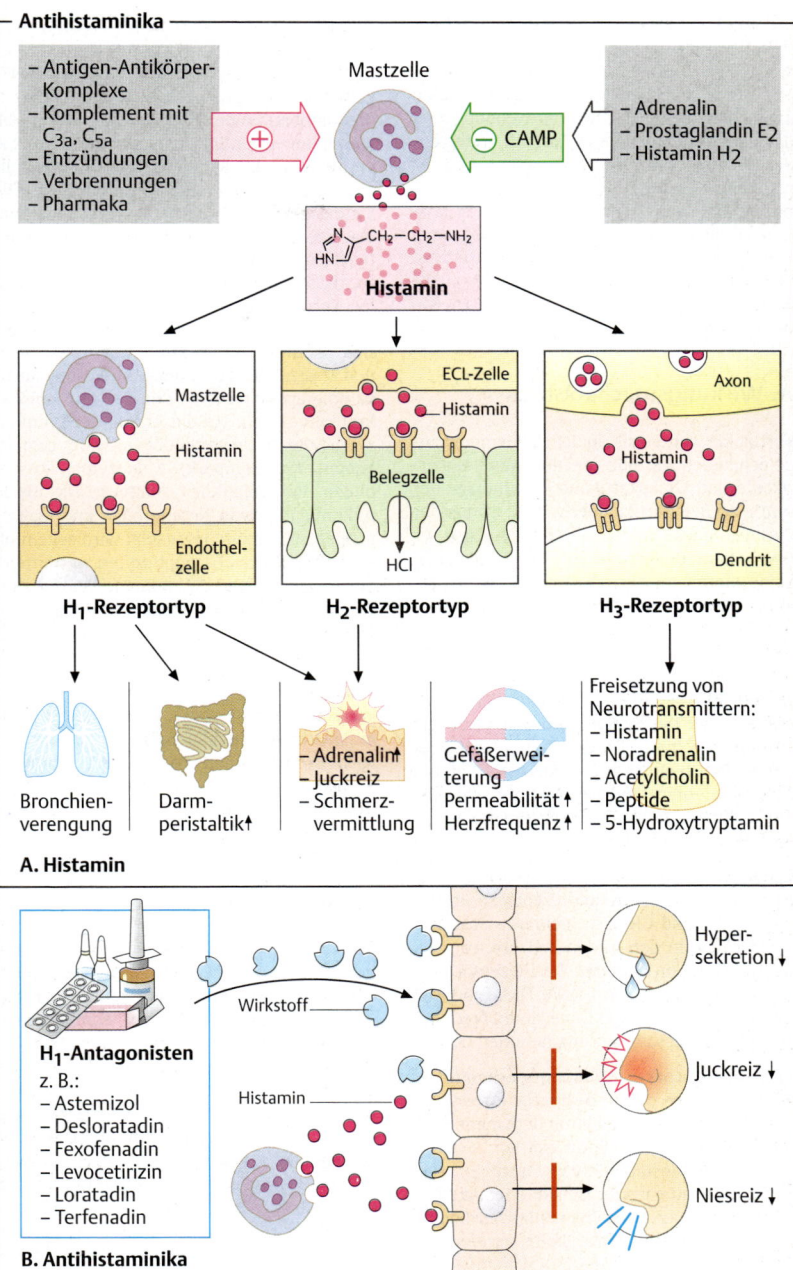

Antihistaminika

– Antigen-Antikörper-Komplexe
– Komplement mit C_{3a}, C_{5a}
– Entzündungen
– Verbrennungen
– Pharmaka

Mastzelle

$\oplus$

$\ominus$ CAMP

– Adrenalin
– Prostaglandin E_2
– Histamin H_2

Histamin

Mastzelle
Histamin
Endothel-zelle

H_1-Rezeptortyp

ECL-Zelle
Histamin
Belegzelle
HCl

H_2-Rezeptortyp

Axon
Histamin
Dendrit

H_3-Rezeptortyp

Bronchien-verengung

Darm-peristaltik↑

– Adrenalin↑
– Juckreiz
– Schmerz-vermittlung

Gefäßerwei-terung
Permeabilität ↑
Herzfrequenz ↑

Freisetzung von Neurotransmittern:
– Histamin
– Noradrenalin
– Acetylcholin
– Peptide
– 5-Hydroxytryptamin

A. Histamin

H_1-Antagonisten
z. B.:
– Astemizol
– Desloratadin
– Fexofenadin
– Levocetirizin
– Loratadin
– Terfenadin

Wirkstoff

Histamin

Hyper-sekretion ↓

Juckreiz ↓

Niesreiz ↓

B. Antihistaminika

Seit 1955 sind viele Kortisonpräparate synthetisiert worden. Die ersten waren Fluorocortison und Prednisolon, von denen sich die meisten handelsüblichen Präparate ableiten. Die anfänglich breite, wahllose Anwendung und das damit einhergehende Ausmaß gravierender Nebenwirkungen führten später zu einer regelrechten Kortisonangst. Aufgrund der mittlerweile sehr genauen Abstimmung zwischen Galenik und Glukokortikoid muss heute jedoch gerade bei topischer oder kurzzeitiger, fachgerechter Anwendung niemand mehr Angst vor irreversiblen, unerwünschten Nebenwirkungen haben.

A. Wirkungsmechanismus

Kortikoide werden alle in der Nebennierenrinde gebildeten Steroide genannt (Mineralokortikoide und Glukokortikoide). Grundlage der synthetischen Kortikoidderivate ist immer das Cyclopentanoperhydrophenanthiengerüst.

Der antientzündliche Effekt der Glukokortikoide nimmt im Bereich der allergischer Erkrankungen eine zentrale Rolle ein. In niedrigen Dosen wirken Glukokortikoide über einen sog. genomischen rezeptorvermittelten Mechanismus. Eine Rezeptorsättigung wird bei ca. 200–300 mg Prednisolonäquivalent (PÄ) erreicht und die Wirkung kommt verzögert zustande. Bei hohen Dosen (ca. 0,5–3 g PÄ) treten zusätzlich ein nichtgenomischer Effekt an einem membranständigen Rezeptor und eine direkte Interaktion mit der Zellmembran innerhalb von Minuten auf.

Genomischer Wirkungsmechanismus. Es existieren zwei Glukokortikoidrezeptoren im Zytosol: GR-α und GR-β. In mehreren Schritten wandern sie in den in den Zellkern, was die Gentranskription einleitet. Der Rezeptor bindet an der genomischen DNA. Dies führt zur Aktivierung bestimmter Gene, deren Produkte die Entzündungsausbreitung hemmen (s. u.).

Nichtgenomischer Wirkungsmechanismus. Entweder durch die unspezifische Interaktion mit der Zellmembran oder mit dem membranständigen Kortikoidrezeptor werden
- die Membranstabilität verbessert
- die posttraumatische Ischämie reduziert
- der Abbau von Neurofilamenten verhindert
- die Bildung vasoaktiver Stoffe vermieden

B. Eigenschaften und Wirkung

Glukokortikoide schützen die Integrität der Zell- und Plasmamembranen und stabilisieren die Membranen der Lysosomen, wodurch die Freisetzung ihrer Enzyme verhindert wird. Sie vermindern die Synthese von Prostaglandinen, Leukotrienen und Thromboxanen. Die Synthese von TNF und IL-1 wird gehemmt, was wiederum die PGE_2-Synthese und die Aktivierung von T-Lymphozyten beeinflusst. Das Ausmaß des entzündlichen Ödems wird durch die Normalisierung der erhöhten Kapillarpermeabilität vermindert. Gleichzeitig verringert sich dadurch die Migration von Leukozyten und Mastzellen ins Gewebe. Unter Glukokortikoidtherapie nimmt die Zahl der Neutrophilen im Blut zu, während die Anzahl der Lymphozyten (durch Umverteilung in Milz, Lymphknoten, Knochenmark), Monozyten, Eosinophilen und Basophilen abnimmt. Die lokale Akkumulation von Neutrophilen und Makrophagen im Entzündungsgebiet wird gehemmt. Auch die durch T-Lymphozyten vermittelte Zytotoxizität sowie die spontane Zytotoxizität werden supprimiert; ebenso die Effekte von MIF (Migration inhibitory Factor) auf die Makrophagen.

Indikationen. Typische Indikationen sind Urtikaria, atopische Dermatitis, allergische(s) Rhinitis/Asthma, anaphylaktischer Schock. Je nach Bedarf stehen Nasensprays (Rhinitis), Turbohaler (Asthma), Salben/Cremes (Dermatitis) sowie Glukokortikoide zur i. v.- oder i. m.-Gabe (Schock) zur Verfügung (S. 104 ff).

C. Nebenwirkungen

Bei kurzzeitiger, systemischer Therapie treten v. a. Ödeme und Gewichtszunahme durch Wasserretention auf. Zudem kann es zu Magenbeschwerden, Blutzuckerentgleisung, Bluthochdruck oder erhöhter Infektanfälligkeit kommen. Auch psychische Veränderungen wie Stimmungsschwankungen und innere Unruhe sind möglich. Erst bei Langzeittherapie und Überschreitung bestimmter Dosierungen kann es zu den gefürchteten Nebenwirkungen wie Cushing-Syndrom, Hautatrophie, Knochennekrosen, Osteoporose, Wachstumshemmung, Amenorrhoe, Impotenz, Psychosen, Epilepsie oder Pseudotumor cerebri kommen.

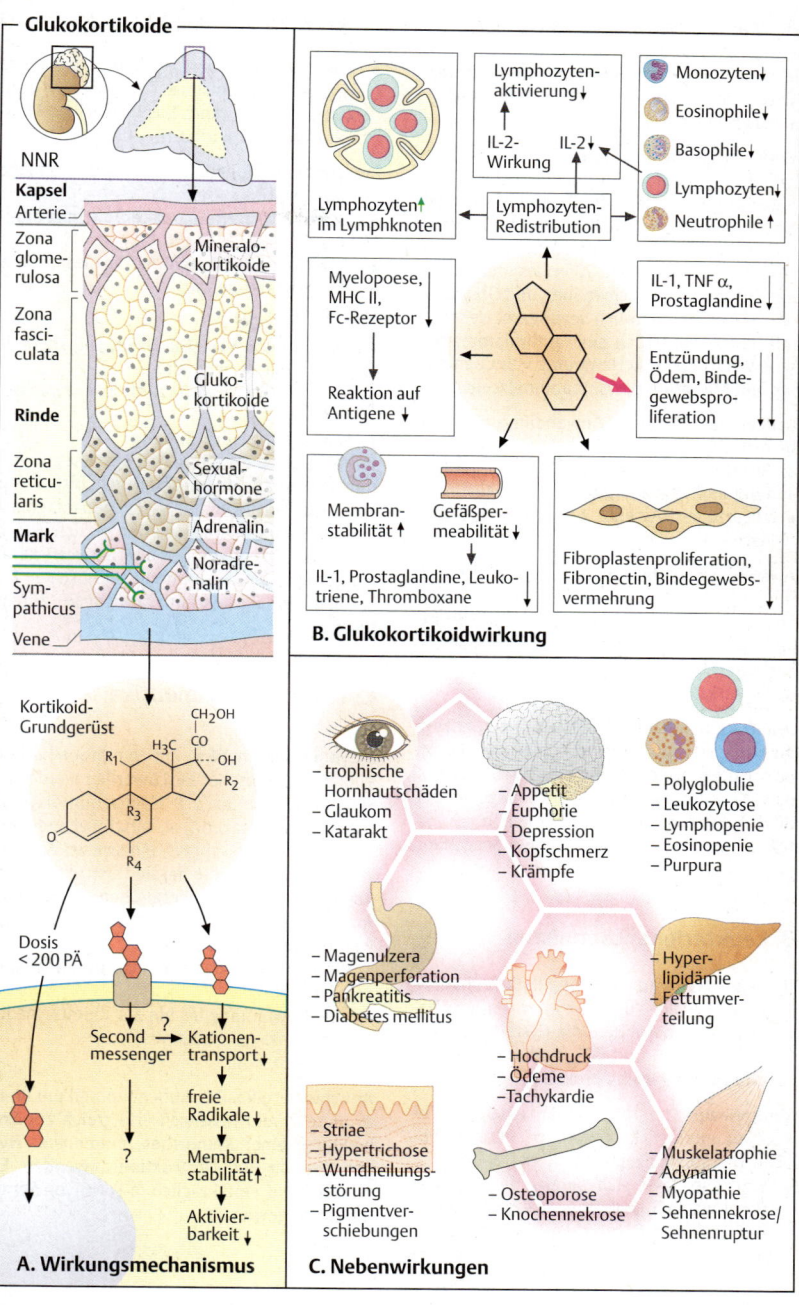

Glukokortikoide

NNR

Kapsel
Arterie

Zona glomerulosa — Mineralo-kortikoide

Zona fasciculata — Glukokortikoide

Rinde

Zona reticularis — Sexual-hormone

Mark — Adrenalin

Sympathicus — Noradrenalin

Vene

Kortikoid-Grundgerüst

CH_2OH
CO
H_3C — OH
R_1 — R_2
R_3
R_4

Dosis < 200 PÄ

Second messenger → Kationentransport ↓

? freie Radikale ↓

? Membran-stabilität ↑

Aktivierbarkeit ↓

A. Wirkungsmechanismus

Lymphozyten-aktivierung ↓

IL-2-Wirkung | IL-2 ↓

Monozyten ↓
Eosinophile ↓
Basophile ↓
Lymphozyten ↓
Neutrophile ↑

Lymphozyten ↑ im Lymphknoten

Lymphozyten-Redistribution

Myelopoese, MHC II, Fc-Rezeptor

Reaktion auf Antigene ↓

IL-1, TNF α, Prostaglandine ↓

Entzündung, Ödem, Binde-gewebspro-liferation

Membran-stabilität ↑ | Gefäßper-meabilität ↓

IL-1, Prostaglandine, Leuko-triene, Thromboxane ↓

Fibroplastenproliferation, Fibronectin, Bindegewebs-vermehrung

B. Glukokortikoidwirkung

- trophische Hornhautschäden
- Glaukom
- Katarakt

- Appetit
- Euphorie
- Depression
- Kopfschmerz
- Krämpfe

- Polyglobulie
- Leukozytose
- Lymphopenie
- Eosinopenie
- Purpura

- Magenulzera
- Magenperforation
- Pankreatitis
- Diabetes mellitus

- Hyper-lipidämie
- Fettumver-teilung

- Hochdruck
- Ödeme
- Tachykardie

- Striae
- Hypertrichose
- Wundheilungs-störung
- Pigmentver-schiebungen

- Osteoporose
- Knochennekrose

- Muskelatrophie
- Adynamie
- Myopathie
- Sehnennekrose/Sehnenruptur

C. Nebenwirkungen

A. Mastzellstabilisatoren

In diese Gruppe von Medikamenten gehören
- das Dinatriumcromoglykat (DNCG) und
- das Nedocromil.

Wirkprinzip. Das Wirkprinzip dieser Pharmaka beruht auf einer Hemmung der Degranulation von Mastzellen durch Inhibition membranständiger Ca^{2+}-Kanäle. Somit wird bei allergischen Reaktionen die Ausschüttung von Histamin unterdrückt. Allergiesymptome – mit Ausnahme von Schwellung und Obstruktion – lassen sich deutlich verringern. Nedocromil besitzt zusätzlich eine antiinflammatorische Wirkung durch Hemmung von Chemotaxis und Migration der Entzündungszellen.

Indikationen. Typische Anwendungsindikationen sind die
- leichte Rhinitis allergica
- Konjunctivitis allergica
- allergisches Asthma bronchiale bei Kindern.

Anwendung. Aufgrund ihres Wirkmechanismus und des langsamen Wirkungseintritts können Mastzellstabilisatoren nur zur *prophylaktischen Therapie* eingesetzt werden. Ist das Histamin bereits freigesetzt, sind sie nicht mehr wirksam.

Applikation und Verträglichkeit. Die Applikation erfolgt topisch in Form von Sprays, Pulver oder Augentropfen. DNCG wird 4–6-mal täglich, Nedocromil 2-mal täglich angewendet. Beide Wirkstoffe sind im Allgemeinen gut verträglich und besitzen keine schwerwiegenden Nebenwirkungen.

B. Leukotrienantagonisten

In letzter Zeit wird zunehmend nach Pharmaka gesucht, welche die Leukotriensynthese beeinflussen. Insbesondere die Cysteinyl-Leukotriene LTC_4, LTD_4 und LTE_4 sind wichtige Mediatoren beim Asthma bronchiale.

Wirkprinzip. Um ihre krankmachende Wirkung zu unterdrücken, wurden 2 unterschiedliche Therapiekonzepte etabliert:
- Einerseits lässt sich bereits die Synthese von Cysteinyl-Leukotrienen unterdrücken. Dies gelingt z.B. mit dem Wirkstoff Zileuton. Zileuton greift in den Arachidonsäurestoffwechsel ein, indem es die 5-Lipoxygenase hemmt. Es ist bislang in Deutschland nicht zugelassen.
- Das zweite Wirkprinzip beruht auf einen Rezeptorantagonismus für Cysteinyl-Leukotriene am Wirkort. Das Pharmakon Montelukast ist so wirksam.

Indikationen. Montelukast ist in Deutschland als Therapeutikum bei
- leichtem bis mittelschwerem Asthma bronchiale
- belastungsinduziertem Asthma bronchiale
- Analgetikaintoleranz
zugelassen.

Applikation und Verträglichkeit. Die Therapie mit Montelukast beinhaltet
- einmal 10 mg/d als Tablette bei Erwachsenen
- einmal 5 mg/d bei Kindern.

Im Allgemeinen soll das Medikament gut vertragen werden. Allerdings liegen bisher nur wenige Erfahrungen mit Leukotrienantagonisten vor. Wahrscheinlich werden sie sich jedoch als unterstützendes oder alternatives Therapiekonzept bei bestimmten allergischen Erkrankungen (z.B. Asthma bronchiale) durchsetzen.

C. Weitere Therapeutika

α-Sympathomimetika. Zur symptomatischen Therapie allergischer Beschwerden werden α-Sympathomimetika (z.B. Naphazolin, Oxymetazolin, Xylometazolin) als abschwellende Nasentropfen oder -sprays eingesetzt. Sie bekämpfen wirksam die nasale Obstruktion und Rhinorrhoe bei einer allergischen Rhinitis. Die Anwendung ist jedoch nur kurzzeitig indiziert, weil bei längerem Gebrauch
- ein Austrocknen der Nasenschleimhaut oder
- eine Gewöhnung bis hin zur Rhinitis medicamentosa („Privinismus")
auftreten kann.

Anticholinergika. Das Anticholinergikum Ipratropiumbromid lässt sich erfolgreich zur Behandlung einer Rhinorrhoe, pulmonaler Hypersekretion und Obstruktion anwenden. Es wird dabei dreimal täglich in Form von Spray topisch angewendet.

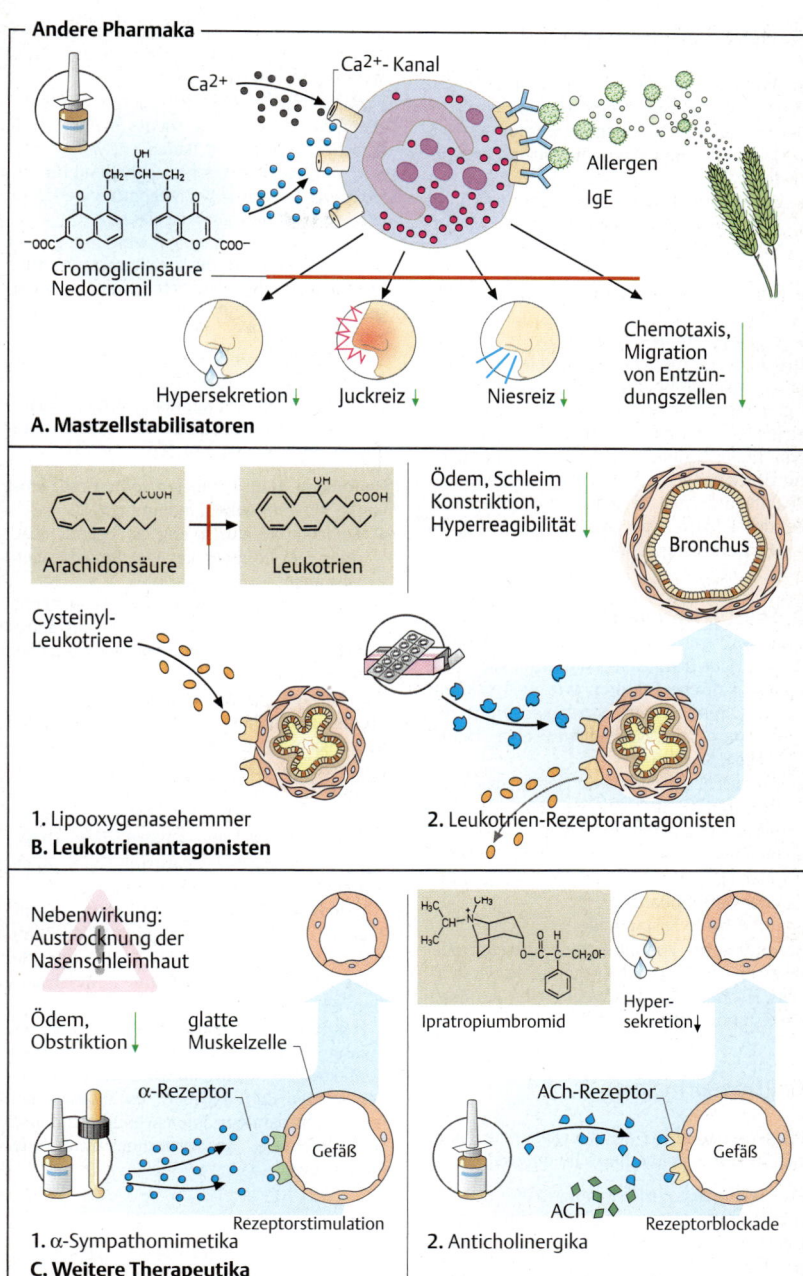

Andere Pharmaka

Ca^{2+} Ca^{2+}- Kanal

Allergen
IgE

CH$_2$-CH-CH$_2$

Cromoglicinsäure
Nedocromil

Hypersekretion ↓   Juckreiz ↓   Niesreiz ↓   Chemotaxis, Migration von Entzündungszellen ↓

A. Mastzellstabilisatoren

Arachidonsäure   Leukotrien

Ödem, Schleim Konstriktion, Hyperreagibilität ↓

Bronchus

Cysteinyl-Leukotriene

1. Lipooxygenasehemmer   2. Leukotrien-Rezeptorantagonisten

B. Leukotrienantagonisten

Nebenwirkung: Austrocknung der Nasenschleimhaut

Ödem, Obstriktion ↓   glatte Muskelzelle

α-Rezeptor

Gefäß

Rezeptorstimulation

1. α-Sympathomimetika

Ipratropiumbromid   Hypersekretion ↓

ACh-Rezeptor

Gefäß

ACh

Rezeptorblockade

2. Anticholinergika

C. Weitere Therapeutika

A. Hautcharakteristika bei Atopie

Bei Vorliegen einer Atopie sind in unterschiedlicher Ausprägung Atopiestigmata sichtbar. Bei Neurodermitis-Patienten werden als charakteristische Hauteigenschaften insbesondere deutlich:

- die Hauttrockenheit (Sebostase), verknüpft mit höherem transepidermalem Wasserverlust bei Störung der epidermalen Barriere.
- eine veränderte pharmakologische Reaktivität
- eine erhöhte Irritierbarkeit.

Die Sebostase führt nicht nur zu feiner Schuppung, Spannungsgefühl der Haut und erniedrigter Juckreizschwelle, sondern macht auch gegenüber Waschprozeduren, häufigem Duschen oder Schwimmbadbesuch empfindlich. Ausdruck der veränderten pharmakologischen Reaktivität ist z. B. die Tendenz zur überschießenden Piloarrektion („Gänsehaut") oder der weiße Dermographismus.

B. Hautirritanzien

Zu den Hautirritanzien gehören:

- physikalische Faktoren wie Austrocknung (Waschprozeduren, Staubexposition) und Reibung (rauer Wollpullover, „enger Hemdkragen, Sand")
- chemische Faktoren wie Detergenzien, Lösungsmittel, synthetische Substanzen des Berufs- und Arbeitsumfeldes
- biologische Substanzen wie Körpersekrete oder Enzyme in Fleischsaft, Obst, Gemüse oder Gartenpflanzen
- mikrobielle Bestandteile.

Besonders bei kombiniertem Auftreten oder Belastung bestimmter Körperareale (Gesicht-Hals, Hände) kann dies Wegbereiter zur Ekzementstehung sein (S. 110 ff).

C. Pflegeprinzipien

Pflegepräparate für die Allergikerhaut lassen sich in verschiedene Bereiche unterteilen.

Hautreinigung. Zur Reinigung sollte bei eher sebostatischer Haut auf die Verwendung von Detergenzien oder von stark entfettenden Präparaten verzichtet werden, da sonst die Haut weiter entfettet wird. Der größte Nachteil von Seifen besteht in ihrer alkalischen Reaktion, die den Hautsäuremantel stört. Neutrale Syndets sind hier besser geeignet.

Wasser selbst wirkt bei häufigem Kontakt ebenfalls austrocknend, sodass häufiges (z. B. täglich) Duschen und Baden entweder reduziert werden sollte oder anschließend rückgefettet werden muss. Bei langem Verweilen im Wasser wird die Haut ausgelaugt.

Wichtig ist auch, dass Schaumbildung nicht mit Reinigungswirkung gleichgesetzt werden kann und generell Haut schonende und weniger entfettende Präparate auch weniger Schaum bilden.

Zur Körper- und speziell Handreinigung sollten deshalb rückfettende Seifen oder Waschlösungen verwendet werden. Shampoopräparate ohne Euxyl K 400 oder Cocamidopropylbetain sind günstig.

Hautpflege. Hautirritanzien sollten möglichst wenig wirken können, indem man

- Reibeeffekte durch eng anliegende Kleidung, Wolle oder raue Pullover(kragen) vermeidet
- zum Schutz vor Berufsstoffen, Lösungsmitteln, enzymhaltigen Sekreten und Säften Schutzhandschuhe oder protektive Salben verwendet.

Zur Rückfettung der Haut sind Salben und Cremes mit höherem Fettanteil oder stärker hydratisierende Cremes und Öl-in-Wasser-Lotionen (O/W) geeignet. Wichtiger als die Rückfettung erscheint eine ausreichende Hydrierung, um eine bessere Feuchtigkeitsretention und Emolliens-Effekte zu erreichen. Hierzu eignen sich besonders harnstoff- oder milchsäurehaltige Lotionen und Cremes.

Bestehen stärkere Lichenifikation und die Tendenz zur Rhagadenbildung, so ist die Zumischung von Gerbstoffen wie Tannin oder der sanft keratolytisch wirksamen Milchsäure sinnvoll.

Wurde eine Kontaktallergie nachgewiesen, müssen Präparate, die die entsprechenden Kontaktallergene enthalten, unbedingt gemieden werden. Zu möglichen Kontaktallergenen in Pflegepräparaten zählen besonders Additiva wie Duftstoffe, Konservierungsmittel oder Emulgatoren.

Pflege der Allergikerhaut

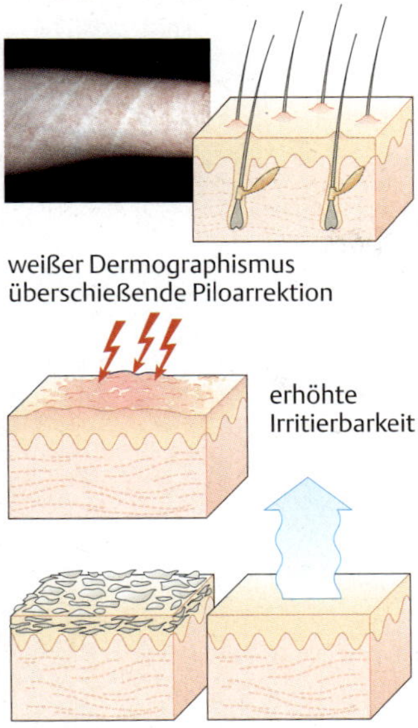

weißer Dermographismus
überschießende Piloarrektion

erhöhte Irritierbarkeit

Sebostase　　Verdunstung

A. Hautcharakteristika bei Atopie

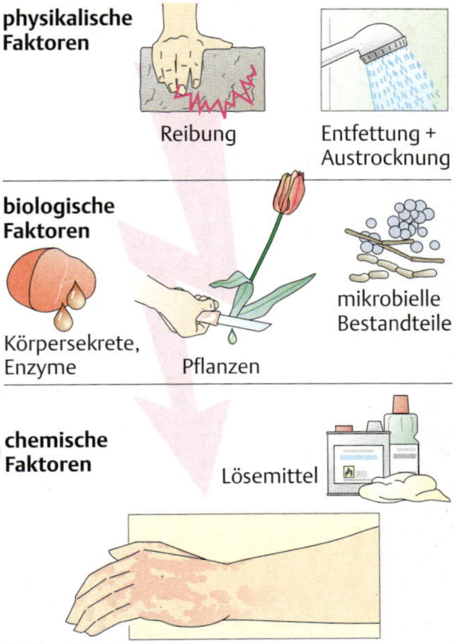

physikalische Faktoren

Reibung　　Entfettung + Austrocknung

biologische Faktoren

Körpersekrete, Enzyme　　Pflanzen

mikrobielle Bestandteile

chemische Faktoren

Lösemittel

B. Hautirritanzien

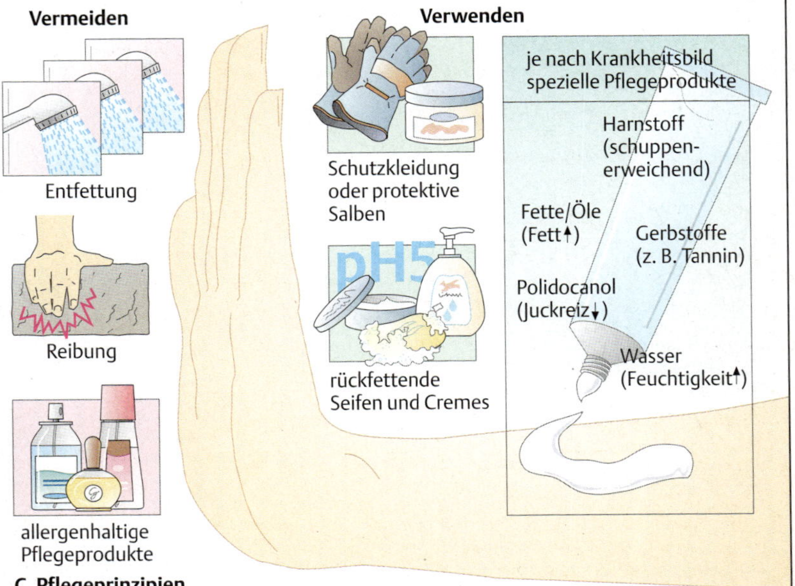

Vermeiden

Entfettung

Reibung

allergenhaltige Pflegeprodukte

Verwenden

Schutzkleidung oder protektive Salben

rückfettende Seifen und Cremes

je nach Krankheitsbild spezielle Pflegeprodukte

Harnstoff (schuppen-erweichend)

Fette/Öle (Fett↑)

Gerbstoffe (z. B. Tannin)

Polidocanol (Juckreiz↓)

Wasser (Feuchtigkeit↑)

C. Pflegeprinzipien

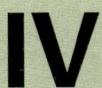

IV

Allergische Krankheitsbilder und -risiken

Allergologische Notfälle durch eine übersteigerte immunologische Allgemeinreaktion können durch eine natürliche oder iatrogene Allergenexposition auftreten. Sie werden als anaphylaktische Reaktionen bezeichnet. In der Bevölkerung tritt jährlich etwa ein Fall einer schweren Anaphylaxie pro 2,5 Millionen Einwohner auf. Im Krankenhaus sind es dagegen mit einem Fall pro 1600 Patienten deutlich mehr.

A. Natürliche Allergenexposition

Insektengift. Eine der bedeutsamsten Allergengruppen, welche zu schweren allergischen Reaktionen führen können, sind Insektengifte. Das Risiko einer nicht tödlichen Anaphylaxie liegt für „gestochene" Personen bei unter 1 %.

Nahrungsmittel. Tödliche Komplikationen, ausgelöst durch nutritive Allergien, sind seltener. Beinahe jedes Nahrungsmittel kann eine anaphylaktische Reaktion hervorrufen, die bedeutendsten sind jedoch Eier, Milchprodukte, Nüsse, Fische und Schalentiere.

B. Iatrogene Allergenexposition

Arzneimittel. Die häufigste Ursache einer medikamenteninduzierten Anaphylaxie sind Penicillinderivate. Eine nichttödliche anaphylaktische Komplikation erleiden laut klinischen Studien 0,7–10 % der Patienten bei Penicillingabe. Die i. v.-Injektion besitzt ein höheres Risiko als die orale Gabe. Auch andere Antibiotika (Sulfonamide, Cephalosporine), Barbiturate, Analgetika, Impfstoffe, Peptidhormone und Enzyme sind als Auslöser allergischer Reaktionen bekannt.

Blutprodukte. Blut, Plasma und Immunglobuline können durch eine IgE-vermittelte Sofortreaktion (Typ I) Anaphylaxien auslösen. Außerdem kommen immunkomplexvermittelte anaphylaktoide Reaktionen (Typ III; S. 28 f) vor.

Hyposensibilisierung. Tödliche Komplikationen im Rahmen einer spezifischen Immuntherapie = Hyposensibilisierung werden auf 0,001–0,0001 % geschätzt. Nicht selten sind Applikationsfehler oder Fehldosierungen die Ursache. Wichtig ist auch, die Kontraindikationen zu beachten (S. 90 ff). Patienten unter Einnahme von Betablockern oder ACE-Hemmern besitzen ein signifikant erhöhtes Anaphylaxierisiko, erleiden schwerere Zwischenfälle und sprechen auf die Notfalltherapie mit Sympathomimetika nicht an.

Latex. Insbesondere bei medizinischem Personal tritt durch den häufigen Gebrauch von latexhaltigen Einmalhandschuhen die IgE-vermittelte Allergie gegen natürliches Latex auf. Sie ist eine wichtige Ursache anaphylaktischer Reaktionen geworden. Zum Teil sind auch Patienten betroffen, die während operativer Eingriffe durch die Handschuhe des Operators oder Zahnarztes mit Latex in Kontakt kamen.

C. Anaphylaktoide Reaktion

Von einer „echten" Anaphylaxie, also der durch eine Typ-I-Allergie verursachten Reaktion, sind anaphylaktoide Reaktionen abzugrenzen. Sie werden nicht durch eine Allergen-IgE-Interaktion, sondern durch andere Mechanismen initiiert.

Immunkomplexvermittlung. Die Bildung von Immunkomplexen kann zu einer Komplementaktivierung mit Freisetzung der Anaphylatoxine C3a und C5a führen. Diese bewirken eine Mastzelldegranulation und eine Kontraktion der glatten Muskulatur. Solche Reaktionen laufen u. a. bei Patienten mit IgA-Mangel ab, wenn sie IgA-haltige Immunglobuline injiziert bekommen. Durch Anti-IgA-IgG-Autoantikörper kommt es zur Entstehung der beschriebenen Immunkomplexe.

Direkte Mastzellstimulation. Bei einigen Substanzen kommt es direkt zu einer Mastzellaktivierung und Mediatorfreisetzung. Mögliche Auslöser sind Kontrastmittel, Volumenexpander (Dextran), Morphin und Muskelrelaxanzien. Auch physikalische Stimuli, wie Kälte, Wärme, Licht oder körperliche Belastung kommen vor. Selten findet sich keine Ursache (idiopathische Anaphylaxie).

Veränderter Arachidonsäuremetabolismus. Ein dritter Weg ist ein veränderter Arachidonsäuremetabolismus, wie er u. a. bei Menschen mit Acetylsalicylsäureintoleranz vorkommt. Dabei entstehen vermehrt Leukotriene.

Der weitere Ablauf und somit das klinische Bild einer anaphylaktoiden Reaktion gleicht dem einer allergischen Sofortreaktion (= pseudoallergisch).

Übersicht Häufigkeiten, Notfälle

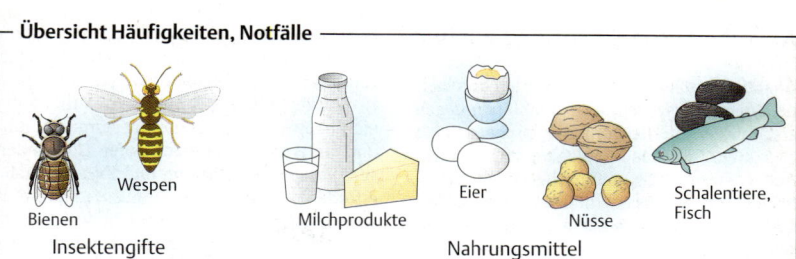

Bienen Wespen

Insektengifte

Milchprodukte

Eier

Nüsse

Schalentiere, Fisch

Nahrungsmittel

A. Natürliche Allergenexposition

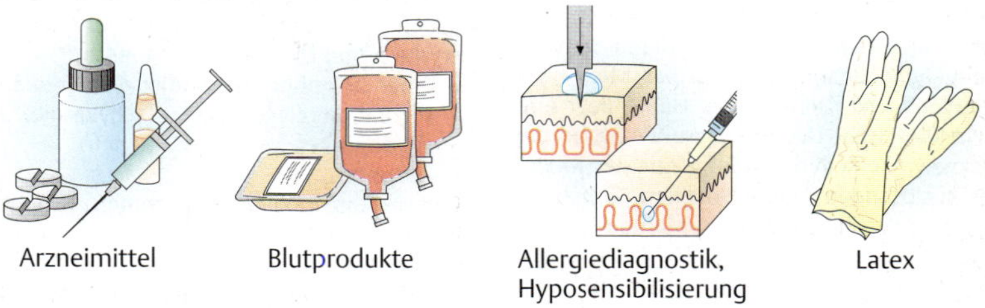

Arzneimittel Blutprodukte Allergiediagnostik, Hyposensibilisierung Latex

B. Iatrogene Allergenexposition

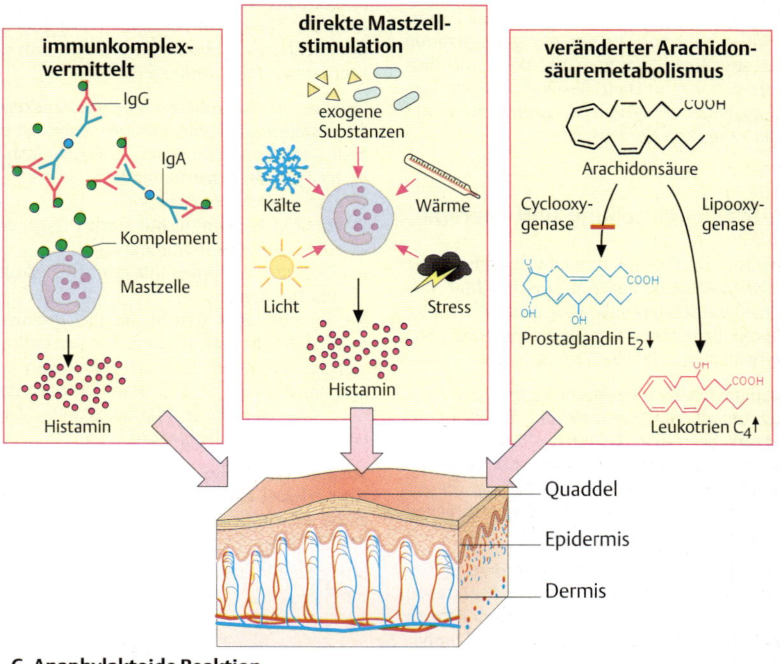

immunkomplex-vermittelt

IgG

IgA

Komplement

Mastzelle

Histamin

direkte Mastzell-stimulation

exogene Substanzen

Kälte Wärme

Licht Stress

Histamin

veränderter Arachidon-säuremetabolismus

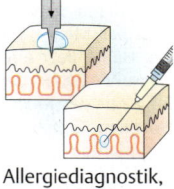

COOH

Arachidonsäure

Cyclooxy-genase

Lipooxy-genase

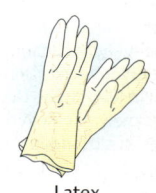
COOH

OH OH

Prostaglandin E_2 ↓

OH
COOH

Leukotrien C_4 ↑

Quaddel

Epidermis

Dermis

C. Anaphylaktoide Reaktion

A. Pathomechanismus und Klinik

Anaphylaktische Reaktionen werden durch eine Typ-I-Allergie hervorgerufen. Ihnen liegen also IgE-vermittelte immunologische Abläufe zugrunde. Zwischen Allergenkontakt und dem Auftreten erster Symptome liegen bei bestehender Sensibilisierung meist nur wenige Minuten. In der Notfallmedizin fasst man allergische Anaphylaxien mit anaphylaktoiden (pseudoallergischen) Reaktionen zusammen, da sie klinisch gleich ablaufen und therapiert werden. Etwa 50 % aller Anaphylaxien sind echte allergische Reaktionen, deren Schwere weitgehend unabhängig von der Menge des Allergens sind. Der anderen Hälfte liegt eine nicht allergische Ursache zugrunde, wobei das Ausmaß der Reaktion häufig mit der Menge des auslösenden Agens korreliert. Durch die Freisetzung verschiedenster Mediatoren wie Histamin, Leukotriene, PAF, Tryptase, Serotonin, Bradykinine und saure Hydrolasen v. a. aus Mastzellen und Basophilen kommt es zu einer generalisierten Reaktion im Organismus. Dabei bestimmen Art, Menge und Verhältnis der Mediatoren sowie die individuelle Prädisposition und der Ort der Allergenexposition die ausgelöste Symptomatik. Diese manifestiert sich v. a. an Haut, Respirationstrakt, kardiovaskulärem System, Gastrointestinaltrakt und zentralem Nervensystem.

B. Stadieneinteilung und Therapie

Je nach Schwere einer anaphylaktischen bzw. anaphylaktoiden Reaktion werden fünf verschiedene Stadien unterschieden. Nach dieser Einteilung richtet sich auch das therapeutische Vorgehen (s. a. Tabelle 2 im Anhang).

Stadium 0: Lokale Reaktion. Hierbei handelt es sich um eine übersteigerte, aber auf den Kontaktort begrenzte Reaktion (Rötung < 8 cm, Schwellung < 4 cm). Meist ist außer Kühlung keine spezielle Therapie erforderlich. Die Allergenzufuhr muss umgehend unterbrochen werden – bei jeder Reaktion.

Stadium I: Leichte Allgemeinreaktion. Es finden sich disseminierte kutane Reaktionen (Flush, Urtikaria, Pruritus). Außerdem können Schleimveränderungen (Rhinorrhoe, Epiphora, Dysphonie) und leichte Allgemeinsymptome (Unruhe, Zephalgie) auftreten. Therapeutisch sind nach Beseitigung der Allergenzufuhr und Schaffung eines intravenösen Zugangs Antihistaminika (H$_1$-Blocker, ggf. zusätzlich H$_2$-Blocker) Mittel der Wahl. Weiterhin kann ein kutanes Allergendepot mit Adrenalin um- und unterspritzt werden. Unter Umständen sind Volumensubstitution und Sauerstoffgabe erforderlich. Der Patient muss mindestens 24 Stunden stationär überwacht werden, da Spätreaktionen evtl. noch Stunden nach Allergenexposition auftreten.

Stadium II: Ausgeprägte Allgemeinreaktion. Neben deutlichen Hautmanifestationen mit Erythem und Urtikaria kommt es zu:
- einer beginnenden kardiovaskulären Dysregulation (Hypotonie, Tachykardie, Arrhythmie)
- Dyspnoe
- gastrointestinalen Symptomen (Übelkeit, Stuhldrang)
- Angstgefühl.

Die Therapie muss um die intravenöse Gabe von Glukokortikoiden erweitert werden. Ein Bronchospasmus wird durch Inhalation eines β$_2$-Sympathomimetikums und intravenöse Gabe von Theophyllin behandelt. Eventuell ist die Injektion von Adrenalin indiziert, um die Kreislaufsituation verbessern.

Stadium III: Bedrohliche Allgemeinreaktion. Ein manifester anaphylaktischer Schock ist ein akut lebensbedrohliches Krankheitsbild (S. 106 f). Zeichen hierfür sind:
- eine schwere Hypotension
- ein Bronchospasmus mit starker Dyspnoe
- eine Bewusstseinstrübung
- ein akutes Abdomen mit Erbrechen, Stuhl- und Urinabgang.

Der Patient muss schnellstmöglich intensivmedizinisch betreut werden. Zur Behandlung werden u. a. Adrenalin bzw. Dobutamin i. v., β$_2$-Sympathomimetika inhalativ, Antihistaminika, Glukokortikoide, Plasmaexpander, Sauerstoff und Theophyllin eingesetzt.

Stadium IV: Vitales Organversagen. Der Patient erleidet ein Herz-Kreislaufversagen bzw. einen Atemstillstand. Eine Reanimation nach der ABCD-Regel muss sofort erfolgen. Die weitere Behandlung entspricht der beim Stadium III.

Anaphylaktische Reaktion

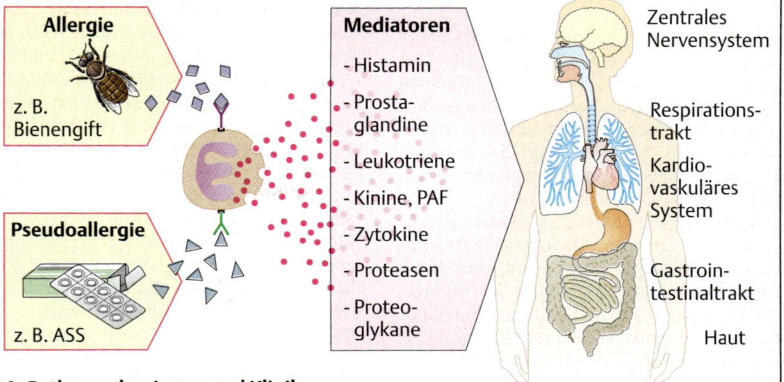
Allergie
z. B.
Bienengift
Pseudoallergie
z. B. ASS
Mediatoren
- Histamin
- Prosta-
glandine
- Leukotriene
- Kinine, PAF
- Zytokine
- Proteasen
- Proteo-
glykane
Zentrales
Nervensystem
Respirations-
trakt
Kardio-
vaskuläres
System
Gastroin-
testinaltrakt
Haut

A. Pathomechanismus und Klinik

Stadium	Klinik	Therapie		
		STOP In jedem Fall die Allergenzufuhr unterbrechen!		
0 Lokal-reaktion	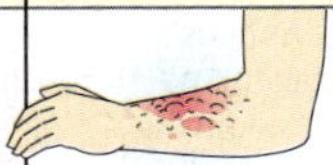	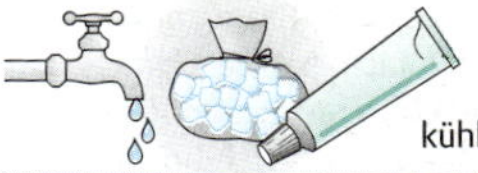	kühlen	ambulant
I leichte Allgemein-reaktion	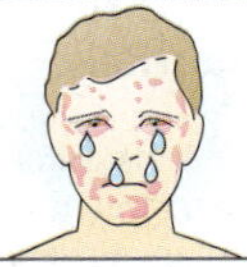	i.v.-Zugang 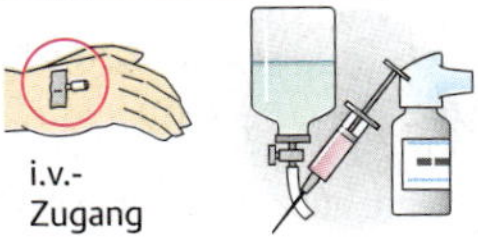	Antihistaminika Gluko-kortikoide O_2	24 h stationär
II ausgeprägte Allgemein-reaktion	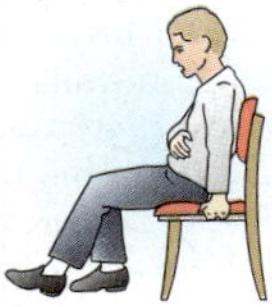	i.v.-Zugang 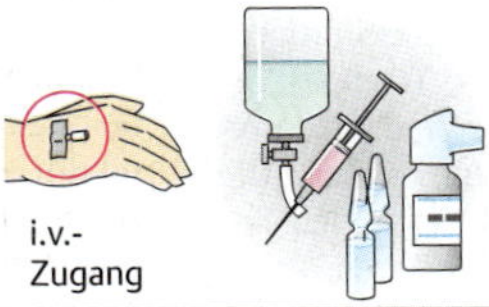	Glukokortikoide β_2-Sympatho-mimetika Theophyllin Adrenalin O_2	stationär
III bedrohliche Allgemein-reaktion	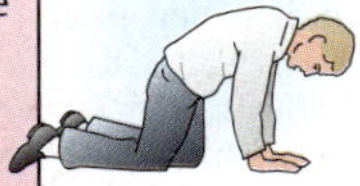	i.v.-Zugang 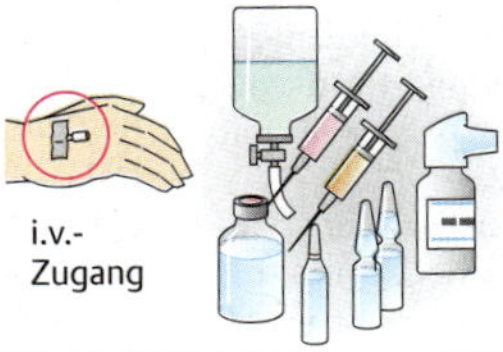	Adrenalin β_2-Sympatho-mimetika Antihistaminika Glukokortikoide Plasmaexpander Theophyllin O_2	Intensiv-station
IV vitales Organ-versagen	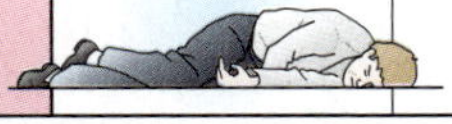	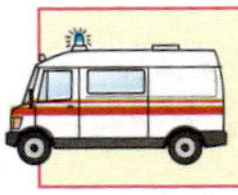 **A**temwege freimachen **B**eatmen **C**irculation sichern **D**rugs		Intensiv-station nach Sta-bilisation

B. Stadieneinteilung und Therapie

A. Pathogenese und Klinik

Eine anaphylaktische Reaktion in maximaler Ausprägung ist der anaphylaktische Schock. Er kann innerhalb von Sekunden bis Minuten nach einer Allergenexposition auch ohne Prodromi oder lokale Reaktion auftreten. Zu Beginn bestehen oft Hitzegefühl, Brennen und Juckreiz – meist an den Handinnenflächen, Fußsohlen, perioral oder perianal.

An der *Lunge* führen die durch Mastzellaktivierung freigesetzten Mediatoren zur Bronchokonstriktion, Hypersekretion und Vasokonstriktion. Es resultiert eine Ventilations-, Diffusions- und Perfusionsstörung mit Erhöhung des pulmonalen Gefäßwiderstands.

In der *peripheren Endstrombahn* kommt es zu Permeabilitätsstörungen der Kapillaren. Dies bewirkt eine Extravasation von Plasma mit nachfolgender Hypovolämie und Hämokonzentration. Zugleich tritt eine Vasodilatation auf. Im Gewebe führt die Mikrozirkulationsstörung zur Hypoxie und Azidose. Initial kann es zu einer reflektorischen Bradykardie kommen, gefolgt von einer Tachykardie. Histamin wirkt am *Herzen* positiv chronotrop. Das Vollbild eines Schocks manifestiert sich bei einem Schockindex (Pulsfrequenz/systolischer Blutdruck) > 1. Perakut kann ein primärer Herz-Kreislauf-Stillstand eintreten.

An *Haut und Schleimhäuten* treten Eytheme, Urtikaria und (Quincke-)Ödeme auf. Gefährlich sind besonders Schleimhautschwellungen im Bereich des oberen Respirationstrakts (Zunge, Pharynx, Larynx, Trachea), die zur akuten Verlegung der Atemwege mit respiratorischer Insuffizienz führen können. Die *gastrointestinale* Symptomatik lässt sich auf Permeabilitätsstörungen zurückführen. Darüber hinaus stimuliert Histamin die Darmmotorik und gastrale Säureproduktion. Zu den *unspezifischen* Beschwerden gehören Harn- und Stuhlabgang, Bauchschmerzen, Übelkeit mit Erbrechen sowie Uteruskrämpfe.

Mögliche *ZNS*-Symptome sind Unruhe, Zephalgie, zerebrale Krampfanfälle bis hin zur Bewusstlosigkeit.

B. Therapie

Aufgrund des möglichen perakuten Verlaufs eines anaphylaktischen Schocks ist eine sofortige Therapie erforderlich. Zuerst muss die Allergenzufuhr gestoppt werden. Falls möglich, sollte ein Stauschlauch zur Unterbrechung des venösen Abstroms angelegt oder das Allergendepot mit 0,05–0,1 mg Adrenalin subkutan umspritzt werden. Desweiteren müssen großvolumige venöse Zugänge geschaffen werden. Das wichtigste Medikament zur Behandlung schwerer allergischer Reaktionen ist Adrenalin. Üblich ist die langsame (über mehrere Minuten) intravenöse Gabe von 0,5–1 ml Suprarenin unter Kontrolle der Kreislaufparameter. Alternativ können initial 0,1–0,4 ml Suprarenin intramuskulär injiziert werden. Die intravenöse Adrenalinapplikation kann bis zu 4-mal alle 5 min wiederholt werden. Als nächster Schritt sollte die Volumensubstitution mit HES- (0,5–1 l) und Ringerlösung erfolgen. Weitere Notfallmaßnahmen sind die Sauerstoffgabe (5–10 l/min) und Schocklagerung. Danach werden Antihistaminika, Glukokortikoide und β_2-Sympathomimetika eingesetzt. Weitere Medikamente kommen in Abhängigkeit von der klinischen Symptomatik zum Einsatz (S. 104 f, Anhang). Die Therapie von Herz-Kreislaufversagen und Atemstillstand folgt der ABCD-Regel. (s. Anhang)

C. Notfallapotheke

Insbesondere bei Nahrungsmittel- und Insektengiftallergikern treten anaphylaktische Reaktionen meist in Abwesenheit eines Arztes auf. Daher müssen betroffene Personen ein Notfallset zur Selbstmedikation mitführen. Es beinhaltet ein schnell wirksames Antihistaminikum, ein Glukokortikoid und in aller Regel Adrenalin. Flüssige Zubereitungen wie Saft oder Sirup (z. B. Betamethason liquidum, Dimetindenmaleat-Sirup) sind Tabletten vorzuziehen. Das β_2-Sympathomimetikum liegt als Aerosol zur Inhalation und bei gefährdeten Patienten als Adrenalin-Fertigspritze (z. B. Fastjekt) zur i.m.-Injektion in den Oberschenkel vor. In jeder allergologisch ausgerichteten Praxis oder Klinik müssen ein entsprechender Notfallkoffer vorhanden und das Personal mit der Notfalltherapie vertraut sein.

Anaphylaktischer Schock

Lunge	Endstrombahn	Herz/Kreislauf

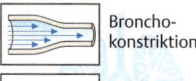 Broncho-konstriktion

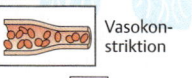 Hyper-sekretion

 Vasokon-striktion

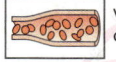 Vaso-dilatation

 Permeabilitäts-störung

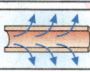 Extra-vasation

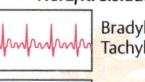 Bradykardie/Tachykardie

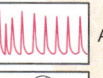 Arrhythmie

 Hypotonie

– Ventilationsstörung
– Diffusionsstörung
– Perfusionsstörung

respiratorische Insuffizienz

– Hypovolämie und Hämokonzentration
– Hypoxie und Azidose
– Ödem

– Schockindex > 1
$$\frac{Frequenz}{RR\ syst.}$$
– Kardiovaskuläre Insuffizienz

Weitere Schockmanifestationen

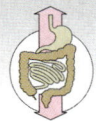 Erbrechen Stuhlabgang

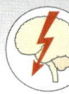 Krämpfe Unruhe Zephalgie

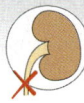 Miktions-störungen

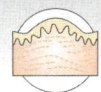 Erythem Ödem

A. Pathogenese und Klinik

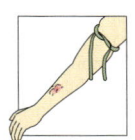 Allergenzufuhr stoppen!

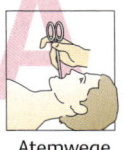 Atemwege freimachen

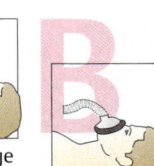 Beatmen

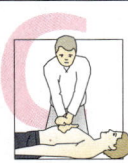 Circulation sichern

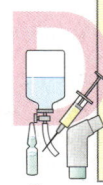 Drugs

Adrenalin
Ringer-Lsg.
HES-Lsg.
Antihista-minika
Gluko-kortikoide
β_2-Sympatho-mimetika

B. Therapie

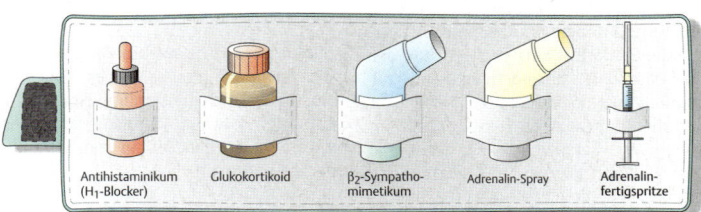

Antihistaminikum (H_1-Blocker) — Glukokortikoid — β_2-Sympatho-mimetikum — Adrenalin-Spray — Adrenalin-fertigspritze

C. Notfallapotheke

A. Anatomie und Physiologie der Haut

Grob anatomisch gesehen, setzt sich die Haut aus 3 eng miteinander interagierenden Schichten zusammen: der Epidermis, der Dermis und dem subkutanen Fettgewebe. Wichtig ist dabei, dass die Ausprägung jeder einzelnen Struktur wie auch die Interaktion zwischen ihnen je nach Lokalisation sehr stark schwankt. So wird an den Handflächen und Fußsohlen eine sehr starke Epidermis benötigt, die mit der darunter liegenden Dermis und dem Fußgewölbe eng verflochten ist, während abdominal und im Bereich der Hüften das subkutane Fettgewebe relativ gut ausgeprägt ist und im Bereich der Augenlider alle 3 Strukturen äußerst zart sind.

Epidermis (2.). Zahlenmäßig stellen die Keratinozyten die bedeutendste Zellpopulation der Epidermis dar. Sie liegen in Schichten übereinander. Dabei ist zu beachten, dass diese Schichtung wenig mit übereinander liegenden Ziegeln gemein hat, sondern es sich um eine sich von der Basalschicht nach oben hin terminal differenzierende Zellpopulation handelt, die als kernlose und somit biologisch tote Zelle in der obersten Epidermisschicht als äußerste Barriere der Haut ihre letzte Funktion erfüllt. Um einerseits von basal nach apikal zu wandern und trotzdem den gewohnten Zusammenhalt zu gewährleisten, exprimieren Keratinozyten „Adhäsionsmoleküle", die ihnen den Zusammenhalt ermöglichen.

Dendritische Zellen (3.). Neben den Keratinozyten beherbergt die gesunde Epidermis noch andere Zellen, von denen die dendritischen APC, die Langerhans-Zellen und die Pigment bildenden Melanozyten wohl die wichtigsten sind. Die Langerhans-Zellen sind vermutlich die beweglichsten Zellen der Epidermis. Sie entstammen der myelomonozytären Reihe und wandern, aus dem Knochenmark stammend, in die Epidermis ein, wo sie sich in der Nähe der Basalzellen ansiedeln und ihre zur Antigenaufnahme befähigten Ausläufer weit zwischen die Keratinozyten ausstrecken. Man geht davon aus, dass eine Langerhans-Zelle mit etwa 20 Keratinozyten in Kontakt steht. Die Melanozyten haben ebenfalls eine dendritische Struktur, da ihre Ausläufer an die assoziierten Keratinozyten das Melanin abgeben, wenn sie durch UV-Strahlen oder auch durch entzündliche Reize entsprechend aktiviert werden. Über die Bedeutung der Melanozyten als immunregulatorische Zellen weiß man nicht viel, obgleich davon ausgegangen werden muss, dass sie wichtige regulatorische, insbesondere immunsuppressive Funktionen übernehmen können. Lymphozyten gibt es in der gesunden Epidermis des Menschen praktisch nicht.

Basalmembran (4.). Die Basalmembran ist keine Barriere zwischen Dermis und Epidermis, sondern sie gewährleistet die anatomische und funktionelle Verankerung der Epidermis in der Dermis. Hierfür werden – insbesondere auch von den basalen Keratinozyten – Bindegewebsfasern gebildet, die die Haut stabilisieren sowie ihre Versorgung, die Migration der APC zwischen Dermis und Epidermis und – im Fall von Entzündungen – auch anderer hämatopoetischer Zellen gewährleisten.

Dermis (5.). Die Dermis ist ein relativ loses, gut durchblutetes Bindegewebe, das die Stabilität der Epidermis reguliert, die nervale (6.) und vaskuläre Versorgung der Epidermis übernimmt und zahlreiche Zellen enthält, die Immunantworten regulatorisch beeinflussen: Fibroblasten, Mastzellen, Nervenzellen, verschiedene Differenzierungsformen der myelomonozytären Reihe als APC und Endothelien. All diese Zellen interagieren untereinander und können Zytokine und Chemokine produzieren, die die Migration von hämatopoetischen Zellen in die Epidermis steuern. So können Mastzellen nicht nur Histamin und Mediatoren der Soforttyp-Reaktion bilden, sondern auch TNF und IL-8 produzieren. Dies sind 2 wichtige Moleküle, die für die Migration von neutrophilen Granulozyten benötigt werden. Fibroblasten können nach Stimulation durch IL-4 Eotaxin bilden, das den chemotaktischen Gradienten für das Einwandern von eosinophilen Granulozyten und T_{H2}-Lymphozyten in die Haut erstellt (S. 18 f).

Subkutanes Fettgewebe. Das Fettgewebe ist einerseits ein mechanisches Polster, beeinflusst aber auch die Durchblutung und Temperatur der Haut und kann so – zumindest indirekt – wieder den Verlauf von Immunantworten beeinflussen.

Anatomie der Haut

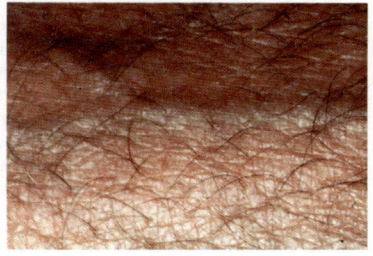

1. Normale Haut

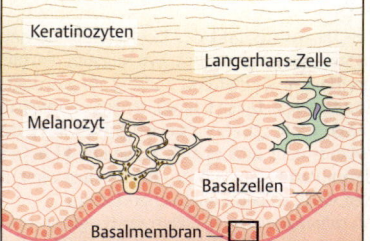

Keratinozyten

Langerhans-Zelle

Melanozyt

Basalzellen

Basalmembran

2. Epidermis

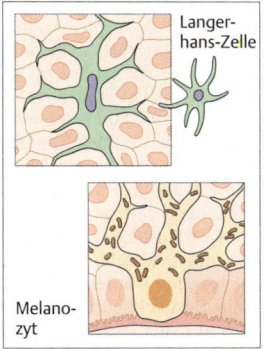

Langer-
hans-Zelle

Melano-
zyt

3. Dendritische Zellen

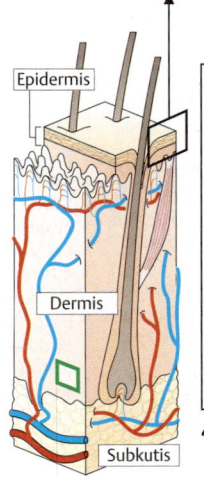

Epidermis

Dermis

Subkutis

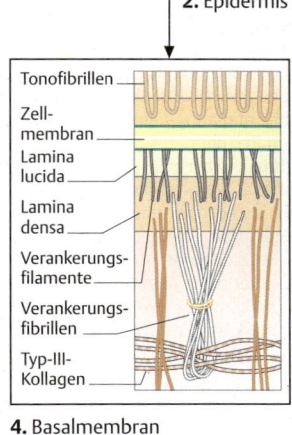

Tonofibrillen

Zell-
membran

Lamina
lucida

Lamina
densa

Verankerungs-
filamente

Verankerungs-
fibrillen

Typ-III-
Kollagen

4. Basalmembran

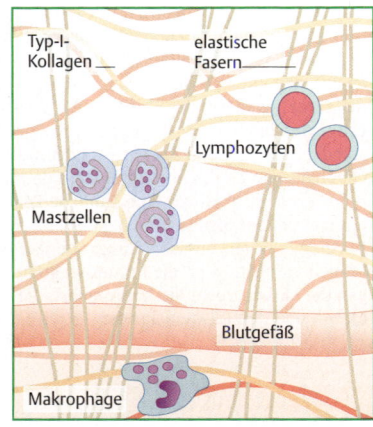

Typ-I-
Kollagen

elastische
Fasern

Lymphozyten

Mastzellen

Blutgefäß

Makrophage

5. Dermis

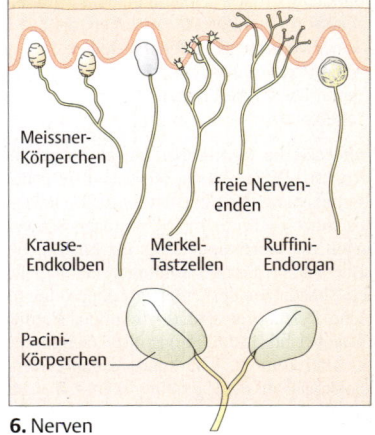

Meissner-
Körperchen

freie Nerven-
enden

Krause-
Endkolben

Merkel-
Tastzellen

Ruffini-
Endorgan

Pacini-
Körperchen

6. Nerven

A. Anatomie und Physiologie der Haut

A. Klinik und Pathogenese

Die Dermatitis und das Ekzem sind die häufigsten und vermutlich wichtigsten Formen der Haut, mit einer Entzündung auf Störungen zu reagieren. Diese können toxischer, infektiöser oder allergischer Genese sein (S. 46 f). Darüber hinaus gibt es eine Reihe von Ekzemen, deren Pathogenese noch nicht sicher verstanden wird, so beim atopischen Ekzem.

Morphologisch ist die Dermatitis durch etwa stecknadelkopfgroße Papeln gekennzeichnet, die meist zentral eine sehr kleine Schuppe und feine Krusten aufweisen. Letztere sind das gerissene Dach und das getrocknete Sekret des Bläschens, das meist unsichtbar der Papel oben aufsitzt. Die Papeln stehen häufig gruppiert und auf einem relativ unscharf begrenztem Erythem.

Histologisch entspricht die Dermatitis einem Infiltrat, vorwiegend aus T-Lymphozyten, die bis in die obersten Schichten der Epidermis eindringen. Dieses Infiltrat ist assoziiert mit

- weit gestellten Gefäßen (Rötung)
- einer mehr oder minder ausgeprägten Verdickung der Epidermis als Folge einer verstärkten Proliferation der Keratinozyten (Schuppung)
- einem Ödem in der Epidermis, das die Keratinozyten so weit auseinander drängen kann, dass es zu kleinen Bläschen kommt.

Das Ekzem unterscheidet sich von der Dermatitis primär dadurch, dass die kleinen Papeln großflächig zusammenlaufen, sodass größere Plaque-förmige Infiltrate entstehen, die mit

- einer Vergröberung der Hautfelder
- einer Lichenifikation und
- einer Brüchigkeit der Haut
einhergehen.

Akut toxische Dermatitis. Die akut toxische Dermatitis ist Folge einer schnell auftretenden Überbelastung der Haut mit toxischen Reizen. Dies führt zu Erythem, ödematösen Schwellungen, Bläschen und sogar Blasen. Die bekannteste Form ist der Sonnenbrand, obgleich viele Substanzen des täglichen Lebens eine toxische Dermatitis auslösen können. Häufige Beispiele sind Desinfektionsmittel, Seifen, Öle, Kalk und Zement, insbesondere dann, wenn sie okklusiv auf die Haut einwirken, z. B. unter Handschuhen oder in Stiefeln.

Kumulativ toxisches Ekzem. Am häufigsten werden Ekzeme durch kumulative toxische Reize ausgelöst. Hierunter versteht man geringfügige Schädigungen der Haut, die als einzelnes Ereignis einen nicht oder nur kaum messbaren Defekt hervorrufen. Wiederholen sich diese Traumen häufiger, kann dies einerseits zu einem „Hardening" der Haut führen. Andererseits können jedoch die Reparaturmechanismen der Haut überlastet werden; die Folge ist dann eine Entzündung, das Ekzem. Wichtig ist, dass es bei jedem Ekzem zur Aktivierung und Mobilisierung der Langerhans-Zellen der Haut kommt, die dann aus der Epidermis in den drainierenden Lymphknoten auswandern und dabei alle Proteine und Haptene mitnehmen, mit denen sie in der Epidermis beladen wurden. So ist die Kontaktallergie gegen Nickel häufig die Folge einer kumulativ toxischen Dermatitis, die durch das Stechen der Löcher für Ohrringe oder schlecht sitzende Schließen bedingt ist. In den Heilberufen werden kumulativ toxische Ekzeme oft durch den falschen Gebrauch von Desinfektionsmitteln ausgelöst. Letztere sind so konzipiert, dass sie verdunsten können und aus diesem Grunde die Epidermis kaum oder gar nicht schädigen. Wird jedoch das Verdunsten dadurch verhindert, dass nach der Desinfektion zu schnell Handschuhe angezogen werden (Okklusiveffekt), können alle Desinfektionsmittel zu akuten oder, bei wiederholter Fehlanwendung, zu kumulativ toxischen Ekzemen führen.

Andere Ekzemreaktionen. Das Ekzem ist primär ein wichtiger Verteidigungsmechanismus – auch das allergisch bedingte. So verursachen Glykoproteine von Trichophyten oder Sarcoptis scabiei, der Krätzmilbe, allergische Typ-IV-Reaktionen. Im Falle der Trichophyten-Reaktion (Tinea) „wandert das Ekzem hinter den Trichophyten her", sodass das Ekzem i. d. R. randständig betont ist und zur Mitte, in der die Trichophyten durch die Immunreaktion deutlich reduziert sind, abklingt. Eine ähnliche Reaktion liegt bei der Skabies vor, bei der eine Typ-IV-Allergie gegen Ausscheidungsprodukte der Milben vorliegt. Es ist die Immunreaktion gegen die Milben, nicht die Milbe selbst, die das Ekzem und den Juckreiz auslöst.

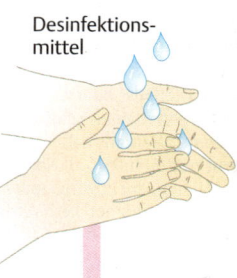

Desinfektions-
mittel

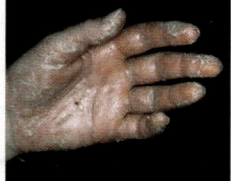

akutes Ekzem

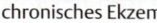

chronisches Ekzem

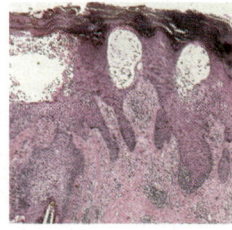

spongioforme Dermatitis
(Histologie)

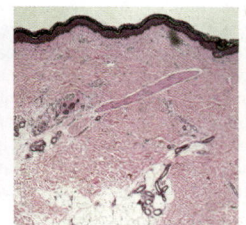

normale Haut (Histologie)

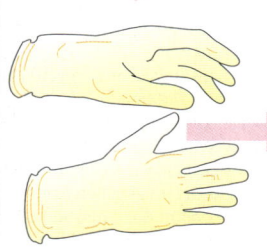

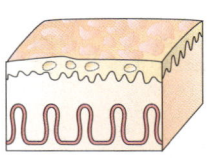

akut toxische Dermatitis

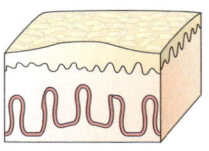

kumulativ toxische
Dermatitis

Sensibilisierungs-
gefahr bei ge-
schädigter Haut
erhöht!

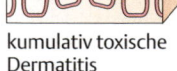

Kontaktallergie

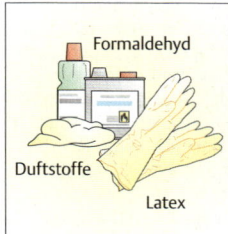

Formaldehyd

Duftstoffe

Latex

erneuter Kontakt

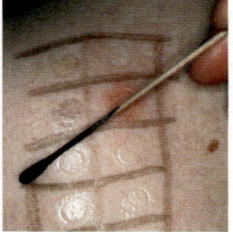

Epikutantest

A. Klinik und Pathomechanismen

A. Diagnostik und Therapie

Klinisch unterscheidet sich das kontaktallergische Ekzem wenig vom kumulativ toxischen oder atopischen Ekzem. Die Morphe, der klinische Grundbefund ist der gleiche. Im Gegensatz zur Morphe kann aber die Verteilung des Ekzems wichtige Hinweise auf die Pathogenese geben. So sind toxisch bedingte Ekzeme meist sehr scharf begrenzt, während allergisch bedingte Ekzeme häufig unscharf begrenzt sind und streuen: Sie dehnen sich über den scharfen Rand hinaus und treten auch an Orten auf, an denen kein sichtbarer Kontakt mit dem Allergen stattfand. Ein 3. Punkt ist, dass sie auch in Körperregionen auftreten, in denen toxische Ekzeme eher seltener sind (so im Bereich des Gesichts, der Augen und Ohren), oder selbst dann persistieren, wenn der kumulativ toxische Reiz unterbrochen wurde.

Vorgehen bei Verdacht auf Kontaktallergie.
Nur selten ahnen Patienten, dass sie an einem kontaktallergischen Ekzem leiden. In der Regel muss der Verdacht vom Arzt gestellt werden. Wichtige Hinweise sind
- die klinische Ausbreitung des Ekzems
- der fehlende Kausalzusammenhang zwischen einem Auslöser und dem Ekzem
- das Fehlen anderer Ursachen, wie z. B. eines atopischen Ekzems.

Bei Verdacht auf ein kontaktallergisches Ekzem steht daher am Anfang eine genaue Anamnese (S. 54 f). Die meisten Kontaktstoffe des täglichen Lebens – von der Tagescreme bis hin zum Schuhleder – enthalten Kontaktallergene; das potenzielle Allergenspektrum umfasst weit über 1000 Substanzen. Viele davon sind aber relativ selten; und es ist erst einmal wichtig, sich auf wichtige Kontaktstoffe wie Cremes, Körperpflegemittel, Gummichemikalien, Reinigungssubstanzen und Berufsstoffe zu konzentrieren und hier die häufigsten Kontaktallergene zu erfassen (s. Anhang). Anschließend wird zunächst therapiert. Das schließt lokale glukokortikoidhaltige Externa und eine entsprechende Hautpflege ein. Besonders wichtig ist, dass jedes auslösende bzw. potenziell mögliche Allergen gemieden wird – andernfalls ist jeder Therapieversuch vergebens: Anhaltender Kontakt mit einem Kontaktallergen ist eine der häufigsten Ursachen für das Scheitern einer Ekzemtherapie. Erst wenn das Ekzem ganz abgeheilt ist, darf getestet werden. Der Nachweis eines kontakttallergischen Ekzems wird über den Epikutantest (S. 64 f) mit standardisierten Testsubstanzen geführt, da sonst die Interpretation bezüglich falsch positiver oder falsch negativer Reaktionen nicht gewährleistet ist. Ein unsachgemäß durchgeführter Test oder eine unsachgemäße Interpretation können schwerwiegende Folgen für den Patienten haben; gefährdet sind v. a. Beruf und Berufswahl. Nach Identifizierung des Allergenspektrums muss unbedingt die Anamnese wiederholt werden, um die Relevanz des Testergebnisses zu kontrollieren.

Wichtig ist, mit dem Patienten ein abschließendes Aufklärungsgespräch zu führen, in dem ihm die Bedeutung des Tests und das Allergenspektrum klar dargelegt werden.

Besondere Formen und Definitionen.
Airborne Contact Dermatitis. Hier wird das Kontaktallergen nicht direkt auf die Haut „aufgetragen", sondern über Dämpfe aufgenommen. Häufige Quellen sind Pflanzen, auch einige Zimmerpflanzen und Aromastoffe.
Photokontaktallergie. Hier verursacht das Hapten (S. 30 f) nur dann eine allergische Reaktion, wenn es durch die UVA-Strahlung des Sonnenlichts aktiviert wird. Zu den häufigen Substanzen zählen Lichtschutzmittel und Psychopharmaka wie Chlorpromazin.
Gruppenallergie. Sensibilisierung gegen chemisch nah verwandte Haptene.
Kopplungsallergie. Gleichzeitige Sensibilisierung gegen mindestens 2 Haptene, z. B. bei der Behandlung eines Ekzems gegen ein Antibiotikum und Duftstoffe, die im gleichen Externum enthalten sind, oder beim Anziehen von Gummihandschuhen über frisch desinfizierte, noch feuchte Hände gegen Bestandteile von Desinfektionsmitteln und Latex.
Pfropfallergie. Sensibilisierung, die sich auf ein kontaktallergisches Ekzem aufpfropft: So kann zuerst eine Sensibilisierung gegen Desinfektionsmittel eintreten und dann erst die Sensibilisierung gegen Latex, das sich in Schutzhandschuhen befindet. Häufiger ist die Sensibilisierung gegen Bestandteile von Salben und Cremes, die zur Behandlung von kontaktallergischen Ekzemen verwendet werden.

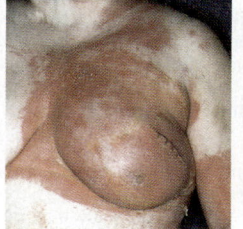

scharf begrenztes
Ekzem

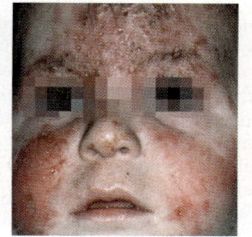

unscharf begrenztes
Ekzem

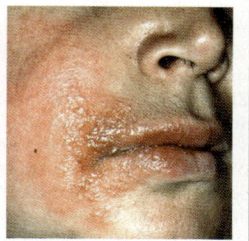

allergisches Kontakt-
ekzem am Mund

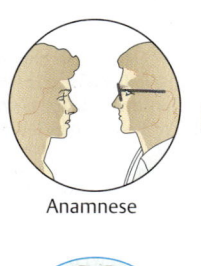

Anamnese

Inspektion

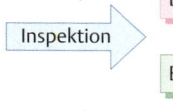

Lokalisation?

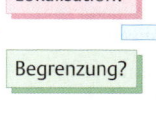

Begrenzung?

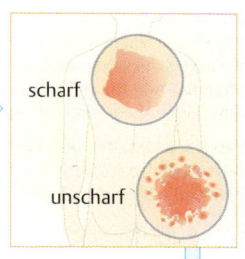

scharf

unscharf

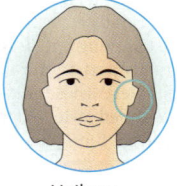

Heilung

äußerliche
Steroide
ohne Kontakt-
allergene:
z.B.
Duftstoffe,
Antibiotika

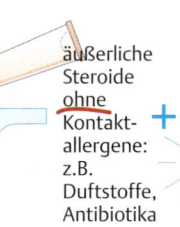

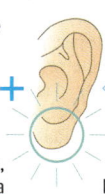

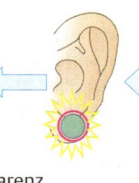

Karenz

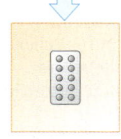

Epikutantest

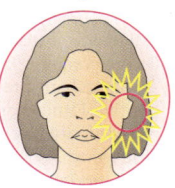

Persistenz

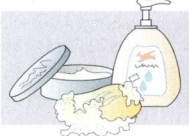

gemeinsame
Allergene:
Duftstoffe,
Konservierer,
Salbengrundlage

Suche nach versteckten Allergenen,
z.B. in Körperpflegemitteln

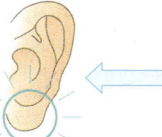

Karenz

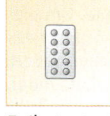

Epikutantest

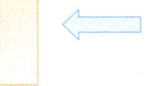

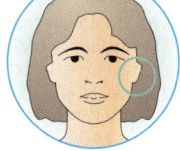

Abheilung

A. Diagnostik und Therapie bei Ekzem

A. Atopische Dermatitis

Der Begriff setzt sich aus dem griechischen a-topos (am falschen Ort) und Ekzem oder Dermatitis zusammen, je nachdem ob man eher die akute oder eher die chronische Phase beschreibt. Er spiegelt die angeborene Neigung wider, scheinbar grundlos Ekzeme zu entwickeln. Das atopische Ekzem ist Teil des „atopischen Symptomkomplexes", der die Rhinitis allergica und das allergische Asthma mit einschließt. Für alle 3 Krankheiten liegen entweder gemeinsame oder genetisch eng gekoppelte Anlagen vor, die gemeinsam vererbt werden. Aus diesem Grunde werden bei Patienten mit atopischem Ekzem auch häufig erhöhte Werte von spezifischem und Gesamt-IgE gefunden. Weiter ist allen gemeinsam, dass sie zyklisch verlaufen und durch Umweltfaktoren und Lebensgewohnheiten mit beeinflusst werden.

Manifestationsalter und Klinik. Das atopische Ekzem neigt dazu, sich in 3 Lebensaltern unterschiedlich zu manifestieren:

1. Das *atopische Säuglingsekzem* tritt ab dem 3. Monat auf und ist die häufigste Form der atopischen Dermatitis; sie betrifft bis zu 5 % aller Säuglinge und stellt die erste atopische Krankheit dar. Es handelt sich um eine sehr akute, exsudative Form des Ekzems, das neben Stamm und Beugen besonders auch das Gesicht und den behaarten Kopf befällt. Es besteht starker Juckreiz, und die Krusten neigen zur Superinfektion durch Staphylococcus aureus. Jede bis heute entwickelte Therapie ist symptomatisch und einzig darauf ausgerichtet, die Krankheitssymptome zu lindern und das Kind vor Folgeerkrankungen zu schützen (s. a. S. 168 f). Zwischen dem 2. und 4. Lebensjahr bessert sich das atopische Ekzem i. d. R. deutlich, und bei der Mehrheit der Kinder heilt es ganz aus.

2. Erst mit Beginn des Schulalters und der Pubertät tritt es wieder in Erscheinung, jetzt unter dem Bild eines lichenifizierten Ekzems, besonders an den großen Beugen. Gleichzeitig haben die meisten Kinder und Jugendlichen eine bis in das Erwachsenenalter persistierende trockene Haut in Form einer milden Ichthyose und eine besondere Empfindlichkeit, auf toxische Reize, die normalerweise vertragen werden, ein Ekzem zu entwickeln. Diese Form des atopischen Ekzems, das etwa 3 % der Jugendlichen betrifft, heilt im jungen Erwach-

senenalter meist aus; nur einige leiden unter Jahrzehnte lang anhaltenden, dann meist generalisierten Ekzemen. Die Überempfindlichkeit gegenüber kumulativ toxischen Reizen bleibt bestehen. Nassberufe stellen daher für diese Atopiker ein Problem dar, das eine besondere Sorgfalt am Arbeitsplatz verlangt.

3. Jenseits des 30., sogar jenseits des 60. Lebensjahres kann es dann zur eher seltenen Spätmanifestation des atopischen Ekzems kommen. Je später es sich manifestiert, desto mehr verlässt es die lichenifizierte Form und erscheint jetzt als ein Ekzem, das durch sehr stark juckende, einzeln stehende „Prurigopapeln" gekennzeichnet ist und sehr schwer auf Behandlungen anspricht.

Die trockene, empfindliche Haut und die Neigung zu Juckreiz mit Wollunverträglichkeit sowie zur Superinfektion durch Staphylococcus aureus begleiten die Betroffenen lebenslang.

Pathogenese – ein immunologisches Modell. Die Pathogenese des atopischen Ekzems ist weiter unklar und wird kontrovers diskutiert. Die enge Assoziation mit der allergischen Rhinitis und dem Asthma lässt oftmals an eine „allergisch" bedingte Aktivierung von T-Lymphozyten denken. Alternativ dazu ist die allergische Reaktion nicht direkter Auslöser des Ekzems. Die Interleukin-4-mediierte Allergie und die erhöhten IgE-Spiegel führen aber dazu, dass die antigenpräsentierenden Zellen der Haut vermehrt Autoantigene an T-Lymphozyten präsentieren und so eine Autoimmunreaktion unterhalten.

Wichtige diagnostische Kriterien.

- Persistierendes Ekzem in typischer Lokalisation und entsprechendem Alter
- positive Familienanamnese bezüglich atopischer Krankheit (S. 4 f)
- gesteigerte Trockenheit und Irritabilität der Haut, Juckreiz
- Rhinitis allergica, Asthma bronchiale
- Hyperlinearität der Handflächen
- erhöhtes spezifisches oder Gesamt-IgE.

Therapie. Um die verschiedenen pathogenetischen Aspekte des Ekzems zu berücksichtigen, sind neben äußerlichen Steroiden zur Reduktion der Entzündung eine angepasste Basistherapie mit hydrierenden Salben, Cremes und ggf. die Keimreduktion durch Antibiotika fester Bestandteil der Behandlung.

Atopische Dermatitis

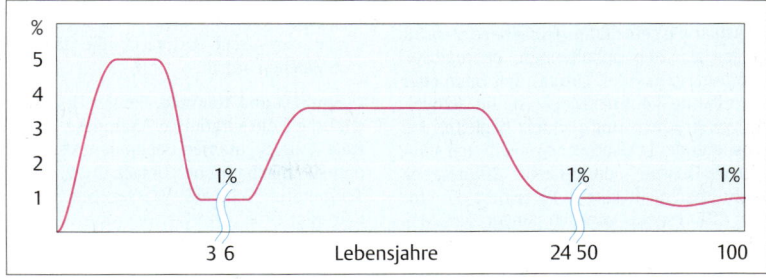

%
5
4
3
2
1

1%   1%   1%

3 6   Lebensjahre   24 50   100

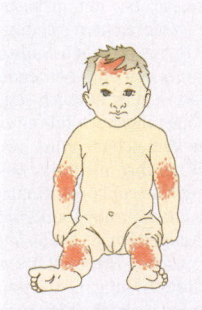

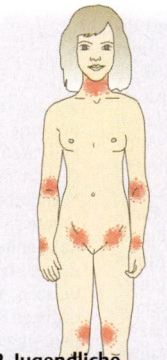

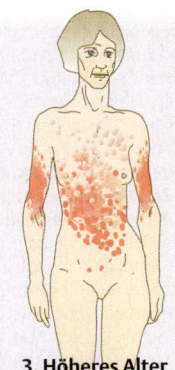

1. Säugling/Kleinkind
diffuse Verteilung, v.a.
Kopf, Arme und Beine

2. Jugendliche
Verteilung besonders
an „Beugen": Hals-,
Ellenbeuge, Hand-, Fuß-
gelenke, Kniekehlen

3. Höheres Alter
Verteilung v.a.
am Stamm und
an den Armen

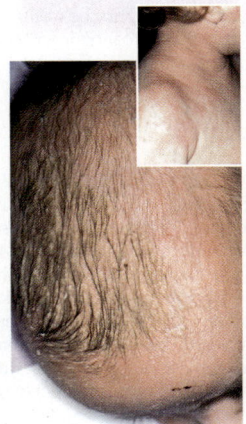

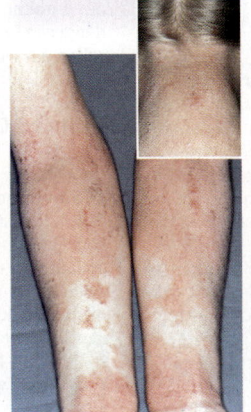

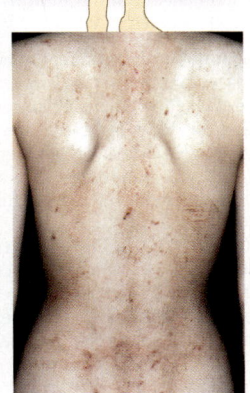

A. Atopische Dermatitis

A. Urtikaria

Die Urtikaria ist eine Erkrankung bei der es zur weniger als 24 h anhaltenden, ödematösen Schwellung (Quaddel, Urtica) der Haut oder Schleimhäute kommt. Meist ist die Schwellung von Erythem und Juckreiz begleitet. Bei persistierender Urtikaria entwickeln sich ständig neue Urticae – die einzelne Effloreszenz besteht aber nicht länger. Persistiert die einzelne Effloreszenz wirklich länger als 24 h, liegt eine Urtikaria-Vaskulitis als Manifestation einer Autoimmunerkrankung vor.

Ätiologie und Pathogenese. Eine Urtikaria kann pseudoallergischer, allergischer und infektiöser Genese sein, so bei Hepatitiden und parasitären Erkrankungen. Ausgelöst wird sie durch die Freisetzung von Entzündungsmediatoren aus Mastzellen. Diese ist *allergisch* bedingt, wenn spezifische Antigene IgE-Antikörper kreuzvernetzen, die zuvor mit dem Fc-Teil an Mastzellen gebunden haben (S. 24 f; Hymenopterengift, Penicillinderivate). Alternativ dazu ist eine Mediatorfreisetzung direkt durch Chemikalien möglich, z. B. bestimmte Medikamente oder Nahrungsmittel. Schließlich können endogene oder exogene Substanzen die Schwelle der Mastzellen verändern, bei der sie auf einen Stimulus hin Histamin freisetzen. Hierzu zählen Opiate, Kodein, Komplementprodukte (C_{3a}, C_{5a}). Die Wirkung des Histamins, eines zentralen Mediators der Quaddelbildung, kann an der Haut teilweise mit H_1-Antagonisten und weitgehend durch die Kombination von H_1- mit H_2-Antagonisten geblockt werden (S. 94 f).

Manifestationsformen der Urtikaria. Die Urtikaria manifestiert sich in Form einzelner, lokalisierter, selten über den ganzen Körper verteilter Quaddeln. In den meisten Fällen ist eine Urtikaria ein einmaliges vorübergehendes Geschehen, das nur wenige Tage anhält und an dem mindestens 20 % der Bevölkerung einmal erkranken.

Grundsätzlich ist die Urtikaria eine gutartige Erkrankung. Sie kann jedoch bedrohlich werden, wenn die Quaddeln im Bereich der Atemwege auftreten, oder wenn es bei generalisiertem schnellen Auftreten zu einem ausgeprägten Blutdruckabfall kommt.

Selten tritt eine Urtikaria wiederholt oder lang anhaltend auf. Klinisch unterteilt man sie in:

- akute und akut rezidivierende Formen, bei denen jeder Schub weniger als 6 Wochen anhält
- die chronische Urtikaria, die länger als 6 Wochen anhält.

Diagnostik und Therapie. Bei der Ursachensuche spielt die sorgfältige Anamnese eine zentrale Rolle. So müssen neben dem Verlauf erst einmal mechanische Ursachen, z. B. Licht, Temperatur, Schweiß, Wasser, mechanischer Reiz oder Druck abgeklärt werden (S. 68 f). Abhängig vom zeitlichen Verlauf, lässt sich dann mit größerer oder geringerer Wahrscheinlichkeit ein Auslöser eruieren.

Bei der akut rezidivierenden Urtikaria ist eine genaue Anamnese, bei der insbesondere nach systemisch verabreichten Medikamenten und per os eingenommenen Substanzen gefragt werden muss, von entscheidender Bedeutung. Hier kann es sehr nützlich sein, von Patienten ein genaues Tagebuch führen zu lassen, in dem alles verzeichnet wird, was die Mundschleimhaut berührt: nicht nur Medikamente (ASS und nichtsteroidale Antiphlogistika), sondern auch alle Nahrungs- und Genussmittel bis hin zu Kaugummi, Bonbons und Gewürzen. Bei chronischer Urtikaria lässt sich dagegen der „Auslöser" häufig nicht herausfinden, obgleich die Suche nach Darmparasiten auch hier wiederholt durchgeführt werden sollte. Neuere Schätzungen lassen annehmen, dass Patienten bei denen eine Urtikaria länger als 6 Monate besteht, auch noch nach 10 Jahren darunter leiden. Bei diesen Patienten ist eine Autoimmunurtikaria wahrscheinlich, bei der gegen IgE gerichtete Autoantikörper Mastzellen zur Degranulation bringen.

Quincke-Ödem

Das Quincke-Ödem ist eine lokale, tief sitzende Schwellung der Schleimhäute und der Bindegewebe anderer Körperregionen. Dieses kann bei starker Ausprägung auch über 24 h andauern. Zu den wichtigen Ursachen zählt das durch ACE-Hemmer bedingte, medikamentös induzierte Quincke-Ödem – neben dem hereditären und erworbenen C_1-Esterase-Inhibitor-Mangel, der durch Labortests diagnostiziert werden kann und bei dem das Angioödem besonders im Anschluss an eine Anstrengung auftritt.

Urtikaria und Quincke-Ödem

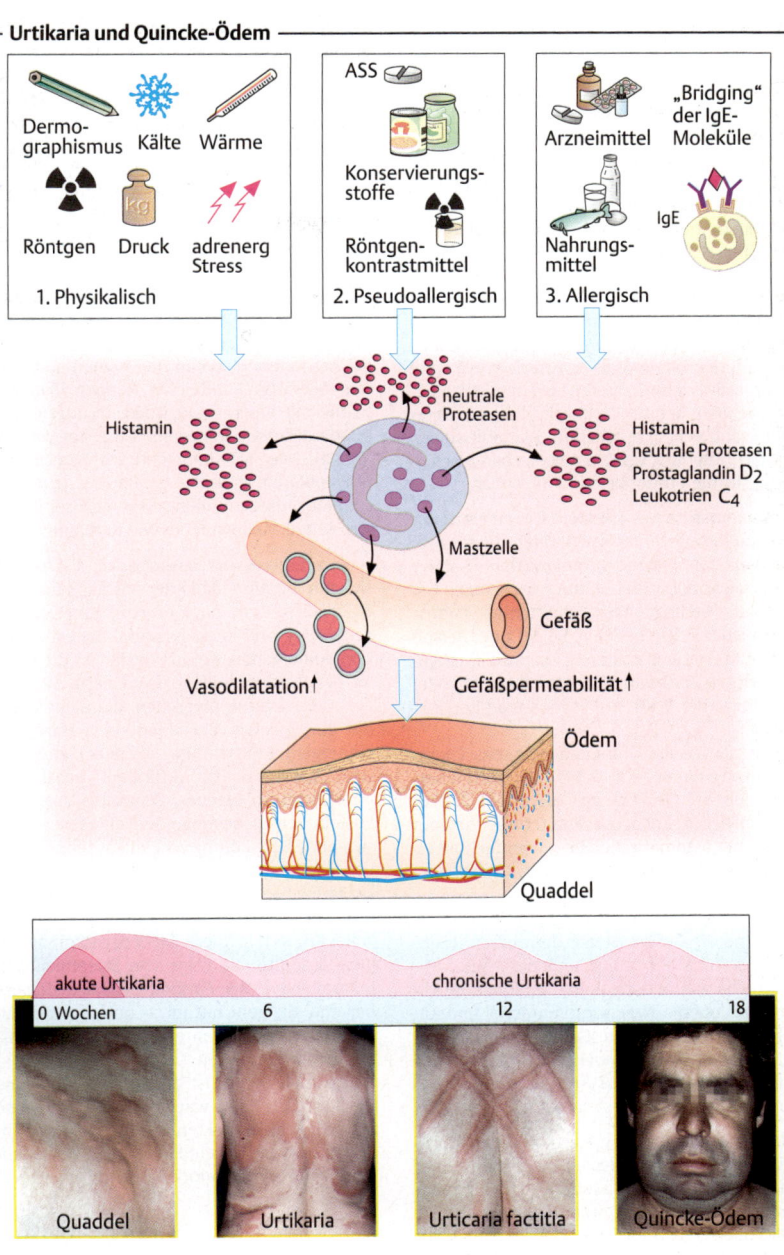

1. Physikalisch

Dermographismus Kälte Wärme

Röntgen Druck adrenerg Stress

2. Pseudoallergisch

ASS

Konservierungsstoffe

Röntgenkontrastmittel

3. Allergisch

Arzneimittel „Bridging" der IgE-Moleküle

Nahrungsmittel IgE

Histamin

neutrale Proteasen

Histamin
neutrale Proteasen
Prostaglandin D_2
Leukotrien C_4

Mastzelle

Gefäß

Vasodilatation↑ Gefäßpermeabilität↑

Ödem

Quaddel

akute Urtikaria chronische Urtikaria

0 Wochen 6 12 18

Quaddel Urtikaria Urticaria factitia Quincke-Ödem

A. Urtikaria

A. Primäre Vaskulitiden

Als primäre Vaskulitiden bezeichnet man Entzündungen der Gefäßwände, die nicht im Rahmen anderer bekannter Autoimmunkrankheiten, wie dem Lupus erythematodes oder der Sklerodermie, auftreten. Sie können durch

- Ablagerung, z. B. von Immunglobulinen
- direkte immunologische Reaktionen oder
- durch Entzündungen in der Gefäßumgebung

bedingt sein. Die verschiedenen Formen der Vaskulitiden spielen sich an unterschiedlichen Abschnitten des Gefäßsystems ab – zwischen der Bifurkation der großen Arterien, wie beim Takayasu-Syndrom, bis hin zu den postkapillären Venolen bei der Vaskulitis allergica. Unter den zahlreichen etablierten Klassifikationen ist die Einteilung nach histologischen Erscheinungsformen besonders klar (s. Anhang).

Granulomatöse Vaskulitiden. Die *Polyarteriitis nodosa* führt zu einem mehr oder minder akuten Verschluss kleinerer und mittlerer Gefäße, der eine Minderdurchblutung der distalen Gefäßbetts bedingt. Die Polyarteriitis nodosa kann jedes Organ befallen. Bei 50 % der Betroffenen führt die Erkrankung zu einer blitzfigurenartigen Zeichnung (Livedo racemosa) oder zu Ulzera der Haut, insbesondere an den Beinen.

Die allergische Granulomatose, das *Churg-Strauss-Syndrom* (s. a. S. 142 f) betrifft überwiegend die Herzkranzgefäße von Männern im mittleren Erwachsenenalter. Sie beginnt meist mit asthmatischen Beschwerden und einer ausgeprägten Eosinophilie, führt aber nicht zu Kavernen der Lunge.

Die *Wegener-Granulomatose* betrifft überwiegend die Gefäßsysteme des oberen Respirationstrakts, der Lunge und der Niere. Klinisch charakteristisch sind granulomatöse Ulzera des oberen Nasen-Rachenraums und Kavernen der Lungen. Am stärksten sind aber die Nieren betroffen; wegweisend sind diffus zytoplasmatisch verteilte A*nti-n*eutrophilic cytoplasmatic Antibodies (cANCA).

Riesenzellarteriitiden. In Europa ist die *Arteriitis temporalis* am häufigsten. Sie führt zu einer meist einseitigen Entzündung der Temporalarterien, starken Kopfschmerzen und sehr schnell eintretenden Sehstörungen bis hin zur irreversiblen Erblindung. Die verhärtete Temporalarterie tritt sichtbar hervor, die darüber

liegende Haut ist entzündlich gerötet. Verwandt sind

- die *Takayasu-Arteriitis*, die besonders bei jungen asiatischen Frauen zu einer Zerstörung der Aortenwand, meist mit einem akuten Verschluss der Armarterien führt
- die *Polymyalgia rheumatica;* diese führt insbesondere zu starken Schmerzen der Rücken- und Gesäßmuskulatur.

Bei allen 3 Krankheiten liegt die Blutsenkung fast immer $\geq$ 100 mm in der Stunde.

Lymphozytäre Vaskulitiden. Diese Vaskulitiden führen bei Befall der Hautgefäße zu feinen, etwa 3 mm großen Blutungen in die Haut, die besonders distal an den Beinen auftreten und beetartig konfluieren können. Sie sind häufig mit einem milden Ekzem oder einem relativ diskreten lichenoiden Infiltrat verbunden. Histologisch imponiert im Bereich der präkapillären Arteriolen ein Infiltrat, in dem T-Lymphozyten dominieren. Als Auslöser finden sich selten Medikamente wie Karbamide.

Leukozytoklastische Vaskulitiden. Es handelt sich um Entzündungen der postkapillären Venolen, die oft mit einer ausgeprägten Gewebszerstörung und einer Neutrophilenextravasation einhergehen. Am häufigsten ist die i. d. R. an den Unterschenkeln lokalisierte *Venolitis* der meist älteren Menschen, die nicht selten mit einem Infekt der ableitenden Harnwege einhergeht. Klinisch führt die leukozytoklastische Vaskulitis zu urtikariell erhabenen, münzförmigen Plaques. Zentrale Blasen und Pusteln zeigen beginnende Nekrosen an, die sich ohne Behandlung schnell ausdehnen können. Oft kommt es als Zeichen der Systemerkrankung begleitend zu einer Mikrohämaturie und einer Transaminasenerhöhung.

Bei Kindern ist diese Form der Immunkomplex-Vaskulitis als Folge von Streptokokken-Erkrankungen als *Purpura Schönlein-Henoch* bekannt. Sie geht mit intra- und perivaskulären IgA-Ablagerungen einher und befällt insbesondere die Nieren.

Maximalvariante ist die *Purpura fulminans,* die häufig als Folge von Meningokokken- und Staphylokokkeninfekten (Toxic-Shock-Syndrom) oder im Rahmen eines akut verlaufenden Lupus erythematodes auftritt.

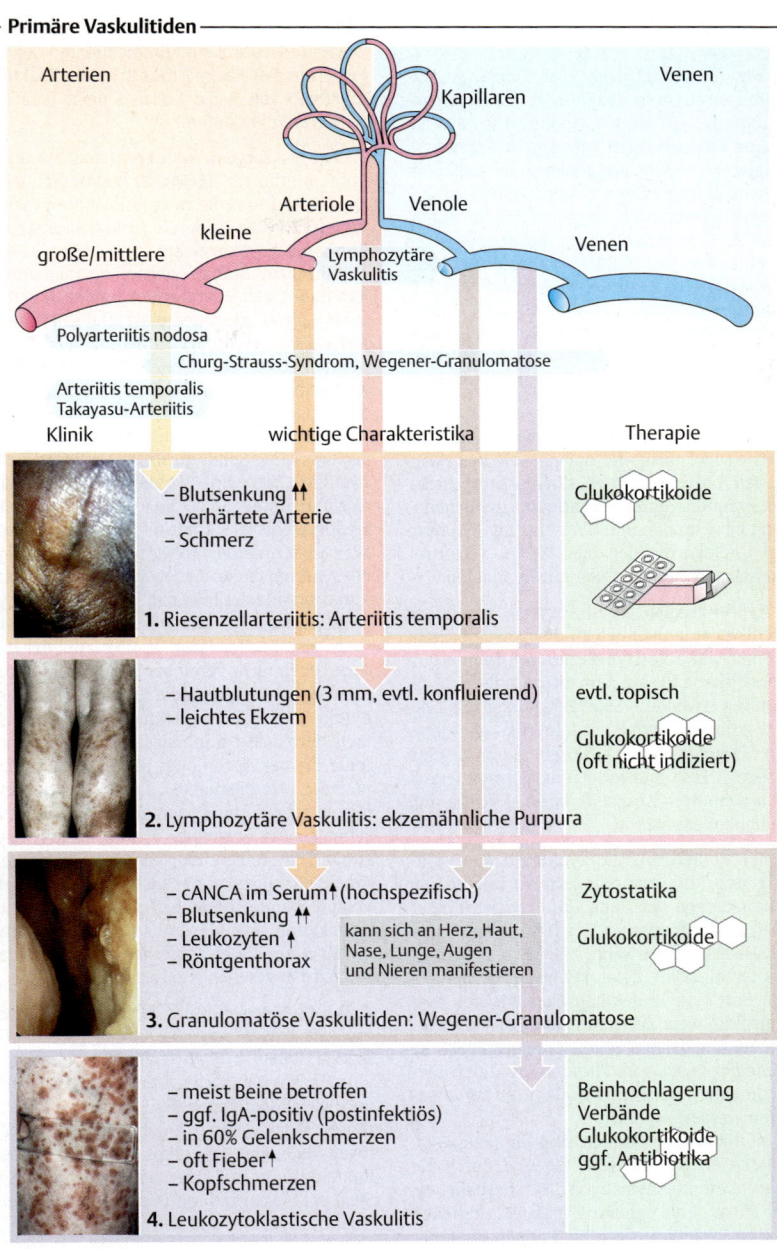

Primäre Vaskulitiden

Arterien

Kapillaren

Venen

Arteriole   Venole

kleine

große/mittlere   Lymphozytäre Vaskulitis   Venen

Polyarteriitis nodosa

Churg-Strauss-Syndrom, Wegener-Granulomatose

Arteriitis temporalis
Takayasu-Arteriitis

Klinik	wichtige Charakteristika	Therapie

– Blutsenkung ↟
– verhärtete Arterie
– Schmerz

Glukokortikoide

1. Riesenzellarteriitis: Arteriitis temporalis

– Hautblutungen (3 mm, evtl. konfluierend)
– leichtes Ekzem

evtl. topisch

Glukokortikoide
(oft nicht indiziert)

2. Lymphozytäre Vaskulitis: ekzemähnliche Purpura

– cANCA im Serum↑ (hochspezifisch)
– Blutsenkung ↟
– Leukozyten ↑
– Röntgenthorax

kann sich an Herz, Haut, Nase, Lunge, Augen und Nieren manifestieren

Zytostatika

Glukokortikoide

3. Granulomatöse Vaskulitiden: Wegener-Granulomatose

– meist Beine betroffen
– ggf. IgA-positiv (postinfektiös)
– in 60% Gelenkschmerzen
– oft Fieber↑
– Kopfschmerzen

Beinhochlagerung
Verbände
Glukokortikoide
ggf. Antibiotika

4. Leukozytoklastische Vaskulitis

A. Vaskulitiden

A. Arzneimittelexantheme

Arzneimittelexantheme sind unerwünschte, klinisch relevante Reaktionen, die durch topisch oder systemisch verabreichte Medikamente hervorgerufen werden. Sie können allergischer, pseudoallergischer oder metabolischer-toxischer Genese sein. Allergisch bedingte Arzneimittelexantheme können auf einer der immunologischen Reaktionen nach Coombs und Gell (S. 24 f) beruhen. Die subjektive Fähigkeit, bestimmte Medikamente z. B. über Cytochrom P_{450} abzubauen und toxische Nebenwirkungen zu vermeiden, ist an der Entwicklung allergischer Reaktionen mitbeteiligt, da hiervon die Konzentration an Metaboliten abhängt.

Nichtallergische Nebenwirkungen. Manche Nebenwirkungen sind obligat, wie der Haarausfall bei bestimmten Chemotherapeutika, die Bräunung und die Lentigines bei Behandlung mit Psoralen und UVA, Cushing-Syndrom bei Glukokortikoiden oder Xerose (Hauttrockenheit) bei Behandlung mit Retinoiden.

1. Typ-I-Allergien. Typ-I-Allergien gegenüber Medikamenten können zu den verschiedenen Formen der Soforttyp-Reaktion führen – von der Urtikaria bis hin zum allergischen Schock. Häufig verwendete Substanzklassen mit Typ-I-Reaktionen sind Salizylate (die allerdings eher Pseudoallergien auslösen, indem sie eine direkte Histaminfreisetzung provozieren), Schmerzmittel, Farbstoffe oder Penicillin und Penicillinderivate.

2. Typ-II-Allergien. Die zytotoxischen Typ-II-Allergien führen vorwiegend zu sekundären Erkrankungen der Haut. Ob es auch zu einer direkten zytotoxischen Zerstörung von Zellen der Haut kommen kann, z. B. beim Lichen ruber, ist ungeklärt. Zytotoxische Reaktionen gegen Bestandteile des hämatopoetischen Systems führen zur Zerstörung und Funktionseinschränkung der Blutzellen. Ein Beispiel ist die *Thrombozytopenische Purpura*, die durch Medikamente wie Penicilline oder Gold hervorgerufen werden kann.

Die häufigsten Formen sind die *makulopapulösen Arzneiexantheme*. Sie sind durch die stammbetonte Aussaat von diskret erhabenen, bis etwa 1 cm großen, blassrosa-farbenen Plaques charakterisiert. Sie können konfluieren, treten etwa 2 Wochen nach der Medikamenteneinnahme auf und können bis zu 2 Wochen nach dem Absetzen persistieren. Bekannte Auslöser sind Ampicillin und Cephalosporine. Bei Reexposition tritt die Reaktion innerhalb von 3–5 d auf und neigt dann zu schwereren Verläufen.

3. Typ-III-Allergien. Das Erythema exsudativum multiforme **(EEM)** ist vermutlich eine Typ-III-Reaktion, die zu multilokulären Vaskulitiden führt. Es ist durch urtikariell erhabene Erytheme gekennzeichnet, die einen kokardenförmigen Aufbau zeigen: erythematöser Randsaum, gefolgt von einem lividen Ring und einer zentral gelegenen Blase. Das EEM manifestiert sich bevorzugt an den distalen Extremitäten und im Bereich der Übergangsschleimhäute. Da ein EEM mit Schleimhautbeteiligung i. d. R. wesentlich schwerwiegender verläuft, wird es dann auch als „Typ majus" bezeichnet. Eine Sonderform ist das *fixe toxische Exanthem*, das dem EEM gleicht, bei Reexposition aber immer an der gleichen Stelle auftritt. Häufigste Auslöser sind Sulfonamide. Die Toxische Epidermale Nekrolyse (auch TEN oder Lyell-Syndrom) stellt die lebensbedrohliche Maximalvariante des EEM dar. Hier kommt es zur großflächigen Entzündung und Ablösung von mehr als 25 % der Haut; ein Zustand, der mit dem Leben nicht vereinbar ist. Häufigste Auslöser sind Allopurinol, die Antiepileptika Phenytoin und Carbamazepin, Pyrazolone als nichtsteroidale Antiphlogistika, und Sulfonamide, Trimethoprim oder, seltener, Penicillinderivate. Medikamente, die 4 Wochen und länger eingenommen werden, sind nur sehr selten als Auslöser einer TEN anzusehen. Eine einheitliche Behandlung dieses bedrohlichen Krankheitsbildes gibt es nicht, doch sind vielversprechende Therapieerfolge mit einer i. v.-Applikation hochdosierter Immunglobuline erzielt worden, sodass dies heute als Therapiestandard angesehen werden muss.

4. Typ-IV-Allergien. Auch Allergien, die durch topische Anwendung von Aminoglykosidantibiotika oder p-Phenylendiamin erworben wurden, können nach systemischer Applikation dieser Medikamente zu Arzneireaktionen führen. Diese treten dann entweder als hämatogen bedingtes, generalisiertes allergisches Kontaktekzem auf oder als „Baboon/Pavian-Syndrom", einer akuten Dermatitis der intertriginösen Räume und des Gesäßes.

Arzneimittelexantheme

	In-vivo/In-vitro-Tests:	Therapie: Karenz und....

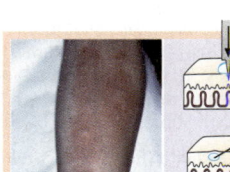

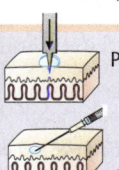

Pricktest

IgE-Bestimmung

Intrakutantest

Urtikaria

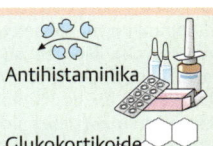

Antihistaminika

Glukokortikoide systemisch

I

1. Typ-I-Allergien

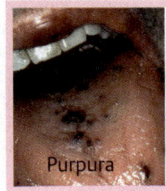

Purpura

Komplementnachweis

Antikörpernachweis

Glukokortikoide „high-dose"

Immunglobuline (experimentell)

II

2. Typ-II-Allergien

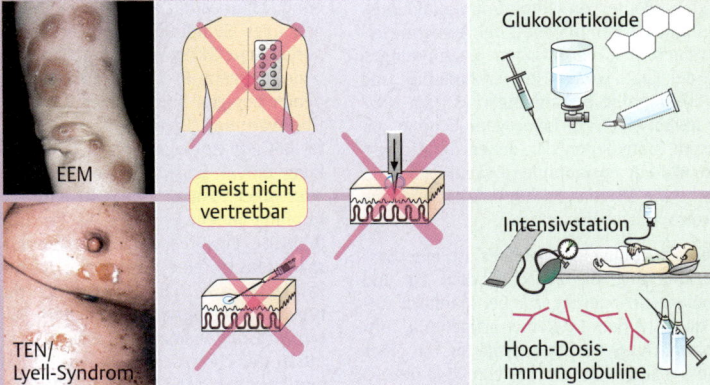

EEM

meist nicht vertretbar

TEN/Lyell-Syndrom

Glukokortikoide

Intensivstation

Hoch-Dosis-Immunglobuline

III

3. Typ-III-Allergien

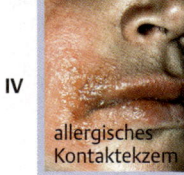

allergisches Kontaktekzem

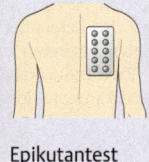

Epikutantest

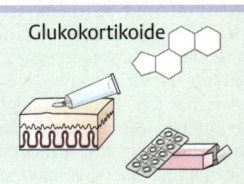

Glukokortikoide

IV

4. Typ-IV-Allergien

A. Arzneimittelexantheme

A. Eosinophilie-Erkrankungen

Eine Eosinophilie im Blut (> 5 %; > 0,4×10³/μl Zellen absolut) oder Gewebe kann bei zahlreichen Erkrankungen auftreten. Sie spricht dafür, dass große Mengen an IL-5 freigesetzt werden, dem wichtigsten Wachstums- und Reifungsfaktor für eosinophile Granulozyten. Da Eosinophile kurzlebig sind, wird ihre Anzahl durch Faktoren kontrolliert, die ihre Lebensdauer beeinflussen, sowie durch chemotaktische Faktoren, die ihre Migration bestimmen (**1.**). Eine Eosinophilie tritt *physiologisch* am Ende schwerer Krankheiten auf, bei Einleitung der „antientzündlichen" Endphase. Sie ist weiter typisch für Infektionen mit extrazellulären Parasiten, zu deren Elimination eosinophile Granulozyten über die Sekretion zytotoxischer Substanzen beitragen. Als *pathogenetisch relevant* (**2.**) werden eosinophile Granulozyten bei allergischen Krankheiten, insbesondere dem allergischen Asthma und der Rhinitis allergica angesehen. Weiterhin kommt ihnen eine zentrale Bedeutung bei einer Reihe von Autoimmunkrankheiten (z. B. bullöses Pemphigoid), bei Arzneimittelreaktionen, bei chronischen Entzündungen (z. B. der Graft-versus-Host-Erkrankung) und den Eosinophilie-Erkrankungen (**3.**) zu. Letztere stellen eine sehr heterogene Gruppe von seltenen Krankheiten dar, denen deutlich erhöhte Zahlen eosinophiler Granulozyten im Gewebe, die Neigung zur Chronizität und eine Androtropie gemeinsam ist.

Hypereosinophilie-Syndrom. Es ist eine Systemerkrankung, die zwischen dem 20. und 50. Lebensjahr beginnt, v. a. bei Männern auftritt und zu einem Leukämie-artigen Bild führen kann. Das Syndrom geht häufig mit einer monoklonalen Vermehrung von IL-4 und -5 produzierenden T_{H2}-Lymphozyten einher. Alle Organe können dabei von eosinophilen Granulozyten infiltriert sein. Besonders problematisch sind der Befall von Herz, herznahen großen Gefäßen und Nervensystem. Ein Teil der Patienten entwickelt eine Leukämie. An der Haut kann das Hypereosinophilie-Syndrom sehr unterschiedliche Erkrankungen nachahmen, z. B. Ekzeme oder eine Urtikaria. Für Ekzeme sind die Knötchen aber zu kalottenförmig und glatt, für eine Urtikaria die Schwellungen zu derb, und sie persistieren zu lange. Die *Hypereosinophile Dermatitis* gilt als eine Forme fruste des Hypereosinophilie-Syndroms. Typisch sind kalottenförmige bis erbsgroße erythematöse, stark juckende Papeln, die therapeutisch schwer zu beeinflussen sind. Auch bei der *eosinophilen Zellulitis* und *Fasziitis* ist nicht sicher, ob es sich nicht um klinische Varianten des Hypereosinophilie-Syndroms handelt, die entweder durch Allergene, Tumoren oder andere Stimuli provoziert werden.

Eosinophile Zellulitis. Das *Wells-Syndrom* ist durch einen 2-phasigen Verlauf gekennzeichnet: Es beginnt mit entzündlichen, ödematös erhabenen, erythematösen Schwellungen, die eine flammenartige Begrenzung aufweisen. Dieses Stadium kann an ein Erysipel oder das frühe Stadium einer zirkumskripten Sklerodermie erinnern. Im weiteren Verlauf kommt es zu eosinophilen Granulomen, die sich klinisch sehr unterschiedlich manifestieren können: von urtikariellen Plaques, über juckende Papeln bis hin zu Blasen. Oft geht die eosinophile Zellulitis mit Fieber, Gelenkschmerzen und Fazialislähmung einher.

Eosinophile Fasziitis. Das *Shulman-Syndrom* ist ein mit Blut- und Gewebseosinophilie einhergehender Symptomenkomplex, der in eine ausgeprägte Sklerose der befallenen Körperareale übergeht. Es kommt zu einer umschriebenen teigigen ödematösen Schwellung mit Überwärmung, Erythem und deutlich erhöhter BSG. Im Anfangsstadium kann die Erkrankung einem Erysipel, einer tiefen Urtikaria oder einer lokalen Typ-III-Reaktion auf eine Impfung ähneln. Eosinophilie, Persistenz und fehlendes Ansprechen auf Antibiotika sollten spätestens an eine eosinophile Fasziitis denken lassen. Die Diagnose lässt sich durch das typische histologische Bild sichern. Nicht selten wird eine eosinophile Fasziitis als Manifestation der chronischen Graft-versus-Host-Erkrankung gesehen. Hier betrifft sie in symmetrischer Ausprägung die Extremitäten. Eine Abgrenzung von einer Streptokokken-induzierten Fasziitis kann Schwierigkeiten bereiten, da letztere bei diesen Patienten auch ohne Fieber beginnen kann.

Verwandte Krankheitsbilder können durch Medikamente ausgelöst werden.

Eosinophilie-Erkrankungen

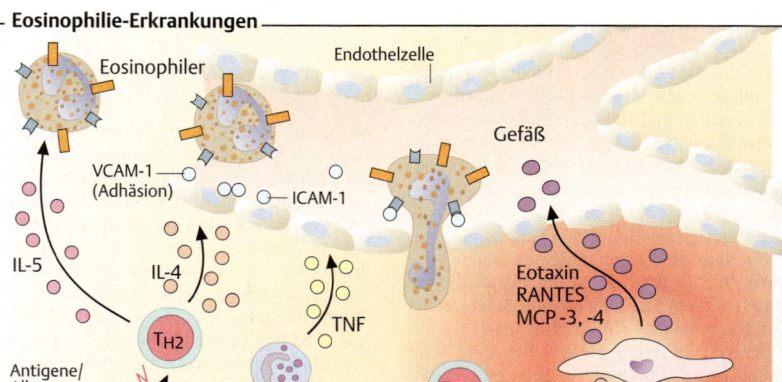

1. Ätiologie und Pathogenese der Eosinophilie

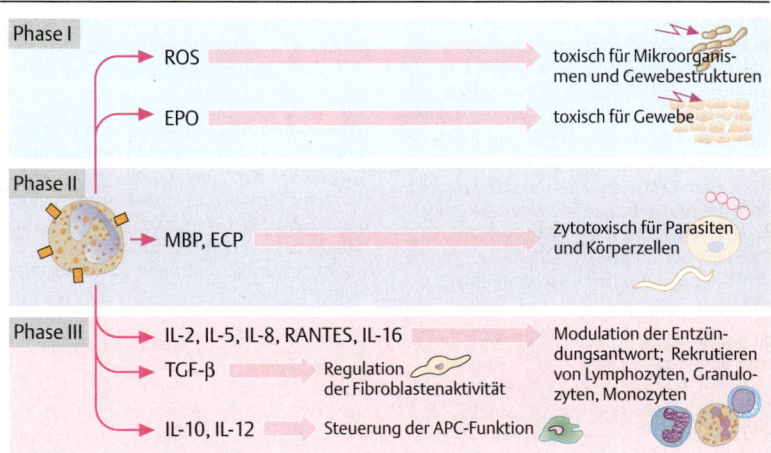

2. Mediatoren und Wirkung der Eosinophilen

Infektionen:	parasitäre Infektionen (z.B. Helminthen)
allergische Erkrankungen:	Rhinoconjunctivitis allergica, Asthma bronchiale allergicum, atopische Dermatitis
sonstige: Erkrankungen:	Arzneimittelnebenwirkungen, Hypereosinophilie-, Wells- und Shulman-Syndrom, Kollagenosen, bullöses Pemphigoid, kutane T-Zell-Lymphome

Eosinophile Fasziitis

Wells-Syndrom

3. Erkrankungen mit Eosinophilie

A. Eosinophilie-Erkrankungen

A. Nase und Nasennebenhöhlen

Nase. Die Nase dient zur Klimatisierung der Atemluft, reicht vom Vestibulum nasi bis zu den Choanen und ist gleichzeitig das primäre Riechorgan. Viele Dinge, von denen man annimmt, sie zu schmecken, riechen wir in Wirklichkeit, denn die Geschmackswahrnehmung über die Zunge lässt nur die Qualitäten süß, sauer, salzig und bitter erkennen.

Die Nase lässt sich in mehrere Einheiten unterteilen: Sie wird durch die Nasenscheidewand (Septum) in 2 Nasenhaupthöhlen geteilt. Der Naseneingang (Vestibulum nasi) ist mit Härchen (Vibrissen) ausgekleidet und wird hauptsächlich durch die Flügelknorpel gebildet, die auch formgebend für die Nasenspitze zusammen mit der Columella sind. Der engste Punkt der Nasenhaupthöhle, die Nasenklappe (Limen nasi) liegt am Übergang zwischen Flügelknorpel und Dreiecksknorpel. In jeder Nasenhaupthöhle finden sich 2–3 gefäßreiche Schwellkörper, die Nasenmuscheln (Conchae nasales). Ihre Funktion ist die Befeuchtung und Reinigung der Atemluft, der Schutz vor pathogenen Keimen, und sie tragen hauptsächlich zum Atemwegswiderstand der Nase bei. In Ruhe durchströmen ca. 6 l/min Luft die Nase; unter Belastung kann dieses Volumen jedoch auf den 10fachen Wert gesteigert werden, bevor man durch den Mund atmen muss. Im Bereich des Nasendaches befindet sich die Riechschleimhaut (olfaktorisches Epithel).

Nasennebenhöhlen. Die Nasennebenhöhlen sind paarig angelegt; bei Geburt sind nur die 6–10 Siebzeinzellen (Cellulae ethmoidales) vorhanden. Postpartal entstehen Kieferhöhlen (Sinus maxillares), Stirnhöhlen (Sinus frontales) und zuletzt die Keilbeinhöhlen (Sinus sphenoidales) bis zum 12. Lebensjahr. Die Nasennebenhöhlen sind – wie die Nasenhaupthöhle – mit sekretorischem Flimmerepithel ausgekleidet und drainieren ihr Sekret über verschiedene Nasengänge in die Nasenhaupthöhle. Als Aufgaben der Nasennebenhöhlen werden eine Stoßdämpferfunktion und eine Beteiligung an der Klimatisierung diskutiert; wahrscheinlich sind sie aber entwicklungsgeschichtliche Relikte.

B. Pharynx

Der Rachen lässt sich in 3 Bereiche untergliedern:

Nasopharynx. Der hintere Teil der Nase (Choanen) endet im Nasenrachenraum (Nasopharynx/Epipharynx). In diesen Bereich mündet auch die Tuba auditiva, ein teils knorpeliger, teils knöcherner Gang zur Belüftung des Mittelohrs. Wird dieser Gang durch eine Raumforderung oder Schleimhautschwellung verlegt, z. B. im Rahmen eines Infekts oder durch einen Tumor/Adenoide, kommt es zum Sekretverhalt im Mittelohr (Paukenerguss), bei einer zusätzlichen Keiminvasion ins Mittelohr auch zu einer Mittelohrentzündung (Otitis media acuta; S. 130 f).

Oropharynx. Dies ist der Bereich, der sich direkt an die Mundhöhle anschließt. Dort liegt der Waldeyer-Rachenring mit seinen Tonsillen, wie z. B. die Gaumenmandeln (Tonsillae palatinae), die Adenoide (Tonsilla pharyngea) und die Zungengrundmandel (Tonsilla lingualis).

Hypopharynx. Der Hypopharynx stellt zum einen die Verbindung zwischen Oropharynx und Speiseröhre dar, zum anderen grenzt ein Teil (Sinus piriformis) auch direkt an den Kehlkopf. Beim Schluckakt verschließt der Kehldeckel (Epiglottis) den Larynx, sodass es nicht zum Übertritt von Nahrung in die Trachea kommen kann.

C. Larynx

Der Kehlkopfinnenraum wird unterteilt in
- Supraglottis mit Epiglottis und Taschenfalte
- Glottis mit Ligamentum vocale und Musculus vocalis bis 1 cm kaudal
- Subglottis.

Das Kehlkopfskelett wird durch Schild-, Ring- und Aryknorpel gebildet.

Zum einen dient der Kehlkopf der Stimmbildung (Phonation), zum anderen dem Schutz der tieferen Atemwege vor Aspiration. Beim reflektorischen Schluckakt wird der Kehlkopf durch den Kehldeckel abgeschlossen. Ist dies nicht der Fall, löst der Kontakt von Nahrung mit der Kehlkopfschleimhaut den Hustenreflex aus.

Anatomie und Physiologie I

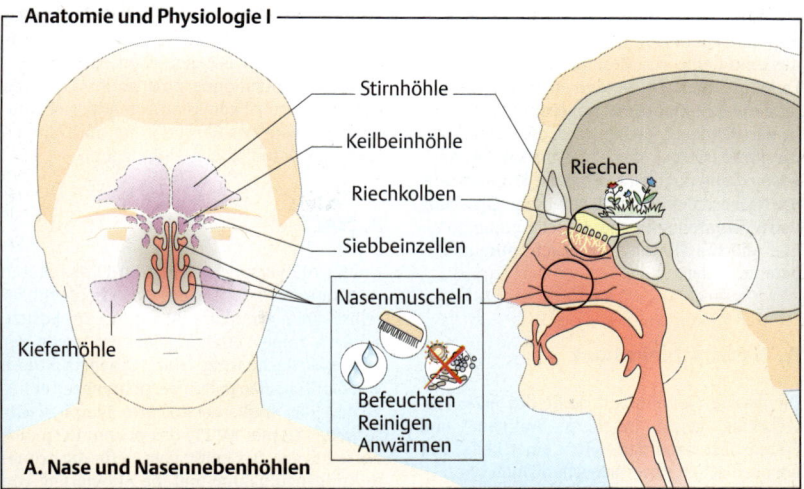

Stirnhöhle
Keilbeinhöhle
Riechen
Riechkolben
Siebbeinzellen
Nasenmuscheln
Kieferhöhle

Befeuchten
Reinigen
Anwärmen

A. Nase und Nasennebenhöhlen

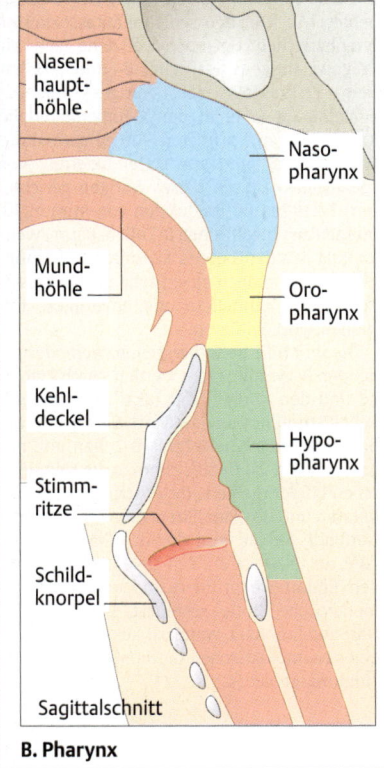

Nasen-haupt-höhle
Naso-pharynx
Mund-höhle
Oro-pharynx
Kehl-deckel
Hypo-pharynx
Stimm-ritze
Schild-knorpel
Sagittalschnitt

B. Pharynx

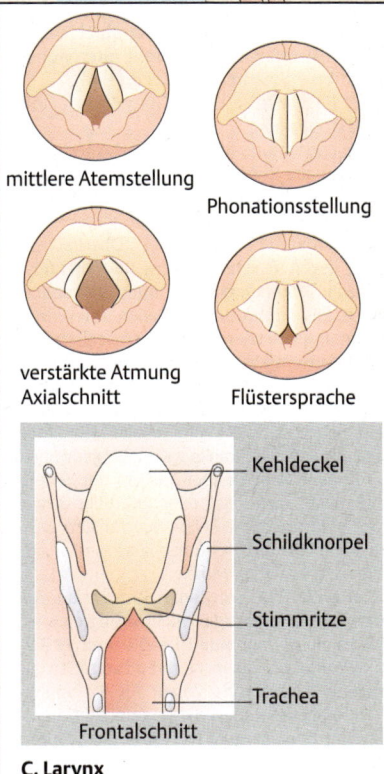

mittlere Atemstellung
Phonationsstellung
verstärkte Atmung
Axialschnitt
Flüstersprache

Kehldeckel
Schildknorpel
Stimmritze
Trachea
Frontalschnitt

C. Larynx

Insgesamt muss das Schleimhautimmunsystem als separate Einheit angesehen werden, das eine Reihe von Besonderheiten aufweist. Es kann unterteilt werden in eine induktive (affektive) Komponente, das lymphoide Gewebe des Waldeyer-Rachenrings, die der Aufnahme, Prozessierung und Präsentation von Antigenen dient, und in eine *effektive* Komponente, die Nasenschleimhaut, für die Neutralisierung von bekannten Antigenen durch Immunglobuline und die Phagozytose durch immunkompetente Zellen.

A. Nasenschleimhaut

Die nasale Schleimhaut stellt die erste Abwehrlinie gegen inhalierte Antigene und Fremdsubstanzen dar. Neben einer Reihe von unspezifischen Abwehrmechanismen wie

- dem Mukoziliarapparat
- dem antimikrobiellen Schutz durch Laktoferrin, Peroxidasen, Proteasen, Interferonen und Lysozyme im Nasensekret und
- der Phagozytose durch Granulozyten und Makrophagen,

sind auch immunologische Abwehrmechanismen wie die T-Zell-vermittelte Zytotoxizität und die B-Zell-vermittelte Antikörperproduktion involviert. Sekretorische Antikörper (sIgA) aus Plasmazellen bilden den Oberflächenschutz gegen lösliche Antigene und infektiöse Agenzien: *Immunexklusion* oder *Immunausschluss*. Reife, rekrutierte B-Zellen differenzieren zu Ig-produzierenden Plasmazellen, die v. a. um seromuköse Drüsen gefunden werden. Lokal produziertes Immunglobulin besteht hauptsächlich aus IgA-Dimeren und wird über einen epithelialen Rezeptor selektiv durch die glandulären Zellen transportiert. Eingedrungene Antigene können aber auch in der Nasenschleimhaut durch IgA oder IgG, ebenso wie durch zytotoxische T-Zellen neutralisiert werden, ohne eine Entzündungsreaktion zu verursachen: *Immunelimination*.

Wenn die Exklusion oder Elimination von penetrierendem Antigen nicht erfolgreich ist, können nichtlymphoide HLA-DR-positive Zellen wie Makrophagen oder Epithelzellen als antigenpräsentierende Zellen für T-Lymphozyten fungieren und so die Immunreaktion regulieren: *Immunregulation*. Über die schnelle Aktivierung von CD8+-Lymphozyten scheint es oftmals schnell zu einer „Immunelimination"

zu kommen, ohne die klassischen Zeichen einer Entzündung. Ist diese nicht erfolgreich, setzen aktivierte T-Helferzellen einen persistierenden Entzündungsprozess in Gang, der mit vermehrter Expression von Adhäsionsmolekülen sowie der Rekrutierung und Aktivierung von Granulozyten einhergeht.

B. NALT

Unter NALT versteht man das MALT des oberen Respirationstrakts. Da die Nasenschleimhaut selbst kein lymphatisches Gewebe besitzt, sondern reines Effektorgebiet ist, stellt der Waldeyer-Rachenring mit Organstrukturen wie den Tonsillae palatinae, pharyngeae et linguales, das mukosaassoziierte lymphatische Gewebe (Tissue; MALT) des oberen Respirationstrakts dar. Das heißt, dass es für die primäre Antigenaufnahme und die Aktivierung von B- und T-Lymphozyten zuständig ist (Affektorgebiet). Auch in den schleimhautassoziierten lymphatischen Geweben vollzieht sich die Prägung antigenspezifischer B- und T-Zellen. Beim Erstkontakt eines Antigens mit der Schleimhaut (z. B. in den Gaumenmandeln) kommt es zur primären Antigenaufnahme, Prozessierung und zur Differenzierung von spezifischen (gegen dieses Antigen gerichteten) T-Zellen und Produktion von Immunglobulinen aus spezifischen B-Zellen. Beim Zweitkontakt können bereits kursierende Immunglobuline wie auch spezifische Gedächtnis-T-Zellen eine schnellere und effizientere Immunantwort initiieren.

Die im MALT beherbergten, naiven oder ruhenden B-Lymphozyten werden durch Zytokine und den Kontakt mit lokal aktivierten T-Zellen stimuliert und aktiviert. Sie werden dadurch zu reifen Gedächtnis-B-Zellen und migrieren dann via Gefäßsystem in die sekretorischen Effektorgebiete. Ihr Austritt aus den Kapillaren und postkapillären Venolen in das betreffende Gebiet wird durch Adhäsionsmoleküle, die teilweise auf den Zellen, teilweise auf dem Endothel exprimiert sind, und durch chemotaktische Stoffe gesteuert. Innerhalb der Nasenschleimhaut wandern sie dann entlang eines chemotaktischen Gradienten in das Entzündungsgebiet (s. a. S. 22 f).

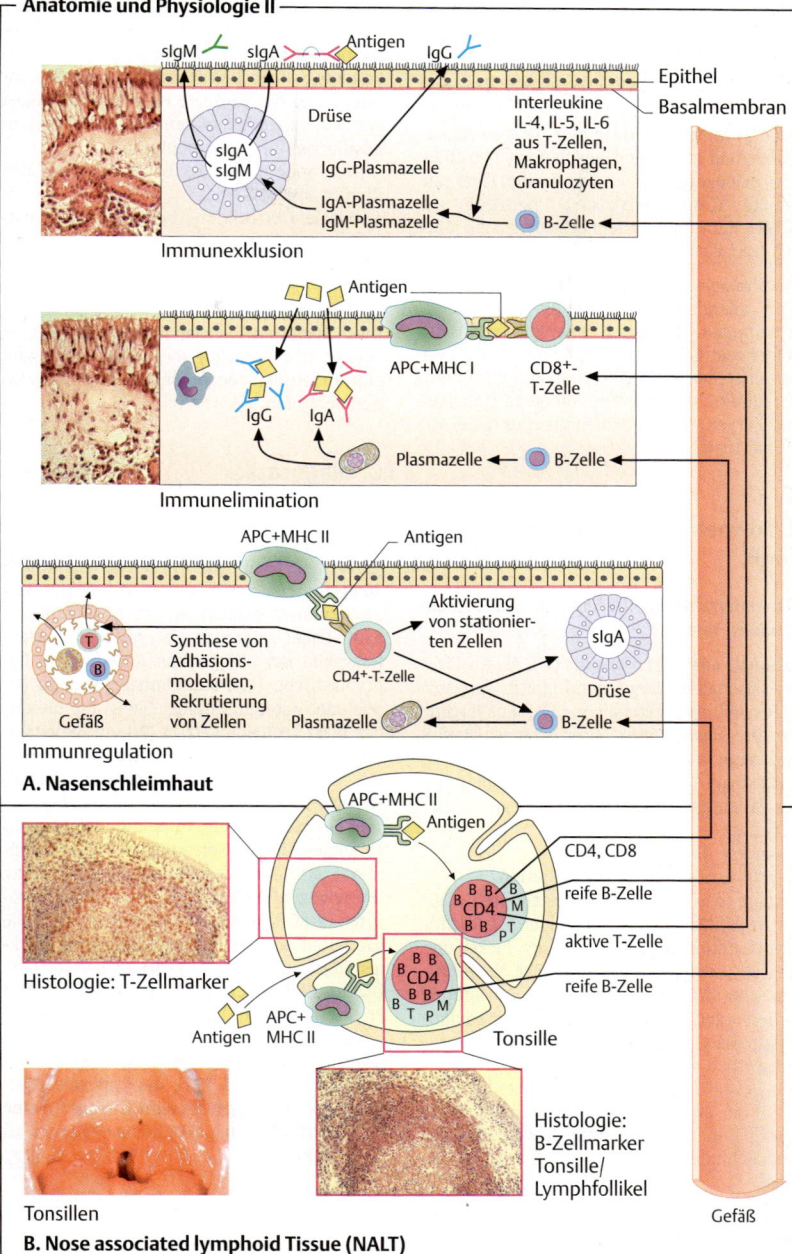

sIgM sIgA Antigen IgG

Epithel
Basalmembran

Drüse

Interleukine
IL-4, IL-5, IL-6
aus T-Zellen,
Makrophagen,
Granulozyten

IgG-Plasmazelle

sIgA
sIgM

IgA-Plasmazelle
IgM-Plasmazelle

B-Zelle

Immunexklusion

Antigen

APC+MHC I

CD8⁺-
T-Zelle

IgG IgA

Plasmazelle ◄ B-Zelle

Immunelimination

APC+MHC II Antigen

Aktivierung
von stationier-
ten Zellen

sIgA

Synthese von
Adhäsions-
molekülen,
Rekrutierung
von Zellen

CD4⁺-T-Zelle

Drüse

Gefäß

Plasmazelle B-Zelle

Immunregulation

A. Nasenschleimhaut

APC+MHC II
Antigen

CD4, CD8

reife B-Zelle

Histologie: T-Zellmarker

aktive T-Zelle

APC+
MHC II

reife B-Zelle

Antigen

Tonsille

Histologie:
B-Zellmarker
Tonsille/
Lymphfollikel

Tonsillen

Gefäß

B. Nose associated lymphoid Tissue (NALT)

A. Epidemiologie und Morphologie

An der allergischen Rhinitis (*Rhinitis allergica*) leiden gegenwärtig ca. 15–20 % der 10–25-Jährigen in Mitteleuropa; in den anderen Altersstufen sind ca. 5 % der Bevölkerung betroffen. Die sozioökonomischen Folgekosten (hier nur direkte Gesundheitskosten) betragen bei 10 Mio. Betroffenen allein in Deutschland jährlich weit über 250 Mio. Euro.

Morphologie. Morphologisch handelt es sich um eine allergische Entzündung der Nasenschleimhaut, die durch eine IgE-vermittelte Sofortreaktion des Immunsystems (S. 25 f) auf körperfremde Stoffe (Proteine) ausgelöst wird. Der direkte Kontakt des Allergens (Inhalationsallergen) mit der Schleimhaut ist dabei Voraussetzung.

B. Formen der Rhinitis allergica – Klinik

Man unterscheidet eine *saisonale* von einer *perennialen* Form.

Saisonale allergische Rhinitis (1.). Als Auslöser der saisonalen allergischen Rhinitis, dem sog. „Heuschnupfen", stehen v. a. Pollenallergene von Erle, Hasel, Birke, Gräsern, Roggen, Beifuß und Wegerich im Vordergrund (S. 34 ff).

Abhängig vom jeweiligen Allergenspektrum des Patienten kommt es zeitlich begrenzt zu
- Niesen
- Augen- und Nasenjucken
- wässriger nasaler Hypersekretion.

Letztere ist v. a. durch eine gesteigerte Gefäßpermeabilität und eine cholinerg-reflektorische Sekretion der Drüsen bedingt. Jucken und Niesreiz werden durch sensorische Nervenstimulation an Histaminrezeptoren der Gruppe H_1 hervorgerufen. V. a. durch eine Degranulation von Mastzellen und basophilen Granulozyten werden verschiedene Mediatoren (Histamin, Leukotriene, Bradykinin) freigesetzt. Diese führen zur Schleimhautschwellung durch Vasodilatation des venösen Schwellgewebes. Eine Behinderung der Nasenatmung ist die Folge.

Perenniale allergische Rhinitis (2.). Die perenniale allergische Rhinitis tritt bei einer ganzjährigen Allergenexposition auf (S. 42 f).

Auslöser sind v. a. Hausstaubmilben bzw. deren Ausscheidungen, Tierhaare und Schimmelpilze (Aspergillen). Außerdem kann die Erkrankung durch berufsbedingte Allergenkontakte (z. B. bei Bäckern, Friseuren) ausgelöst werden. Im medizinischen Bereich werden Latexallergien immer bedeutsamer.

Die Patienten klagen bei der perennialen Rhinitis allergica über
- nasale Obstruktion (behinderte Nasenatmung)
- trockene Nasenschleimhaut und
- eine Einschränkung des Geruchssinnes (Hyposmie).

Diese Symptome werden in erster Linie durch zytotoxische Produkte der in die Schleimhaut einwandernden eosinophilen Granulozyten hervorgerufen.

C. Diagnostik

Die ersten diagnostischen Schritte umfassen eine genaue Anamnese zur Allergenexposition (S. 54 f) und die hals-nasen-ohrenärztliche Spiegeluntersuchung einschließlich rhinoendoskopischer Inspektion der Nasenschleimhaut. Dabei zeigt sich als typisches Erscheinungsbild der allergischen Rhinitis eine hyperplastische Nasenschleimhaut, v. a. im Bereich der unteren Muschel. Sie ist hierbei rötlich blass bis livide gefärbt (2.), im Akutstadium der Entzündung auch hochrot. Die hinteren Muschelenden sind oft sehr stark angeschwollen (3.).

Nach Anamnese und Inspektion folgt ein allgemeines Allergie-Screening, bei dem Nasensekret und Blut des Patienten auf erhöhte Werte von IgE, ECP und eosinophilen Granulozyten (S. 80 ff) untersucht werden. Weisen die Werte auf eine Allergie hin, folgen ein Pricktest (62 f) und/oder eine genauere serologische Diagnostik bei Kontraindikationen gegen den Pricktest (z. B. PRIST, RAST; 80 f), um das Allergenspektrum festzulegen. Die höchste diagnostische Wertigkeit besitzt der intranasale Provokationstest (S. 72 f), der mit selektiven Allergenen durchgeführt wird, um das für eine Hyposensibilisierung bedeutende Allergen zu bestimmen.

Rhinitis allergica I

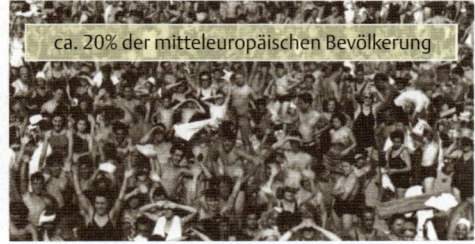

ca. 20% der mitteleuropäischen Bevölkerung

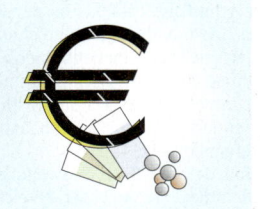

10 Mio. Betroffene in Deutschland ⟶ 250 Mio. Euro/Jahr

A. Epidemiologie

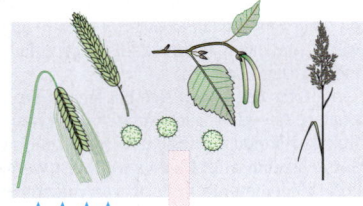

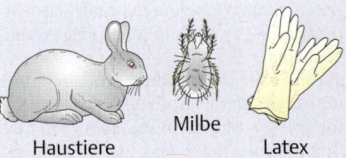

Haustiere   Milbe   Latex

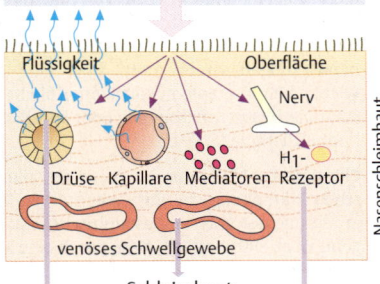

Flüssigkeit   Oberfläche

Nerv

Drüse   Kapillare   Mediatoren   H$_1$-Rezeptor

venöses Schwellgewebe

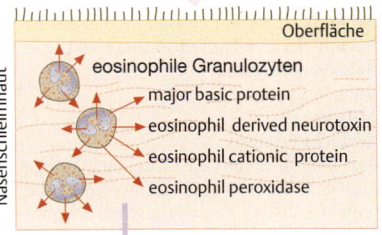

Nasenschleimhaut

Oberfläche

eosinophile Granulozyten

- major basic protein
- eosinophil derived neurotoxin
- eosinophil cationic protein
- eosinophil peroxidase

wässrige nasale Sekretion

Schleimhautschwellung Nasenatmungsbehinderung

Jucken und Niesreiz

nasale Obstruktion, trockene Nasenschleimhaut, Hyposmie

1. Saisonale allergische Rhinitis

2. Perenniale allergische Rhinitis

B. Formen der Rhinitis allergica

Anamnese, HNO-Untersuchung
Blut, Sekret (IgE, ECP, Eosinophile)

Serum ⟷ Haut
(z.B. Pricktest)   (z.B. PRIST, RAST)

nasale Provokation

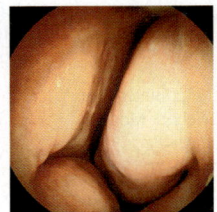

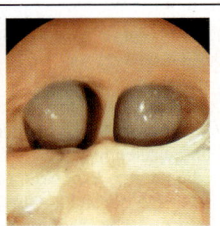

1. Ablaufschema Diagnostik

2. Livide Nasenmuschel

3. Geschwollene Muschelenden

C. Diagnostik

A. Folge- und Begleitkrankheiten

Typische Folgekrankheiten der Rhinitis allergica sind u. a. die *akute* und *chronische Sinusitis*. Bei der Nasennebenhöhlenbeteiligung im Rahmen einer allergischen Rhinitis handelt es sich um eine reflexvermittelte Mitreaktion der Nasennebenhöhlenschleimhaut ohne direkten Allergenkontakt.

Von der reaktiven Schwellung der Nasenschleimhaut ist auch der Bereich der Tubenwülste betroffen. Dadurch kann es zu *Tubenventilationsstörungen*, *Paukenergüssen* und, bei bakterieller Superinfektion, zu einer *Otitis media acuta* kommen. Diese Erkrankungen sind jedoch im Vergleich zu nichtallergischen Kontrollgruppen nicht überdurchschnittlich häufiger, obwohl sie zu den typischen Folgekrankheiten zählen.

Aufgrund der Nasenatmungsbehinderung kommt es bei Allergikern häufig zu einer unphysiologischen Mundatmung. Somit fehlt die Filterfunktion der Nase und man beobachtet eine *erhöhte Infektneigung* im oberen und unteren Respirationstrakt im Sinne von chronischen Entzündungen der Mundhöhle, des Rachens und der Kehlkopfschleimhaut mit

- Trockenheitsgefühl
- Zungenbrennen
- Heiserkeit
- Schluckstörungen.

Zudem kommt es bei ca. 25 % der langjährigen Allergiker zu einem sog. „Etagenwechsel", d. h. zu einem „Abstieg der allergischen Symptomatik" im Sinne einer bronchialen Hyperreaktivität oder eines Asthma bronchiale.

Zusätzlich muss man immer an pollenassoziierte Nahrungsmittelallergien des oberen Verdauungstrakts denken; ebenso bei anderen Symptomen wie Urtikaria, Asthma bronchiale, Neurodermitis, gastrointestinalen Krämpfen, Diarrhoe und Vulvovaginitis.

B. Therapie

Die Therapie der Rhinitis allergica bietet eine Vielzahl von Möglichkeiten. Neben Medikamenten seien hier v. a.

- die Karenz (Expositionsprophylaxe)
- die Hyposensibilisierung
- chirurgische Maßnahmen

genannt. Nur durch eine auf jeden Patienten abgestimmte Therapie ist dabei ein optimales Behandlungsergebnis zu erreichen.

Karenz. Eine Karenz ist dem Patienten in jedem Fall anzuraten (S. 84 f). Dies ist einfach bei einigen Tier-Allergien; bei einer Hausstauballergie geht es wiederum mehr um eine verminderte Exposition (keine Teppiche, frische Bettwäsche, tägliche Kopfwäschen, niedrigere Raumtemperaturen, allergenundurchlässige Umhüllungen der Matratze und der Bettdecken u. a.), da es praktisch unmöglich ist, das Allergen vollständig zu meiden.

Medikamente. Bei saisonalen Allergien wie der Pollenallergie sind meist Mastzellstabilisatoren, Antihistaminika und/oder topische (lokal angewandte) Glukokortikoide indiziert. Systemisch verabreichte Glukokortikoide sollten dagegen nur in schweren Fällen angewandt und nach kurzer Zeit ausgeschlichen und abgesetzt werden.

In letzter Zeit haben sich bei leichteren saisonalen Allergien auch *topisch* angewandte Glukokortikoide, Antihistaminika und/oder Mastzellstabilisatoren bewährt. Meist werden diese Medikamente in Form von Augen- und Nasentropfen 1–3-mal täglich appliziert. Vorteilhaft ist dabei, dass kaum systemische Nebenwirkungen zu erwarten sind. Eine der wichtigsten Therapiemöglichkeiten bleibt jedoch die *Hyposensibilisierung* oder spezifische Immuntherapie (S. 90 ff).

Chirurgische Maßnahmen. Bei einer allergischen Erkrankung, die mit einer starken Vergrößerung der unteren Nasenmuschel einhergeht, ist es evtl. sinnvoll, diese durch eine Muschelkaustik permanent zu verkleinern; z. B. mit dem Laser in örtlicher Betäubung.

Bei manchen Patienten ist neben der allergischen Rhinitis auch eine starke Septumdeviation (Nasenscheidewandverkrümmung) Ursache der behinderten Nasenatmung. In solchen Fällen sollte man dem Patienten zu einer zusätzlichen Begradigung der Nasenscheidewand raten, bei rezidivierenden Nasennebenhöhlenbeschwerden auch zu einer endonasalendoskopischen Nasennebenhöhlenoperation.

Rhinitis allergica II

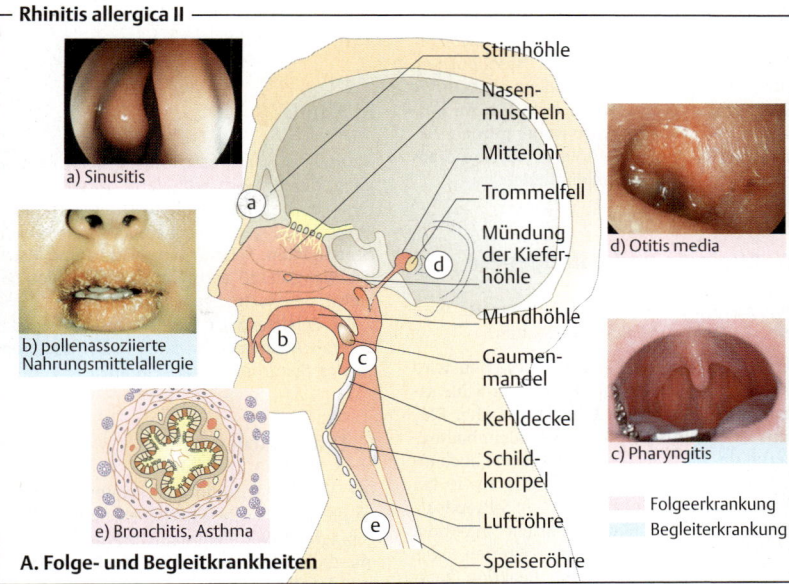

a) Sinusitis

b) pollenassoziierte Nahrungsmittelallergie

e) Bronchitis, Asthma

Stirnhöhle

Nasen-muscheln

Mittelohr

Trommelfell

Mündung der Kiefer-höhle

d) Otitis media

Mundhöhle

Gaumen-mandel

Kehldeckel

Schild-knorpel

c) Pharyngitis

Luftröhre

Speiseröhre

Folgeerkrankung
Begleiterkrankung

A. Folge- und Begleitkrankheiten

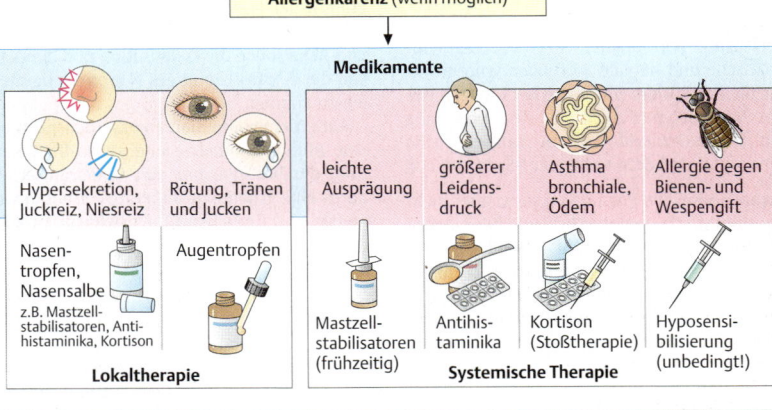

Allergenkarenz (wenn möglich)

Medikamente

Hypersekretion, Juckreiz, Niesreiz

Rötung, Tränen und Jucken

leichte Ausprägung

größerer Leidens-druck

Asthma bronchiale, Ödem

Allergie gegen Bienen- und Wespengift

Nasen-tropfen, Nasensalbe
z.B. Mastzell-stabilisatoren, Anti-histaminika, Kortison

Augentropfen

Mastzell-stabilisatoren (frühzeitig)

Antihis-taminika

Kortison (Stoßtherapie)

Hyposensi-bilisierung (unbedingt!)

Lokaltherapie

Systemische Therapie

Operationen

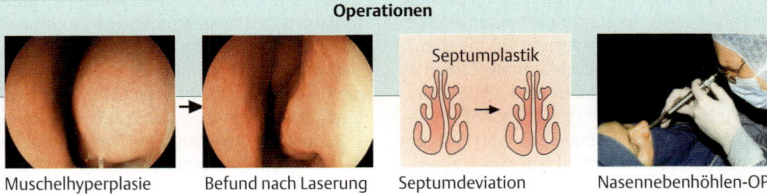

Septumplastik

Muschelhyperplasie

Befund nach Laserung

Septumdeviation

Nasennebenhöhlen-OP

B. Therapie

Bei der Polyposis nasi handelt es sich um eine Erkrankung, deren Inzidenz in der Literatur mit 0,2–28 % angegeben wird. Nasenpolypen sind entzündliche Veränderungen ödematöser Schleimhaut. Prädilektionsstelle für die Entstehung von Nasenpolypen ist der mittlere Nasengang, in den Kieferhöhlen, vordere Siebbeinzellen und Stirnhöhle münden.

A. Ätiologie und Pathogenese

Hinsichtlich Ätiologie und Pathogenese wird eine Vielzahl von Faktoren diskutiert.

Ätiologie. Neben genetischen Ursachen wird v. a. ein chronischer Reizzustand der Schleimhaut angeschuldigt (z. B. bei chronischer Rhinitis oder Sinusitis), der zur Schleimhauthyperplasie führt. Reizzustände können auch im Rahmen der allergischen Rhinitis sowie bei Acetylsalicylsäureintoleranz (ASS-Pseudoallergie) auftreten. Eine chronische Infektion, bedingt durch (Retro-)Viren, Bakterien, oder eine andauernde allergische Reaktion kann über einen ausgelösten Immundefekt die Entzündung prolongieren. Auch aerodynamische Faktoren (Septumdeviation und Muschelhyperplasie), hormonelle, enzymatische, lymphatische und nervale Störungen wurden ursächlich diskutiert. Vor allem bei Kindern treten Nasenpolypen auch im Zusammenhang mit der Mukoviszidose, dem „immotile cilia syndrome" und dem Kartagener-Syndrom auf.

Pathogenese. Die Polyposis nasi ist aber nicht nur ätiologisch uneinheitlich und aller Wahrscheinlichkeit nach multifaktoriell bedingt, sondern zeigt auch morphologisch ein sehr variables Erscheinungsbild. Auf zellulärer Ebene stehen bei der Mehrzahl der Patienten eosinophile Granulozyten im Vordergrund, deren zytotoxische Granula zu schweren Schäden an der Nasenschleimhaut führen. Bei der in ca. 90 % vorhandenen Gewebseosinophilie, die bei Polyposis-Patienten mit erhöhten Werten von IL-3 und GM-CSF assoziiert ist, muss zwischen allergisch (zusätzlich erhöhte Zahlen an CD45-Zellen, Neutrophilen und CD3-T-Lymphozyten) und nichtallergischen Erkrankten unterschieden werden. Bei den allergisch bedingten Polypen werden neben den schon erwähnten Zytokinen GM-CSF und IL-3 auch IL-4 und -5 gefunden. Man vermutet, dass diese Zytokine von T_{H2}-Lymphozyten stammen, die

über IL-5 und Eotaxin die Eosinophilen aktivieren und rekrutieren.

B. Klinik

Klinisch ist die Erkrankung je nach Ausprägung durch eine behinderte Nasenatmung, Hyp- bzw. Anosmie, Kopfschmerzen durch Mitbeteiligung der nachgeschalteten Nasennebenhöhlen, Schnarchen, Näseln und Räusperzwang durch vermehrten Abfluss von Sekret in den Rachen gekennzeichnet.

Bei Persistenz ist eine Mitbeteiligung der tieferen Atemwege im Sinne eines sinubronchialen Syndroms keine Seltenheit.

C. Diagnostik

Die Diagnose wird durch die anteriore Rhinoskopie bzw. Nasenendoskopie gestellt. In ausgeprägten Fällen sieht man die Polypen bereits mit dem Spekulum, da sie die Nasenhaupthöhle verlegen.

Zusätzlich ist ein koronares Computertomogramm der Nasennebenhöhlen indiziert, um die knöchernen Begrenzungen zu Frontalhirn und Auge sowie die Lokalisation und den Verlauf der A. carotis und des N. opticus beurteilen zu können.

Außerdem sollte man eine Geruchsprüfung, eine Rhinomanometrie und eine Allergietestung durchführen, um den Operationserfolg durch eine erneute postoperative Rhinomanometrie und Geruchsprüfung belegen zu können.

D. Therapie

Therapeutisch werden topische und systemische Glukokortikoide eingesetzt und mit chirurgischen Maßnahmen kombiniert. Letztere umfassen die Polypektomie oder eine endonasale Siebbeinoperation; ferner werden die Ostien der Nasennebenhöhlen saniert. Postoperativ folgt eine medikamentöse Langzeitprophylaxe, z. B. mit topischen Glukokortikoiden.

Zudem ist es wichtig, gleichzeitig bestehende Allergien zu therapieren, um zusätzliche Reize für ein erneutes polypöses Wachstum zu vermindern, da Nasenpolypen sonst in bis zu 90 % der Fälle rezidivieren können.

132

Polyposis nasi

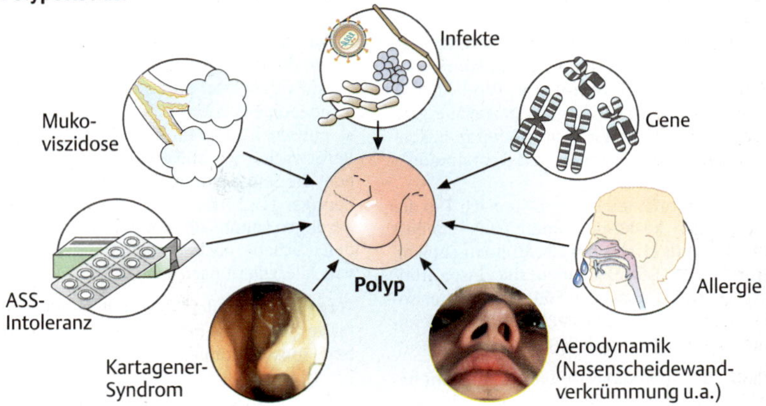

Mukoviszidose

Infekte

Gene

ASS-Intoleranz

Kartagener-Syndrom

Polyp

Allergie

Aerodynamik
(Nasenscheidewand-verkrümmung u.a.)

A. Ätiologie und Pathogenese

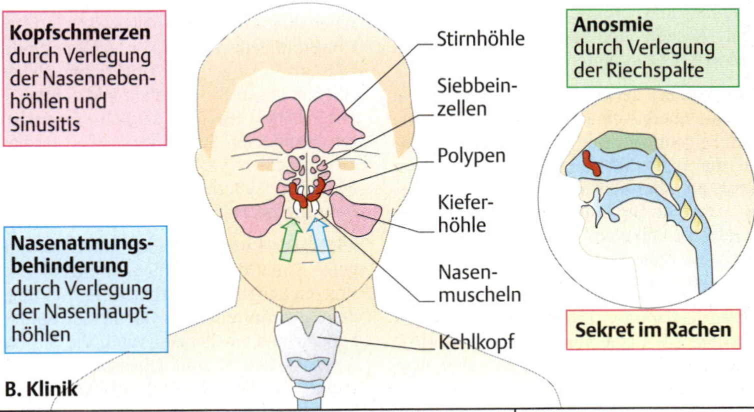

Kopfschmerzen
durch Verlegung der Nasenneben-höhlen und Sinusitis

Stirnhöhle

Siebbein-zellen

Polypen

Kiefer-höhle

Nasen-muscheln

Kehlkopf

Anosmie
durch Verlegung der Riechspalte

Nasenatmungs-behinderung
durch Verlegung der Nasenhaupt-höhlen

Sekret im Rachen

B. Klinik

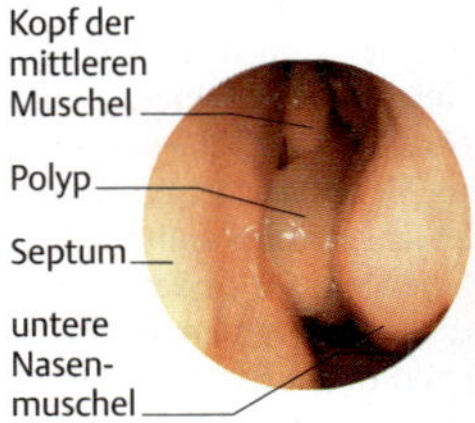

Kopf der mittleren Muschel

Polyp

Septum

untere Nasen-muschel

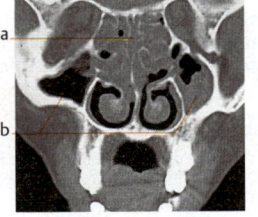

a

b

Kopf der mittleren Muschel

Septum

mittlere Nasen-muschel

klassischer Polyp im Bereich des mittleren Nasengangs bis in die Nasenhaupthöhle (links) reichend

CCT der Nasennebenhöhlen. Verschattung durch Polypen (a) im Bereich der Siebbein-zellen. Konsekutive Verschat-tung der Sinus maxillares (b)

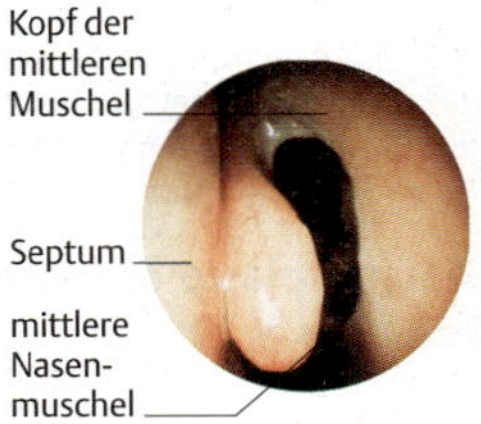

postoperatives Bild (vgl. links) nach endonasaler Nasenneben-höhlensanierung

C. Diagnose

D. Therapie

A. Klinische Ausprägung

Allergische Erkrankungen im Bereich von Mundhöhle, Rachen und Kehlkopf kommen

- sowohl als IgE-vermittelte Typ-I-Allergie (pollenassoziierte Nahrungsmittelallergie)
- als auch als Allergie vom Spättyp (z. B. Kontaktstomatitis, Allergien auf Dentalprodukte; S. 160 f)

vor. Die Betroffen können – je nach Typ der allergischen Reaktion – unter einer Cheilitis oder Glossitis **(1.)** bis hin zu extremen Zungengrund- und Larynxödemen mit inspiratorischem Stridor und Larynxödem **(2.)**, oder sogar unter einem anaphylaktischen Schock leiden (z. B. Insektenstichallergie).

Klinik. Die Symptome sind abhängig vom betroffenen Areal und der Art der Reaktion weit gestreut und reichen von Zungen- und Lippenbrennen über rezidivierende Schleimhautschwellung und chronische Entzündungen der Mund-, Rachen- und Larynxschleimhaut mit Heiserkeit bis zur akuten Atemnot.

Diagnostik. Bei der Inspektion findet sich bei der Typ-I-Allergie eine glasig ödematöse, verdickte Schleimhaut mit Hypersekretion, während die Schleimhaut bei der Allergie von Spättyp eher induriert und gerötet oder lichenoid erscheint. Die Diagnose wird meist über einen Prick-, Epikutan- oder Scratch-Test gesichert; eine orale Provokation kann ebenfalls durchgeführt werden (S. 62 f, 78 f).

Differenzialdiagnose. Differenzialdiagnostisch muss man v. a. an das Quincke-Ödem (S. 116 f) und andere Komplementstörungen, aber auch an orale Intoleranzen denken.

Therapie. Sie besteht v. a. in der Allergenkarenz. Eine symptomatische medikamentöse antiallergische Therapie mit Antihistaminika und Glukokortikoiden ist ebenfalls möglich.

B. Hyperplasie des lymphatischen Gewebes

Eine Hyperplasie im Bereich des Waldeyer-Rachenrings ist bei allergischen Patienten häufig.

Klinik. Bei Kindern handelt es sich oft um adenoide Vegetationen mit typischen Symptomen, die evtl. zu schwerwiegenden kindlichen Entwicklungsverzögerungen führen:

- behinderte Nasenatmung
- Mundatmung
- Schnarchen
- häufige Paukenergüsse und Mittelohrentzündungen; in deren Folge Hörminderung mit verzögerter Sprachentwicklung
- adenoide Facies
- gotischer Gaumen.

Bei Erwachsenen sind oft die Gaumenmandeln oder die Seitenstränge hyperplastisch. Ein eindeutiger Nachweis allergie*spezifischer* Veränderungen konnte allerdings bis heute weder in den Rachen- noch in den Gaumenmandeln von Allergikern nachgewiesen werden.

Therapie. Mittel der Wahl ist hier ggf. die operative Sanierung in Form einer Adenotomie bzw. Tonsillektomie.

C. Orales Allergiesyndrom

Eine typische Begleiterkrankung der allergischen Rhinitis ist die pollenassoziierte Nahrungsmittelallergie (orales Allergiesyndrom, OAS) im Sinne von Kreuzreaktionen. Bei einer Allergie gegen Birkenpollen leiden etwa 70 %, gegen Beifuß etwa 20 % der Betroffenen darunter. Besonderen Stellenwert haben in diesem Zusammenhang Allergien gegen Nüsse, Äpfel, Steinobst, Sellerie, Kartoffeln und ähnliche Nahrungsmittel.

Klinik. Die Patienten leiden unter Schwellungen, Schluckbeschwerden, Zungenbrennen, Kratzen und Jucken im Hals. In schwerwiegenden Fällen kommt es zu Ödemen im Kehlkopfbereich und im Zungengrund, die zu akuter Atemnot führen und lebensbedrohlich sein können. Zusätzlich sind Schwellungen der Speicheldrüsen möglich.

Diagnostik. Neben den üblichen Verfahren ist seit neuestem auch ein Allergietest an der Wangenschleimhaut als lokaler Provokationstest in Erprobung. Beim Verdacht auf eine Beteiligung der Speicheldrüsen sollte der Speichel untersucht werden: Oft finden sich deutlich erhöhte Eosinophilenzahlen als Ausdruck einer allergisch bedingten Parotitis.

Therapie. Die Allergenkarenz steht an erster Stelle. Die orale Symptomatik geht aber auch deutlich zurück, wenn die Allergie gegen dasjenige assoziierte Allergen behandelt wird, das die allergische Rhinitis hervorruft. Wird also die Birkenpollenallergie therapiert, lindert das oftmals auch die Unverträglichkeit von Äpfeln.

Allergische Erkrankungen des Pharynx/Larynx

1. Minimalausprägung

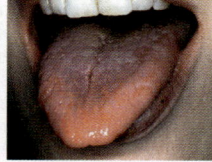

leichte Nahrungsmittel-
allergie auf Nüsse
(DD Lingua geographica)

↓

2. Maximalausprägung

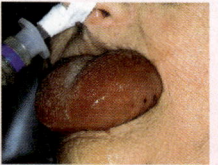

intubationspflichtiges
Ödem von Zunge,
Schlund und Kehlkopf

A. Klinische Ausprägung

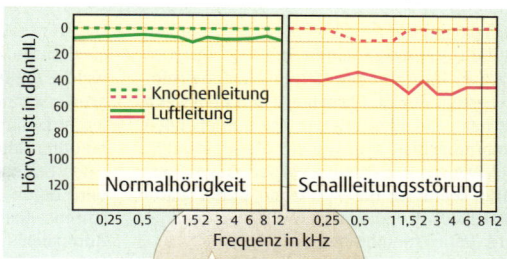

Normalhörigkeit | Schallleitungsstörung

- - - : Knochenleitung
—— : Luftleitung

Hörverlust in dB(nHL): 0, 20, 40, 60, 80, 100, 120
Frequenz in kHz: 0,25 0,5 1 1,5 2 3 4 6 8 12

Behinderung der
Nasenatmung,
Rhinorrhö

Hörminderung mit
verzögerter Sprach-
entwicklung

Mundatmung mit
nächtlichem Röcheln/
Schnarchen

Morgenmüdigkeit
bei evtl. nächtlichem
Atemaussetzen

unbeteiligte, müde und apathisch wirkende Kinder

B. Hyperplasie des lymphatischen Gewebes

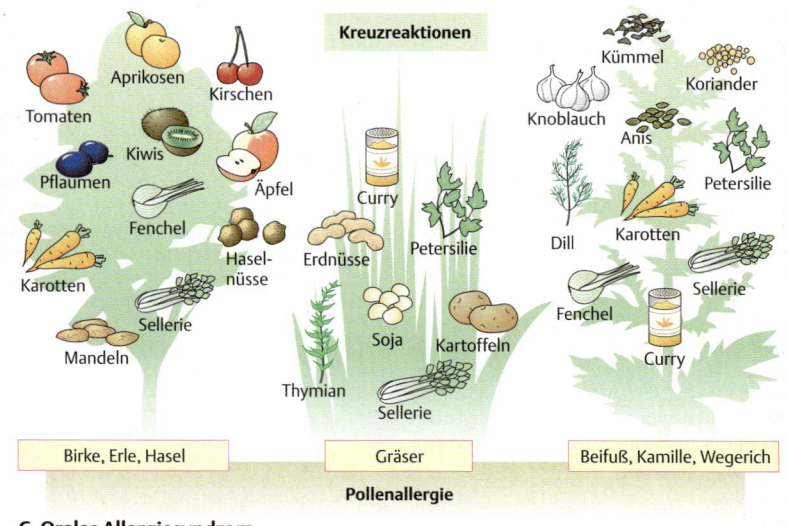

Kreuzreaktionen

Tomaten, Aprikosen, Kirschen, Kiwis, Pflaumen, Äpfel, Fenchel, Haselnüsse, Karotten, Sellerie, Mandeln

Curry, Erdnüsse, Petersilie, Soja, Kartoffeln, Thymian, Sellerie

Kümmel, Koriander, Knoblauch, Anis, Petersilie, Dill, Karotten, Fenchel, Sellerie, Curry

Birke, Erle, Hasel | Gräser | Beifuß, Kamille, Wegerich

Pollenallergie

C. Orales Allergiesyndrom

135

A. Trachea und Bronchien

Trachea und Bronchien bilden gemeinsam die unteren Atemwege, deren Funktion im konvektiven Transport der Atemluft zu den Alveolen besteht. Die ca. 12 cm lange und 2 cm weite Trachea und die aus ihr hervorgehenden Hauptbronchien sind durch hufeisenförmige, nach ventral gerichtete Knorpelspangen verstärkt, während die Rückwand durch glatte Muskelfasern und Bindegewebszüge gebildet wird (Paries membranacea).

Aus den Hauptbronchien entspringen in streng dichotomen Teilungsschritten die Lappenbronchien, welche sich weiter in Segment-, Subsegment-, Sub-Subsegment- usw. Bronchien aufzweigen. Bis zur 5. Bronchusgeneration ist deren Wand durch unregelmäßig geformte Knorpelplatten verstärkt, während etwa ab der 6. Generation Knorpelverstärkungen fehlen (Bronchioli). Ihr Lumen wird durch den Zug elastischer Netze der Lungen offen gehalten.

Nach im Durchschnitt 20 Bronchusaufzweigungen (Generationen) sind die Bronchioli terminales mit einem Lumen von ca. 1 mm erreicht, aus denen zwei Bronchioli respiratorii mit je zwei Ductuli alveolares hervorgehen. Alle Alveolen, die einem Bronchiolus respiratorius zugeordnet sind, bilden einen Azinus.

Insgesamt besteht die rechte Lunge aus 3 Lappen (Ober-, Mittel- und Unterlappen) mit insgesamt 10 Segmenten, während die linke Lunge 2 Lappen (Oberlappen mit Lingula und Unterlappen) aufweist, mit insgesamt 9 Segmenten (Segment 7 fehlt wegen des Platzbedarfs des Herzens).

Das *respiratorische Epithel* bildet die Innenauskleidung der Atemwege. Es besitzt an seiner luminalen Oberfläche Flimmerhärchen, die durch rhythmisches, oralwärts gerichtetes Schlagen der Selbstreinigung des Bronchialsystems (Clearance) dienen. In der Wand von Trachea und Bronchien finden sich neben Arteriolen und Venolen zahlreiche Drüsen, welche die Atemwege mit einem dünnen Sekretfilm auskleiden. Dieses Sekret wird kontinuierlich durch das Flimmerepithel in Richtung Pharynx transportiert, wo es samt der darin gelösten Staubpartikel, Bakterien, Zellen u. a. Bestandteile verschluckt wird.

B. Bronchomotorik

Die Bronchialweite wird durch die glatte Bronchialmuskulatur reguliert (Tunica muscularis), welche die Bronchien in zirkulären und netzartigen Bahnen umfasst. Sie dient der optimalen Abstimmung von Ventilation und Perfusion unter Ruhebedingungen bzw. bei körperlicher Belastung. Der Bronchialmuskeltonus wird durch das vegetative Nervensystem bestimmt. Mediatoren des Sympathikus (z. B. Adrenalin) führen durch Aktivierung von β_2-Rezeptoren zur Relaxation, während Acetylcholin als Mediator des Parasympathikus eine Bronchokonstriktion bewirkt. Darüber hinaus können lokal freigesetzte Mediatoren, wie z. B. Histamin, Leukotriene und Platelet activating Factor (PAF) zur Bronchialverengung führen, während Kortisol auf hämatogen-systemischem Weg bronchodilatierend wirkt.

C. Alveolen

Der Mensch besitzt ca. 300 Millionen Alveolen. Ihre Wand ist nur wenige Nanometer dick und erlaubt so die maximale Annäherung zwischen Kapillarblut und Alveolarluft. Hier findet der Austausch der Atemgase Sauerstoff und Kohlendioxid statt. Der Atemgastransport aus den Alveolen in die Kapillaren erfolgt per Diffusion und wird daher durch die herrschenden Partialdruckdifferenzen determiniert. Der gesamte Atemtrakt hat letztlich die Aufgabe, den Organismus mit Sauerstoff zu versorgen und das im Rahmen des Zellstoffwechsels anfallende Kohlendioxid wieder zu eliminieren. Dabei wird sauerstoffarmes Blut über die Pulmonalarterien und Arteriolen in das Kapillarbett der Lunge eingespeist, wo es bei der Alveolarpassage mit Sauerstoff gesättigt wird und über die Lungenvenen als „arterialisiertes" Blut zum linken Vorhof, und von dort weiter in den Systemkreislauf gelangt.

Anatomie und Physiologie

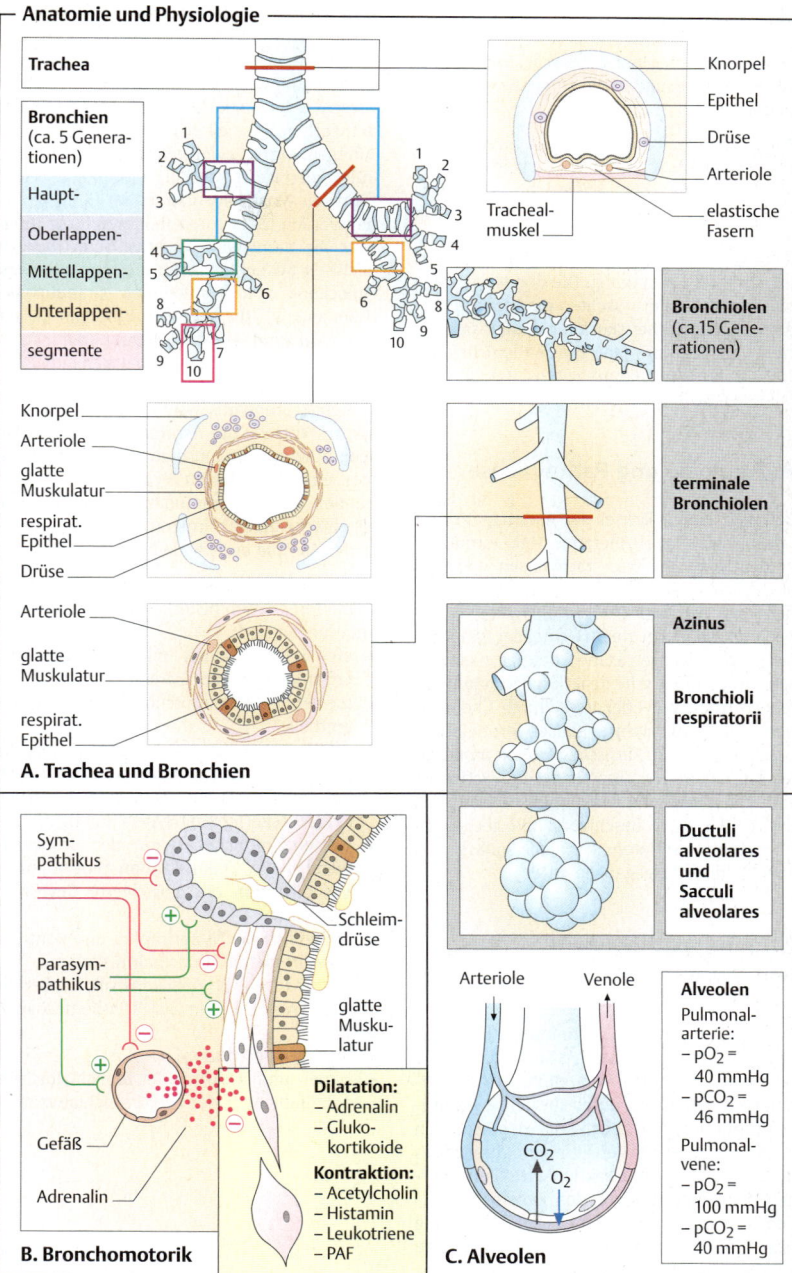

Trachea

Knorpel
Epithel
Drüse
Arteriole
elastische Fasern

Trachealmuskel

Bronchien (ca. 5 Generationen)

Haupt-
Oberlappen-
Mittellappen-
Unterlappen-
segmente

Bronchiolen (ca.15 Generationen)

Knorpel
Arteriole
glatte Muskulatur
respirat. Epithel
Drüse

terminale Bronchiolen

Arteriole
glatte Muskulatur
respirat. Epithel

A. Trachea und Bronchien

Azinus

Bronchioli respiratorii

Sympathikus

Schleimdrüse

Parasympathikus

glatte Muskulatur

Dilatation:
– Adrenalin
– Glukokortikoide

Kontraktion:
– Acetylcholin
– Histamin
– Leukotriene
– PAF

Gefäß
Adrenalin

B. Bronchomotorik

Ductuli alveolares und Sacculi alveolares

Arteriole   Venole

CO_2
O_2

Alveolen
Pulmonalarterie:
– pO_2 = 40 mmHg
– pCO_2 = 46 mmHg

Pulmonalvene:
– pO_2 = 100 mmHg
– pCO_2 = 40 mmHg

C. Alveolen

Das Asthma bronchiale ist eine entzündliche Erkrankung der unteren Atemwege, charakterisiert durch eine rezidivierende, weitgehend generalisierte und reversible Bronchialobstruktion.

Epidemiologie. Bis zu 10 % der Jugendlichen und 5 % der Erwachsenen entwickeln ein Asthma bronchiale; dies entspricht im Durchschnitt ca. 7 % der deutschen Bevölkerung. Von diesen annähernd 6 Millionen in Deutschland lebenden Asthmatikern sterben ca. 6000 jährlich an ihrer Erkrankung. Die durch das Asthma bronchiale verursachten direkten und indirekten Gesundheitskosten belaufen sich auf ca. 4 Mrd. Euro pro Jahr. Dies entspricht etwa 10 % der für Lungenkrankheiten insgesamt anfallenden Kosten.

A. Ätiologie und Pathogenese

Bei etwa einem Drittel der Asthmapatienten lassen sich Typ-I-Allergien (IgE-vermittelt) eindeutig als Auslöser nachweisen und sind auch für die klinische Symptomatik maßgeblich verantwortlich *(exogen-allergisches Asthma bronchiale)*. Bei einem Drittel der Patienten lassen sich dagegen keine Allergien nachweisen. Die asthmatische Reaktion tritt häufig infektassoziiert auf oder wird durch Chemikalien (z. B. Medikamente, Konservierungsstoffe u. a.) ausgelöst *(intrinsisches Asthma bronchiale)*. Bei einem weiteren Drittel der Patienten sind z. T. allergische Reaktionen nachweisbar, die das klinische Beschwerdebild aber nicht hinreichend erklären können, sodass von Mischbildern ausgegangen wird.

B. Immunpathogenese und Morphologie

Immunpathogenese. Die Immunpathogenese des exogen-allergischen Asthma bronchiale beginnt nach heutiger Vorstellung mit der Aufnahme des Allergens durch spezialisierte antigenpräsentierende Zellen, die dendritischen Zellen, die zwischen den Flimmerepithelzellen liegen. Durch die Interaktion zwischen Allergen, antigenpräsentierenden Zellen und naiven T-Lymphozyten kommt es zur Aktivierung und Differenzierung dieser Lymphozyten zu T_{H2}-Lymphozyten, welche durch die Freiset-

zung eines spezifischen Zytokinmusters charakterisiert sind: Interleukin-4 (IL-4) aktiviert B-Lymphozyten, die sich zu Plasmazellen entwickeln und IgE-Antikörper freisetzen (S. 16 f). Diese werden an die Oberfläche der durch IL-3 aktivierten Mastzellen gebunden, sodass bei Allergenkontakt zwei benachbarte IgE-Moleküle überbrückt werden ("bridging"). Dies führt zur Mastzelldegranulation (S. 16 ff). Dabei werden Mediatoren freigesetzt, die ihrerseits die bronchialobstruktive Sofortreaktion auslösen. Schließlich kommt es durch IL-5 zur Anlockung von eosinophilen Granulozyten (Chemotaxis), die aus der Blutbahn in die Bronchialwand einwandern und dort durch Freisetzung zahlreicher Mediatoren eine lokale Entzündungsreaktion induzieren. Diese eosinophile Bronchitis wird als histomorphologisches Korrelat des Asthma bronchiale angesehen und ist eng mit dem klinischen Phänomen einer bronchialen Hyperreagibilität verbunden. Die T_{H2}-Immunantwort wird heute als entscheidendes Ereignis in der Pathogenese des Asthma bronchiale betrachtet.

Morphologie. Die für das Asthma bronchiale charakteristischen histomorphologischen Veränderungen sind:

- ein Epithelschaden mit entsprechender Störung der mukoziliären Clearance
- die verdickte Basalmembran des Bronchialepithels
- die Hypertrophie der Bronchialdrüsen, die gemeinsam mit den vermehrt auftretenden Becherzellen große Mengen eines zähen Sekrets sezernieren (Hyper- und Dyskrinie)
- ein entzündliches Ödem der Bronchialwand durch Zellinfiltration (Eosinophile), Vasodilatation und gesteigerte Gefäßpermeabilität
- schließlich die Hypertrophie und Kontraktion der glatten Bronchialmuskulatur.

Die asthmatische Bronchialobstruktion beruht also im Wesentlichen auf 3 Pathomechanismen:

- Bronchokonstriktion
- Hyper- und Dyskrinie der Bronchialdrüsen
- entzündliches Ödem der Bronchialwand.

Asthma bronchiale I

„Extrinsic Asthma"
(allergisch bedingt)

– Milben
– tierische Allergene
– Pollen
– Schimmelpilze
– Metallsalze
– Enzyme
– Mehlstaub

„Intrinsic Asthma"
(nichtallergisch bedingt)

– Infekte
– Medikamente (z. B. ASS)
– Konservierungs-mittel (z. B. Sulfit)

Stress

Mischbilder

A. Ätiologie

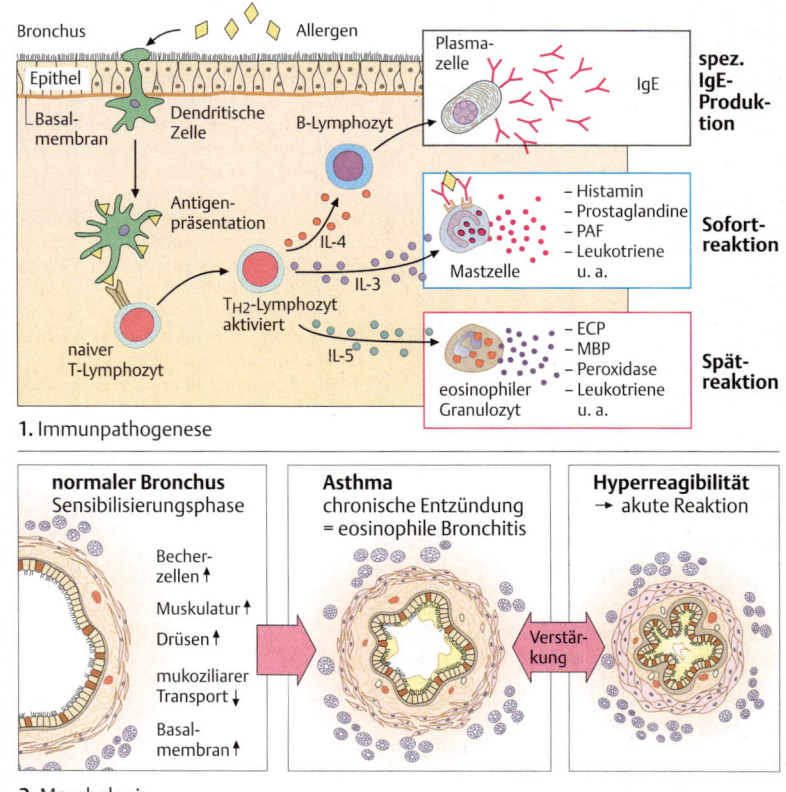

spez. IgE-Produk-tion

– Histamin
– Prostaglandine
– PAF
– Leukotriene
u. a.

Sofort-reaktion

– ECP
– MBP
– Peroxidase
– Leukotriene
u. a.

Spät-reaktion

Bronchus — Allergen — Plasma-zelle — IgE — Epithel — Basal-membran — Dendritische Zelle — B-Lymphozyt — Antigen-präsentation — IL-4 — IL-3 — Mastzelle — naiver T-Lymphozyt — T$_{H2}$-Lymphozyt aktiviert — IL-5 — eosinophiler Granulozyt

1. Immunpathogenese

normaler Bronchus
Sensibilisierungsphase

Becher-zellen ↑
Muskulatur ↑
Drüsen ↑
mukoziliarer Transport ↓
Basal-membran ↑

Asthma
chronische Entzündung
= eosinophile Bronchitis

Verstär-kung

Hyperreagibilität
→ akute Reaktion

2. Morphologie
B. Immunpathogenese und Morphologie

A. Klinik

Das Asthma bronchiale ist durch die klinische Trias Husten, Atemnot und pfeifende Atemgeräusche charakterisiert. Dieser Symptomatik liegt eine variable Bronchialobstruktion zugrunde, die auch für den Anfallscharakter der Erkrankung verantwortlich ist. Häufig können Trigger identifiziert werden, die entweder allergenspezifisch (z. B. Pollen) oder Ausdruck einer unspezifischen Hyperreagibilität (z. B. Zigarettenrauch) sein können. Die bronchiale Hyper- und Dyskrinie führt zu zäh-glasigem Auswurf, der Charcot-Leyden-Kristalle (Proteinaggregate aus eosinophilen Granulozyten) und Curschmann-Spiralen (Bronchialausgüsse aus peripheren Atemwegen) enthalten kann. Zirkadiane vagale Einflüsse bewirken, dass Asthmaanfälle oft am frühen Morgen zwischen 3 und 5 Uhr auftreten. Auch oligosymptomatische Asthmaformen wie z. B. das Anstrengungsasthma (Exercise-induced Asthma) oder die „cough variant of asthma" sind nicht selten.

B. Diagnostik

Die Diagnose des Asthma bronchiale wird anhand der typischen klinischen Bildes und der Lungenfunktionsanalyse gestellt. Ist keine Bronchialobstruktion nachweisbar, so wird eine unspezifische bronchiale Provokation durchgeführt (S. 74 f). Bei Übereinstimmung zwischen klinischem Bild und Provokationstest gilt die Diagnose Asthma bronchiale als gesichert. Die *Allergen*provokation bleibt im Patienten mit negativer unspezifischer Provokation trotz positiver Asthmaanamnese mit Nachweis von Typ-I-Allergien vorbehalten oder wird zur gezielten Testung der klinischen Relevanz einzelner Allergene eingesetzt. Besteht eine Bronchialobstruktion bereits in der Ausgangsmessung, so wird durch Inhalation eines β_2-Sympathomimetikums eine Broncholyse durchgeführt. Bei reversibler Bronchialobstruktion bzw. Zunahme der FEV_1 um mindestens 15 % oder mehr als 200 ml, gilt bei entsprechender Klinik ein Asthma bronchiale als nachgewiesen. Ist die Bronchialobstruktion irreversibel, muss dagegen von einer chronisch obstruktiven Bronchopneumopathie (COBP) ausgegangen werden. Weitere Differenzialdiagnosen sind die chronische, nichtobstruktive Bronchitis, laryngotracheale Stenosen, die Larynxdysfunktion (Vocal Cord Dysfunction), das Hyperventilationssyndrom, die exogen-allergische Alveolitis (S. 144 f), die Fremdkörperaspiration (v. a. bei Kindern), die Sarkoidose und kardiale Erkrankungen (z. B. Linksherzinsuffizienz).

C. Therapie

Die Behandlung beruht auf 3 Strategien:
- Karenz von Allergenen, inhalativen Noxen und bronchokonstriktorisch wirkenden Medikamenten
- antientzündliche Medikamente
- Bronchodilatatoren.

Aufgrund sehr guter lokaler Wirksamkeit, niedrigerer Dosierung und entsprechend geringeren Nebenwirkungen werden Glukokortikoide und β_2-Sympathomimetika v. a. inhalativ appliziert. Auch Anticholinergika, Cromoglicinsäure und Nedocromil können inhaliert werden. Zur Verfügung stehen Dosieraerosole (mit Treibmittel), Pulverinhalatoren (z. B. Diskus, Turbohaler) oder elektrisch betriebene Düsen- und Ultraschallvernebler. In Tablettenform werden Glukokortikoide, β_2-Sympathomimetika, Theophyllin und neuerdings Leukotrienantagonisten (S. 98 f) mit antientzündlicher und bronchodilatatorischer Wirkung verabreicht. Der Einsatz der verschiedenen Medikamente und ihre Kombination orientieren sich am klinischen Schweregrad und an den bestehenden Lungenfunktionseinschränkungen (Stufenschema).

Asthma bronchiale II

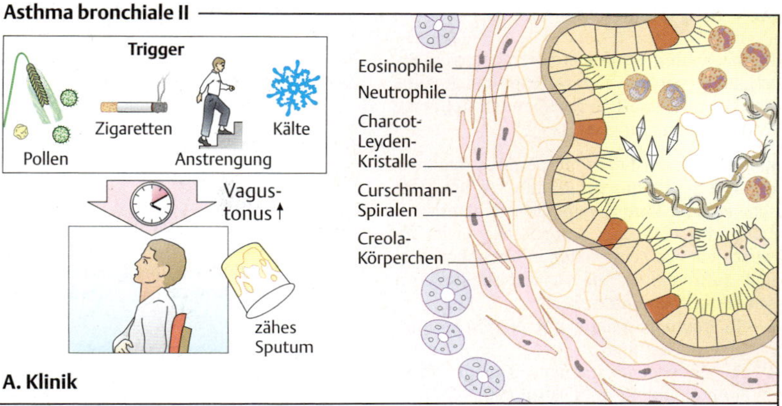

A. Klinik

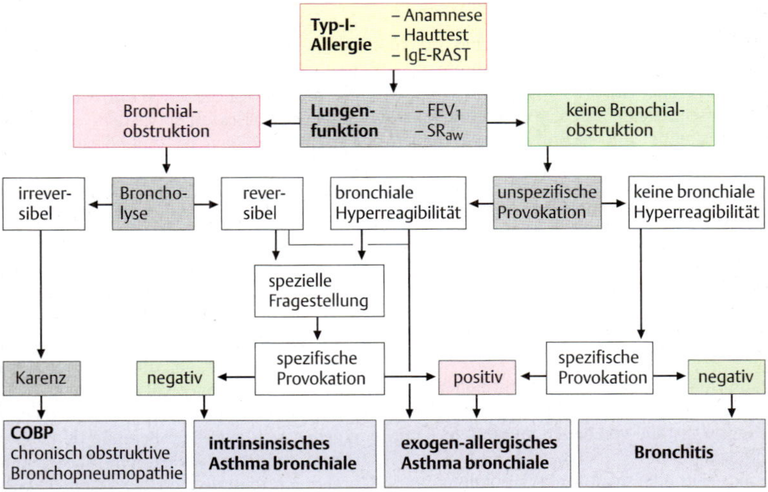

Trigger

Pollen — Zigaretten — Anstrengung — Kälte

Vagus-tonus ↑

zähes Sputum

Eosinophile
Neutrophile
Charcot-Leyden-Kristalle
Curschmann-Spiralen
Creola-Körperchen

B. Diagnostik

Typ-I-Allergie
– Anamnese
– Hauttest
– IgE-RAST

Lungen-funktion
– FEV$_1$
– SR$_{aw}$

Bronchial-obstruktion ← → keine Bronchial-obstruktion

irrever-sibel ← Broncho-lyse ← rever-sibel ← bronchiale Hyperreagibilität ← unspezifische Provokation → keine bronchiale Hyperreagibilität

spezielle Fragestellung

Karenz

negativ ← spezifische Provokation → positiv ← spezifische Provokation → negativ

COBP
chronisch obstruktive Bronchopneumopathie

intrinsinsisches Asthma bronchiale

exogen-allergisches Asthma bronchiale

Bronchitis

C. Therapie

Grad	Symptome		FEV1 bzw. PEF (% Sollwert)
		Tag	Nacht	

Grad		Tag	Nacht	FEV1 bzw. PEF (% Sollwert)
4	schwer	ständig	häufig	≤ 60%
3	mittel-gradig	täglich	> 1x pro Woche	> 60% < 80%
2	leicht	< 1x täglich	> 2x pro Monat	≥ 80%
1		≤ 2x pro Woche	≤ 2x pro Monat	> 80%

1. Schweregradeinteilung

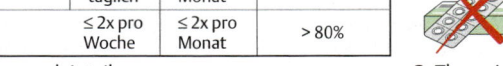

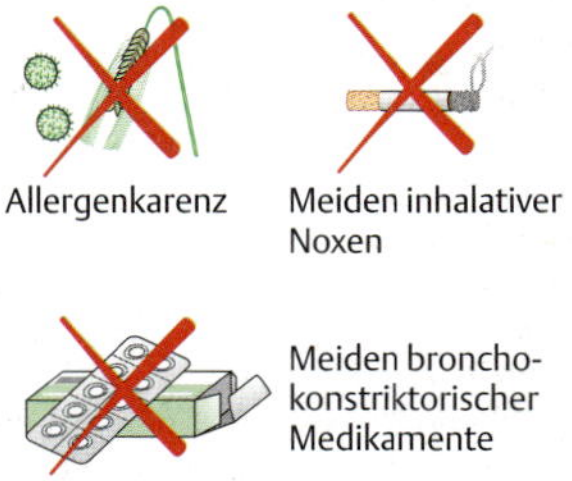

Allergenkarenz

Meiden inhalativer Noxen

Meiden broncho-konstriktorischer Medikamente

2. Therapieprinzipien

A. Churg-Strauss-Syndrom

Die nach ihren Erstbeschreibern benannte Erkrankung wird auch als allergische Angiitis und Granulomatose bezeichnet und stellt eine Systemerkrankung dar.

Klinik. Klinisch ist das Churg-Strauss-Syndrom durch eine allergische Rhinitis, Asthma (oft schwer) und Bluteosinophilie charakterisiert. Da unterschiedliche Organbeteiligungen zu verschiedenen Zeitpunkten im Krankheitsverlauf auftreten, ist die Diagnosestellung oft schwierig. Man unterscheidet

- ein *Prodromalstadium* mit allergischer Rhinitis und Asthma
- ein *Eosinophilie-Stadium*, geprägt durch Bluteosinophilie und Eosinophileninfiltration von Organen (bevorzugt Lunge und Magen-Darm-Trakt)
- das *vaskulitische Stadium*, welches durch perivaskuläre eosinophile Infiltrate gekennzeichnet ist.

In fortgeschrittenen Fällen ist eine granulomatöse Vaskulitis mit Nekrosen nachweisbar (ähnlich der Wegener-Granulomatose). Das vaskulitische Stadium ist stets generalisiert und von Allgemeinsymptomen wie Fieber, Arthralgien, Myalgien, Gewichtsverlust und vaskulitischen Hauterscheinungen (S. 118 f) begleitet. Unbehandelt führt es zum Tod durch Manifestationen an ZNS (Vaskulitis, Blutung) oder Herz (eosinophile Peri-, Myokarditis, Koronariitis).

Diagnostik. Die Diagnose wird mit hoher Sensitivität und Spezifität anhand der folgenden 6 Kriterien gestellt, von denen mindestens 4 erfüllt sein müssen:

1. aktuelles oder anamnestisch dokumentiertes Asthma bronchiale
2. Eosinophile > 10 % bzw. > 400/µl im peripheren Blut
3. Mononeuritis, Mononeuritis multiplex oder Polyneuropathie
4. wandernde eosinophile Lungeninfiltrate im Röntgenbild
5. Sinusitis
6. Nachweis einer eosinophilen Vaskulitis durch Biopsie (z. B. Hautbiopsie).

Therapie. Bei rechtzeitiger Diagnosestellung und Therapie ist die Prognose günstig. Behandelt wird mit hochdosierten Glukokortikoiden (Prednisolon p. o. oder i. v.), meist in Kombination mit Cyclophosphamid p.o. Nach 4–8 Wochen kann bei gutem Ansprechen die Glukokortikoiddosis langsam auf eine niedrige Erhaltungsdosis reduziert werden. Die Behandlung dauert mindestens ein Jahr.

B. Allergische bronchopulmonale Aspergillose (ABPA)

Die ABPA ist obligat mit dem klinischen Bild eines chronischen und oft schweren Asthma bronchiale verbunden. Ihre Prävalenz wird bei Patienten mit chronischem Asthma auf 1–2 % geschätzt.

Pathogenese. Der ABPA liegt eine immunologische Reaktion (am ehesten Typ III; S. 24 f, 28 f) gegen bestimmte Epitope des Aspergillen-Antigens zugrunde. Die Aspergillen besiedeln das Bronchialsystem im Sinne einer Kolonisation, ohne dass es zur invasiven Infektion kommt. Diagnostisch wegweisend sind die positive Hautreaktion auf Aspergillus fumigatus im Pricktest sowie der Nachweis spezifischer IgE- und IgG-Antikörper gegen Aspergillus fumigatus im Blut. Meist ist auch das Gesamt-IgE erhöht. Eine Eosinophilie ist im Blut und in der bronchoalveolären Lavage nachweisbar.

Klinik und Diagnostik. Klinisch imponieren neben typischen Asthmabeschwerden Allgemeinsymptome wie Fieber und Abgeschlagenheit. Die Patienten husten bräunlich-visköse Bronchialausgüsse ab, die durch Verlegung von kleineren Bronchien zu Atelektasen führen können (Mukoid Impaction). Radiologisch ergeben sich auffällige Befunde durch wechselnde Infiltrate, Atelektasen, Dystelektasen und durch zentrale Bronchiektasen, die insbesondere in der hochauflösenden Computertomographie (HRCT) mit hoher Sensitivität nachgewiesen werden können. Wenn die angegebenen Kriterien erfüllt sind, ist die Diagnose einer ABPA sehr wahrscheinlich. Im Endstadium imponieren eine peribronchial akzentuierte Lungenfibrose und zentrale Bronchiektasen.

Therapie. Die Therapie beruht in erster Linie auf der systemischen Gabe hochdosierter Glukokortikoide (Prednisolon p. o.). In Kombination mit dem Antimykotikum Itrakonazol können Glukokortikoide eingespart werden.

Sonderformen des Asthmas

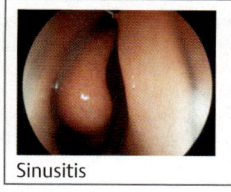

Sinusitis

Prodromalstadium

– allergische   Alter:
  Rhinitis   30–50
– Sinusitis   Jahre
– Asthma

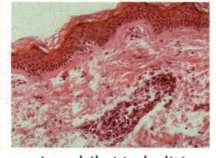

Bluteosinophilie

Übergangsstadium

– eosinophile
  Infiltrate
– Pleuraerguss
– Gastroenteritis
– Cholezystitis

eosinophile Vaskulitis

systemisches Stadium

– vaskulitisches   – Vaskulitis
  Exanthem   – Perikarditis
– Purpura   – Herzinsuffizienz
– Mononeuritis/ – Myalgie
  Polyneuritis   – Arthralgie
– Blutung

**Organ-
beteiligung**

25%
ZNS

70%
obere
Atemwege

100%
Lunge

40%
Herz

50%
Magen-
Darm-
Trakt

50%
Haut

60%
peripheres
Nerven-
system

A. Churg-Strauss-Syndrom

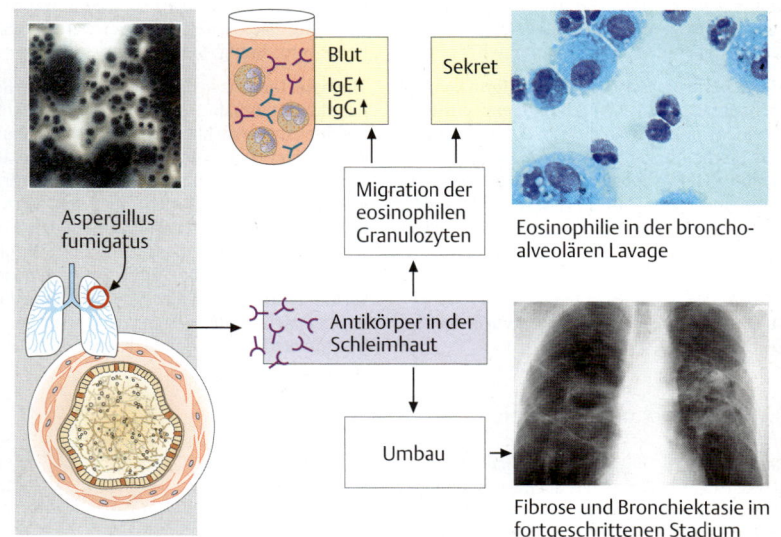

Aspergillus
fumigatus

Blut
IgE↑
IgG↑

Sekret

Migration der
eosinophilen
Granulozyten

Eosinophilie in der bronchoalveolären Lavage

Antikörper in der
Schleimhaut

Umbau

Fibrose und Bronchiektasie im
fortgeschrittenen Stadium

B. Allergische bronchopulmonale Aspergillose

Die wiederholte Inhalation organischer Stäube führt bei manchen Menschen zur Entwicklung einer exogen allergischen Alveolitis (EAA). Je nach dem auslösenden Antigen sind bisher etwa 50 verschiedene Formen der EAA bekannt. In Deutschland sind am häufigsten:

- die Farmerlunge (Antigene: Heustaub, Aspergillus fumigatus, thermophile Aktinomyzeten, Saccharopolyspora rectivirgula u. a.)
- die Befeuchterlunge (Antigene: Aspergillus fumigatus, Pullularia pullulans, thermophile Aktinomyzeten u. a. aus Luftbefeuchtungsanlagen z. B. in Druckereien)
- die Vogelhalterlunge (Antigene: Vogelkot und Vogelserumproteine).

A. Pathogenese und Klinik

Pathogenese. Während in den 60er und 70er Jahren eine allergische Typ-III- und -IV-Reaktion als alleinige Ursache der EAA betrachtet wurde, sprechen neuere Untersuchungen dafür, dass toxinvermittelte Reaktionen (u. a. Endotoxin, Mykotoxine) einen erheblichen Anteil am Krankheitsgeschehen haben. Gemeinsame Endstrecke des Krankheitsprozesses ist die Ausbildung einer Alveolitis (interstitielle Pneumonie) und deren Übergang in eine irreversible Lungenfibrose, wenn der Antigenkontakt nicht rechtzeitig entdeckt und gestoppt wird.

Klinik. Bei der klassischen Verlaufsform kommt es innerhalb von 6–8 h nach Antigenexposition zu einem akuten Krankheitsbild mit allgemeinen Erscheinungen wie Fieber, Schüttelfrost und Myalgien (grippeähnlich) und pulmonalen Symptomen wie Husten, Dyspnoe, Abfall der Total-, Vital- und Diffusionskapazität sowie Hypoxämie. Neben der akuten wurden aber auch chronische Verlaufsformen beobachtet, die schleichend ohne akute Krankheitserscheinungen zur Ausbildung einer Lungenfibrose führten.

B. Diagnostik und Therapie

Diagnostik. Die Diagnose ergibt sich aus:
- der Anamnese einschließlich der detaillierten Expositionssituation
- dem Nachweis spezifischer IgG-Antikörper gegen das ursächliche Antigen im Patientenserum (ca. 90 %)
- dem radiologischen Befund rezidivierender Infiltrate oder einer interstitiellen Zeichnungsvermehrung (im hochauflösenden Computertomogramm = HRCT der Lunge Milchglastrübung des Lungengewebes)
- der eingeschränkten Lungenfunktion mit Nachweis einer Gasaustauschstörung und verminderter Lungenvolumina (Restriktion)
- im chronischen Stadium dem Nachweis einer lymphozytären Alveolitis mit Überwiegen der CD8$^+$-T-Zellen in der bronchoalveolären Lavage

In Zweifelsfällen ist eine Klärung durch den Antigenexpositionstest möglich, der unter klinisch kontrollierten Bedingungen durchgeführt wird. Dabei wird der Betroffene in der Klinik in einer der Alltagssituation nachempfundenen Weise dem Antigen ausgesetzt (z. B. Heuexposition). Lungenfunktionsmessungen vor Exposition und während 6–8 h danach erlauben eine Objektivierung der pulmonalen Reaktion. Radiologisch kommt es bei positiver Reaktion zur Ausbildung einer akuten interstitiellen Pneumonitis. Die histologische Klärung anhand einer thorakoskopisch gewonnenen Lungenbiopsie ist nur in Ausnahmefällen sinnvoll. Kommt es durch berufliche Antigenexposition zur Entstehung einer EAA (z. B. Farmerlunge), so handelt es sich um eine Berufserkrankung nach Ziffer 4201 der Berufskrankheitenverordnung (S. 190 f).

Therapie. Die einzig Erfolg versprechende Behandlungsmaßnahme besteht in einer strikten Meidung des ursächlichen Antigens. Der akute Schub kann durch die systemische Gabe von Glukokortikoiden abgemildert und verkürzt werden; langfristig besteht aber kein Vorteil gegenüber unbehandelten Patienten. Der Einsatz von Staubschutzmasken und Staubschutzhelmen (S. 190 f) führt zwar zu einer verminderten pulmonalen Reaktion, kann diese aber nicht völlig verhindern, sodass langfristig trotzdem die Gefahr irreversibler Lungenschäden besteht.

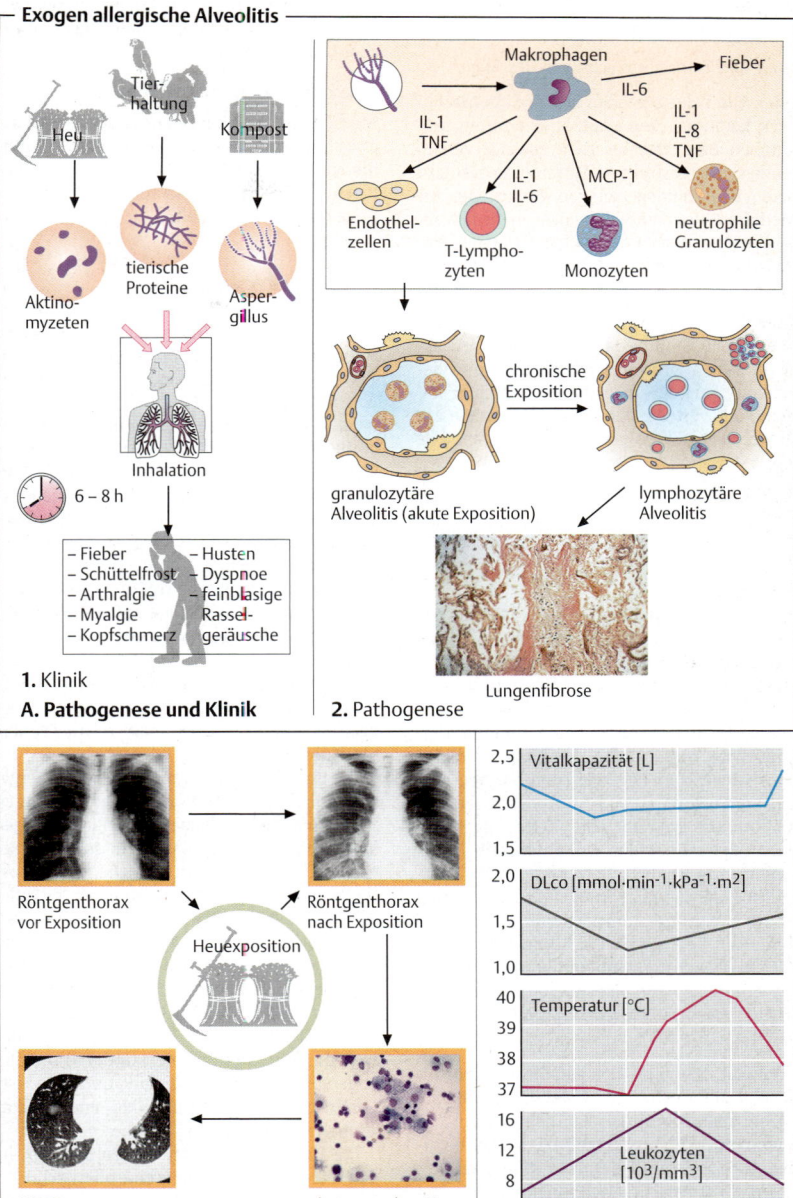

Exogen allergische Alveolitis

Heu — Tierhaltung — Kompost

Aktinomyzeten — tierische Proteine — Aspergillus

Makrophagen → Fieber

IL-1 TNF — IL-6 — IL-1 IL-8 TNF

Endothelzellen — IL-1 IL-6 — MCP-1 — neutrophile Granulozyten

T-Lymphozyten — Monozyten

Inhalation

6 – 8 h

- Fieber — Husten
- Schüttelfrost — Dyspnoe
- Arthralgie — feinblasige
- Myalgie — Rassel
- Kopfschmerz — geräusche

1. Klinik

A. Pathogenese und Klinik

chronische Exposition

granulozytäre Alveolitis (akute Exposition) — lymphozytäre Alveolitis

Lungenfibrose

2. Pathogenese

Röntgenthorax vor Exposition

Röntgenthorax nach Exposition

Heuexposition

HRCT Milchglasmuster

akut: granulozytäre Alveolitis

B. Diagnostik und Therapie

Vitalkapazität [L]

DLco [mmol·min^{-1}·kPa^{-1}·m^2]

Temperatur [°C]

Leukozyten [10^3/mm^3]

Std. nach Provokation

A. Morphologie

Lider und Tränenfilm schützen das Auge.

Lider. Die Lider bestehen aus der oberflächlichen keratinisierten Haut, einem zarten subkutanen Bindegewebe, dem zirkulär verlaufenden, quergestreiften Musculus orbicularis oculi, dem bindegewebigen Tarsus, der die Meibom-Drüsen enthält, welche in die Lidkante münden, und der Bindehaut. Nasal beginnen mit den Tränenpünktchen die ableitenden Tränenwege.

Tränen. Die Tränenflüssigkeit wird in der Tränendrüse (Glandula lacrimalis) und den akzessorischen Drüsen der Bindehaut und der Lidkante gebildet und mit dem Lidschlag auf dem Auge verteilt. Der Tränenfilm enthält zur Abwehr antimikrobiell wirksame Bestandteile wie

- Lysozym
- Komplement
- Laktoferrin
- sIgA
- Granulozyten und Monozyten.

Bindehaut (Konjunktiva). Die Bindehaut besteht aus einem nichtkeratinisierten, mehrschichtigen Plattenepithel, in das Becherzellen eingelagert sind. Im tarsalen Abschnitt liegt sie fest der Lidrückseite auf. In das subepitheliale Bindegewebe der oberen und unteren Umschlagfalte sind kleine lymphoide Follikel eingestreut; dort liegende Lymphozyten produzieren IgA, dem beim Transport in den Tränenfilm die sekretorische Kette angelagert wird (sIgA). Über den Lymphfollikeln liegen modifizierte Epithelzellen (M-Zellen), die darauf spezialisiert sind, Antigene zu binden und in die Follikel zu transportieren. Die bulbäre Bindehaut liegt der Sklera nur locker auf und enthält die meisten intraepithelialen, mukosalen Lymphozyten; überwiegend CD8+ und **HML**-1+ (**H**uman **m**ucosal **L**ymphocyte Antigen-1).

Hornhaut (Cornea). Die gefäßlose Hornhaut besteht aus mehreren Schichten; die oberste ist ein mehrschichtiges Epithel, das auf der Bowman-Membran liegt (**B2.**). Darunter befindet sich das Stroma, das den größten Teil der Hornhaut ausmacht. Nach innen wird sie von einem einschichtigen Endothel abgeschlossen, dessen Basalmembran zur Descemet-Membran verdickt ist. Die Hornhaut enthält normalerweise keine Zellen der lymphozytären Reihe, wohl aber Langerhans-Zellen, die zur Antigenpräsentation fähig sind.

Allergien des Auges allgemein

Allergische Erkrankungen des Auges treten bei etwa 5–10 % der Bevölkerung auf. Die Symptome sind meist mild und werden häufig vom Patienten mit nichtverschreibungspflichtigen Augentropfen behandelt.

B. Pathophysiologie

Bei allen allergischen Erkrankungen des Auges steht die *Typ-I-Reaktion* im Vordergrund. Nach Antigenkontakt kommt es zur Degranulation von Mastzellen und Basophilen. Darüber hinaus wandern Eosinophile in das Bindehautepithel ein. Der wichtigste Mediator der allergischen Konjunktivitis ist Histamin. Andere Mediatoren, wie z. B. die Leukotriene, spielen nur eine untergeordnete Rolle. Der IgE-Gehalt in der Tränenflüssigkeit steigt. Bei atopischer Keratokonjunktivitis, Conjunctivitis vernalis und der Kontaktallergie treten gehäuft CD4+-T-Zellen auf, die zusätzlich auf zelluläre Mechanismen der Typ-IV-Reaktion hinweisen (S. 30 ff).

Aufgrund der Zartheit des subkutanen Bindegewebes der Lider kommt es bei allen allergischen Erkrankungen schnell zu ausgeprägten Lidödemen.

Die Bindehaut kann verschieden auf allergische Reize reagieren. In aller Regel kommt es zur Rötung durch Dilatation der Bindehautgefäße. Die Chemosis ist das Ödem des konjunktivalen Stromas. Hypertrophien des subepithelialen Lymphgewebes imponieren als Follikel (S. 148 f **B.**). Sie haben einen Durchmesser von etwa 0,2–2 mm, sind gefäßlos, grau bis gelb und von dilatierten Blutgefäßen umgeben. Histologisch findet sich ein lymphoides germinales Zentrum. Im Gegensatz dazu zeigen Papillen (S. 148 f **C.** und **D.**) ein rotes Zentrum, das aus einem dilatierten Gefäß besteht und von Entzündungszellen umgeben ist. Chronisch bestehende Papillen und Follikel können vernarben.

Die Hornhaut ist relativ selten beteiligt. In den Frühstadien tritt meist eine oberflächliche Erosion des Epithels auf, die sich zum Ulcus corneae entwickeln kann.

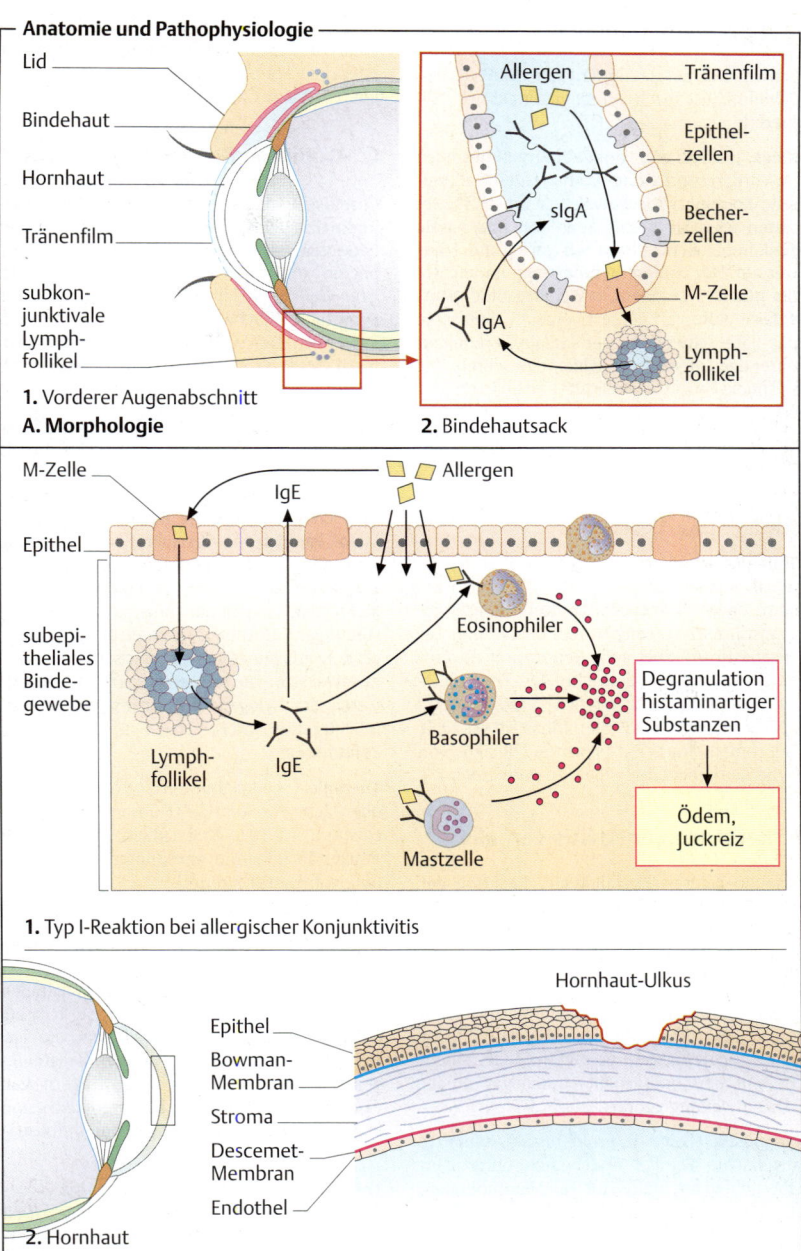

Anatomie und Pathophysiologie

Lid

Bindehaut

Hornhaut

Tränenfilm

subkon-
junktivale
Lymph-
follikel

1. Vorderer Augenabschnitt

A. Morphologie

Allergen

Tränenfilm

Epithel-
zellen

Becher-
zellen

sIgA

M-Zelle

IgA

Lymph-
follikel

2. Bindehautsack

M-Zelle

IgE

Allergen

Epithel

Eosinophiler

subepi-
theliales
Binde-
gewebe

Lymph-
follikel

IgE

Basophiler

Mastzelle

Degranulation
histaminartiger
Substanzen

Ödem,
Juckreiz

1. Typ I-Reaktion bei allergischer Konjunktivitis

Hornhaut-Ulkus

Epithel

Bowman-
Membran

Stroma

Descemet-
Membran

Endothel

2. Hornhaut

B. Pathophysiologie

A. Allergische Rhinokonjunktivitis

Schwellung der konjunktivalen und nasalen Schleimhäute nach Allergenkontakt mit Sekretbildung (s. a. S. 126 ff).

Klinik. Juckreiz und Fremdkörpergefühl stehen im Vordergrund. Ohne Juckreiz ist eine allergische Konjunktivitis unwahrscheinlich. Weiter treten wässrige nasale Sekretion und nasale Schleimhautschwellung mit Juck- und Niesreiz auf. Der okuläre Befund zeigt ein leichtes bis mäßiges Lidödem, erweiterte Bindehautgefäße, Rötung, leichte Chemosis, eine feine papilläre Schwellung der tarsalen Bindehaut unter den Lidern sowie schleimige Sekrete. Die saisonale Form tritt im Früh- und Spätsommer oder Herbst auf (meist durch Pollen verursacht). Die chronische Form verläuft i.d.R. milder, gelegentlich mit Exazerbationen. Oft sind die Symptome im Winter bzw. in Innenräumen stärker (Hauptallergene sind z. B. Milben, Schimmelpilze, Tierhaare).

Therapie. *Kurzfristig* sind ggf. Vasokonstriktoren als Augentropfen (AT) indiziert; bei trockenem Auge Tränenersatzmittel (konservierungsmittelfrei). *Langfristig* sinnvoll sind Levocabastin-AT, aber auch Nedocromil-AT, Cromoglicinsäure-AT (Eintreten des Therapieeffekts kann bis zu 2 Wochen verzögert sein) oder Lodoxamide-AT. Steroidhaltige AT (z. B. Fluorometholon) sind wegen des Risikos von Nebenwirkungen möglichst zu vermeiden.

B. Keratoconjunctivitis vernalis

(Pseudo-)allergische follikuläre Reaktion der Bindehaut auf unspezifische Irritationen. Sie beginnt oft in der Vorpubertät und schwächt sich bis zur 2. oder 3. Lebensdekade ab.

Klinik. Die Symptome treten besonders im Frühling und Sommer in Zonen mit trockenem und heißem Klima auf. Das klinische Bild ist von starkem Juckreiz, gerötetem Auge, zähem Schleim und limbusnaher, milchiger Bindehautschwellung geprägt.

Diagnostik. Kleine bis große pflastersteinartig abgeflachte Follikel finden sich unter dem Oberlid und am Bindehaut-Hornhautübergang (Limbus). Gelegentlich ist auch die Hornhaut in Form einer Keratitis superficialis punctata oder eines Ulkus beteiligt. Auslösende Allergene sind nicht bekannt.

Therapie. Wie bei der allergischen Rhinokonjunktivitis. Bei schwereren Verläufen lokale oder orale Steroide. In therapieresistenten Fällen 0,5–2 %ige Ciclosporin-AT.

C. Atopische Keratokonjunktivitis

Chronische, meist milde papilläre Keratokonjunktivitis bei Atopikern. Sie tritt bei 25 % der Patienten mit atopischer Dermatitis auf. Sie beginnt oft bei Kleinkindern, der Altersgipfel liegt bei 30–50 Jahren. Danach klingen die Symptome üblicherweise ab; u. U. bleiben Folgeschäden. Der Verlauf ist saisonal oder chronisch. Manche Allergene können bei chronischem Verlauf Exazerbationen auslösen.

Klinik und Diagnostik. Typisch sind Lidekzeme und Lidrandentzündungen (Blepharitis). Die Bindehaut ist meist blass und verdickt, bei Exazerbationen ist sie hyperämisch bis chemotisch. Die palpebrale Bindehaut weist nur kleine Papillen auf. Das Sekret kann schleimig sein. Chronische Entzündungen führen zu konjunktivalen Narben, Symblepharon, Verkleinerung des Bindehautsacks und Lidfehlstellungen. Hornhautveränderungen können als Keratitis punctata, Vaskularisationen, Ulzera sowie stromale Narben und Trübungen auftreten. Staphylogene Blepharitis und herpetische Keratitis sind Folgen der supprimierten T-Zellfunktion.

Therapie. Lodoxamide-AT, Nedocromil-AT, oberflächliche Steroide (Fluorometholon), Ciclosporin-AT (0,5–2 %); Lidkantenpflege (mit Wattestäbchen und verdünntem Babyshampoo, Tränenersatzmittel).

D. Gigantopapilläre Konjunktivitis

Konjunktivale Reaktion mit großen Papillen auf meist mechanische Irritation. Sie tritt bei der Keratoconjunctivitis vernalis und atopica, bei 1–5 % der Kontaktlinsenträger, bei freiliegenden Nylonfäden sowie bei Trägern von okulären Prothesen auf. Charakteristisch sind Riesenpapillen der palpebralen und limbusnahen Bindehaut.

Therapie. Wie bei Keratoconjunctivitis vernalis oder atopica. Bei Kontaktlinsenträgern ist eine sorgfältige Pflege mit H_2O_2- und enzymhaltigen Mitteln wichtig; keine thermische Desinfektion, Kontaktlinsenpause.

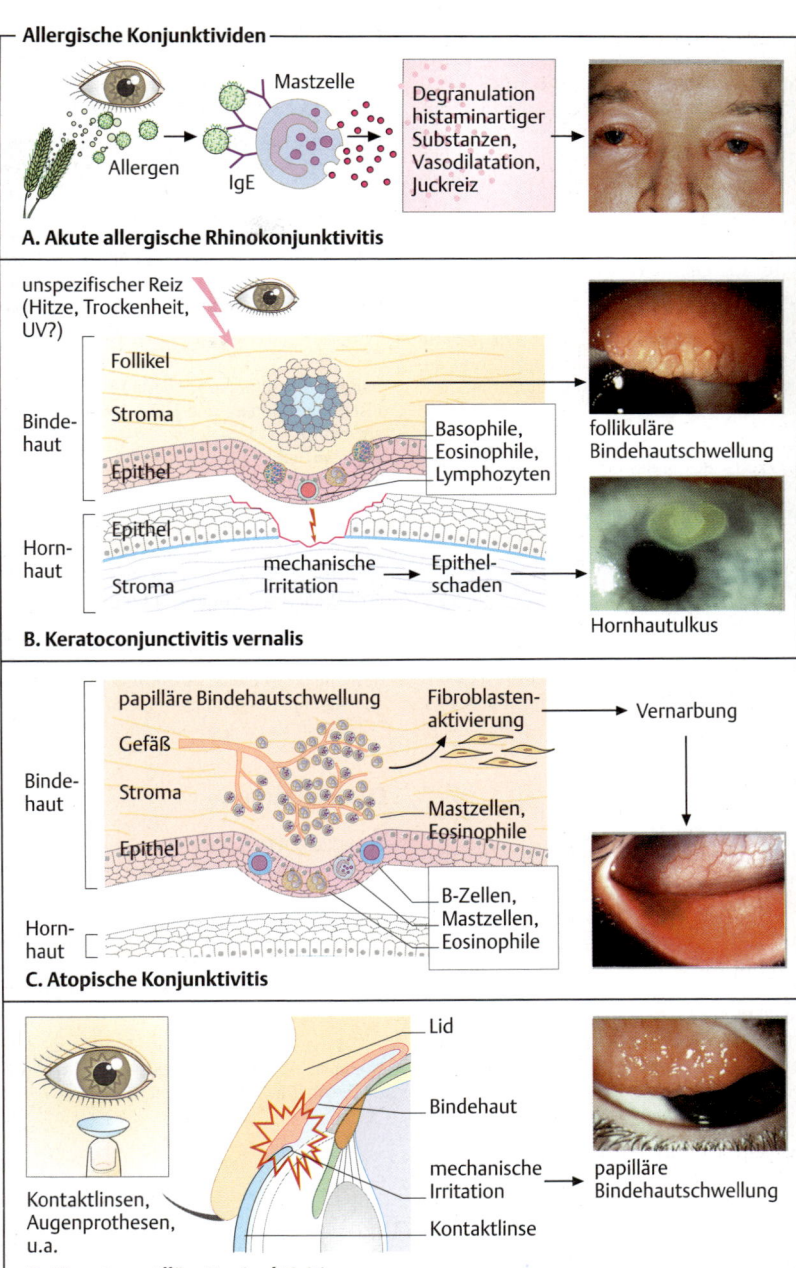

Allergische Konjunktividen

Mastzelle

Allergen

IgE

Degranulation histaminartiger Substanzen, Vasodilatation, Juckreiz

A. Akute allergische Rhinokonjunktivitis

unspezifischer Reiz (Hitze, Trockenheit, UV?)

Bindehaut

Follikel

Stroma

Epithel

Basophile, Eosinophile, Lymphozyten

folikuläre Bindehautschwellung

Hornhaut

Epithel

Stroma

mechanische Irritation

Epithelschaden

Hornhautulkus

B. Keratoconjunctivitis vernalis

Bindehaut

papilläre Bindehautschwellung

Gefäß

Stroma

Epithel

Fibroblastenaktivierung

Vernarbung

Mastzellen, Eosinophile

B-Zellen, Mastzellen, Eosinophile

Hornhaut

C. Atopische Konjunktivitis

Lid

Bindehaut

mechanische Irritation

Kontaktlinse

Kontaktlinsen, Augenprothesen, u.a.

papilläre Bindehautschwellung

D. Gigantopapilläre Konjunktivitis

A. Kontaktallergie

Allergische konjunktivale Reaktion, bei der Lider, Bindehaut und Hornhaut betroffen sind. Auslöser ist der Kontakt mit Allergenen (v. a. Haptenen) oder irritierenden bzw. toxischen Substanzen. Häufig wird eine Kontaktallergie durch Kontaktlinsen-Pflegemittel und lange dauernde Anwendung von Augentropfen ausgelöst, besonders von den darin enthaltenen Konservierungsmitteln.

Bei allergischer Ursache treten die Symptome 48–72 h nach der Exposition auf (Typ-IV-Reaktion). Sehr viel häufiger als eine Allergie ist jedoch die direkte chemische Irritation, die bei intensiverem Kontakt meist innerhalb weniger Stunden einsetzt.

Klinik. Die *periorbitalen* Symptome sind

- akutes Ekzem mit Erythem, Bläschen, Ödemen und Krusten
- in der chronischen Phase Krusten, Rhagaden, Hautverdickung und Hauttrockenheit (s. a. **D.**).

Am Auge selbst treten *konjunktivale* Injektionen mit Follikeln oder Papillen, Chemosis, wässriger oder schleimiger Sekretion auf. Eine *Hornhautbeteiligung* äußert sich in Form oberflächlicher Erosionen, subepithelialer Trübungen, als Randinfiltrate, Ulzerationen und/oder Ödeme. Der Juckreiz kann sehr unangenehm sein.

Therapie. Vorübergehend oberflächlich wirkende Glukokortikoide (Fluorometholon), Hautpflege, Kühlen.

Antihistaminika, Mastzellstabilisatoren oder Vasokonstriktoren sind meist unwirksam.

B. Lidödem

Klinik. Schwellung und Rötung der Lider. Alle Allergieformen können von Lidödemen begleitet sein, besonders

- die allergische Rhinokonjunktivitis
- die gigantopapilläre Konjunktivitis und
- die Kontaktallergie,

da die Lidhaut sehr dünn ist (zarteste Epidermis des Körpers). Auch systemische Reaktionen vom Soforttyp können ein akutes Lidödem (Quincke-Ödem) verursachen, wobei allerdings der Juckreiz am Auge fehlt.

Therapie. Kühlen.

C. Blepharitis („Meibomitis")

Bei der Blepharitis handelt es sich um eine entzündliche Erkrankung der Lidkante.

Klinik. Der Lidrand ist entzündet, die Lider jucken und brennen. Oft klagen die Patienten über ein Fremdkörpergefühl, vermehrtes Tränen und morgendlich verklebte Lider. Bei der Untersuchung sieht man verdickte, gerötete Lider mit Verkrustungen oder öligen Sekreten auf der Lidkante. Die Bindehaut kann dabei unauffällig sein. Bestehen Hornhautulzera, so deutet dies auf eine bakterielle Superinfektion hin.

Verlauf. Die Blepharitis verläuft meist chronisch über Monate und Jahre. Mögliche Ursachen sind

- Seborrhoe
- exogene Reize
- Refraktionsfehler und
- bakterielle Infekte der Meibom-Drüsen.

Auch Milben (Demodex folliculorum) können in den Haarbälgen der Augenwimpern zur chronischen Entzündung führen.

Therapie. Lidkantenpflege (Reinigen der Lidkante mit Wattestäbchen und verdünntem Babyshampoo, Tränenersatzmittel). Nur bei gesicherter Superinfektion ist eine Erythromycin- oder Bacitracin-Augensalbe indiziert.

D. Lidekzeme

Beim Lidekzem handelt es sich um eine *chronisch-entzündliche* Hautreaktion, meist infolge einer Allergeneinwirkung. Bei Atopie und als Symptom einer Kontaktallergie treten Lidekzeme deshalb gehäuft auf (**A.**). Eine Lichenifikation ist möglich. Auslöser der chronischen Veränderungen können Augentropfen, Salben und Kosmetika (meist Konservierungsmittel) sein.

Therapie. Allergenkarenz, Kühlen, kurzfristig kortisonhaltige Augensalben

Kontaktallergie, Lidödem, Blepharitis, Lidekzem

Kontaktlinsen-
pflegemittel,
Augentropfen

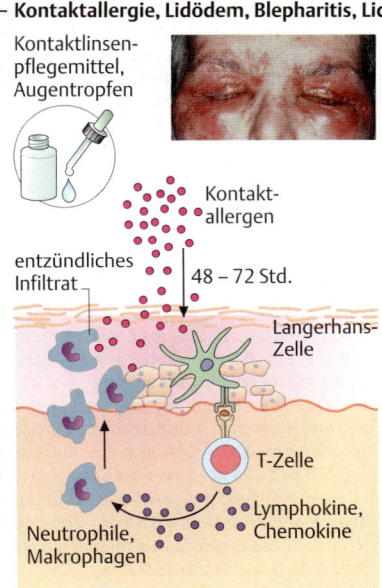

Kontakt-
allergen

entzündliches
Infiltrat

48 – 72 Std.

Langerhans-
Zelle

T-Zelle

Neutrophile,
Makrophagen

Lymphokine,
Chemokine

A. Kontaktallergie

Milben,
Seborrhö,
Bakterien,
Strahlen,
Fehlsichtigkeit

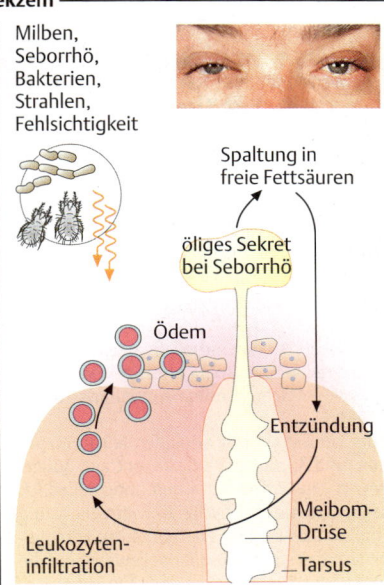

Spaltung in
freie Fettsäuren

öliges Sekret
bei Seborrhö

Ödem

Entzündung

Meibom-
Drüse

Leukozyten-
infiltration

Tarsus

C. Blepharitis

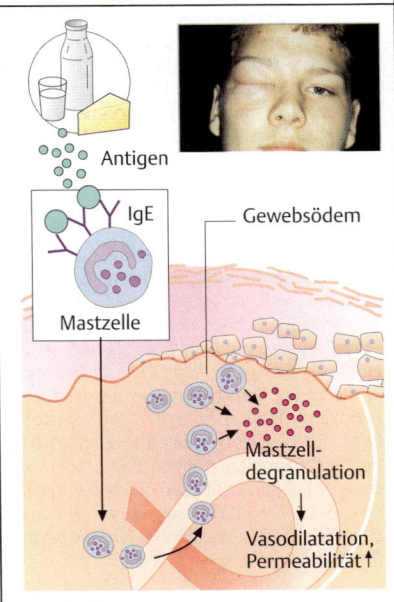

Antigen

IgE

Gewebsödem

Mastzelle

Mastzell-
degranulation

Vasodilatation,
Permeabilität↑

B. Lidödem

Augentropfen,
Salben,
Kosmetika
u.a. Mittel, die
Konservierungs-
stoffe enthalten

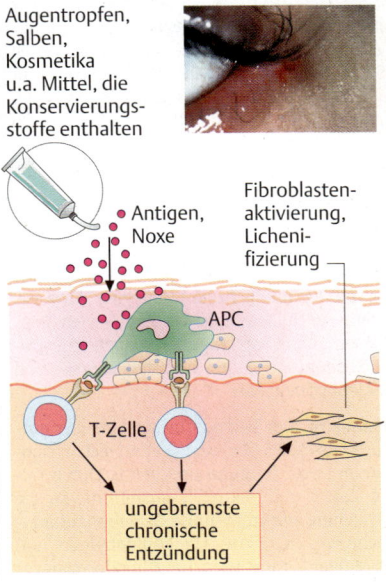

Antigen,
Noxe

Fibroblasten-
aktivierung,
Licheni-
fizierung

APC

T-Zelle

ungebremste
chronische
Entzündung

D. Lidekzem

A. Anatomie

Der obere Teil des Gastrointestinaltrakts besteht aus Mundhöhle, Rachen und Speiseröhre, es schließen sich Magen, Dünndarm und Dickdarm an. Am Übergang von der Mundhöhle zum Rachen findet sich der Waldeyer-Rachenring, ein System von gruppierten lymphatischen Organen, dem die Aufgabe einer ersten spezialisierten Infektabwehr zukommt.

Schleimhaut. Die Schleimhaut des Magen-Darm-Trakts ist in allen Darmabschnitten weitgehend nach dem gleichen Prinzip aufgebaut:
- Epithel (Lamina epithelialis mucosae)
- Bindegewebe (Lamina propria mucosae)
- Muskelschicht (Lamina muscularis mucosae).

In der Lamina propria verlaufen feinste Kapillaren und Lymphgefäße. Sie enthält außerdem, in den Darmabschnitten unterschiedlich ausgeprägt, unspezifische Abwehrzellen und Lymphfollikel (S. 22 f.). Der Schleimhaut schließen sich das submuköse Bindegewebe und die Muskelhaut (Tunica muscularis) an.

Magen. In der Magenschleimhaut finden sich zahlreiche Drüsen: In Fundus und Korpus mit Hauptzellen (Pepsin), Belegzellen (Magensäure und Intrinsic factor) und Nebenzellen (Schleim), in Kardia und Pars pylorica mit Schleim bildenden Zellen. Während der Schleim v. a. eine Schutzfunktion hat, dienen Pepsinogen und Säure der Verdauung des Nahrungsbreis.

Duodenum. Nach der Magenpassage kommt der Nahrungsbrei im Zwölffingerdarm (Duodenum) in Kontakt mit der Galle und dem Pankreassekret. Gallensäuren sind essenziell für die Fettverdauung. Pankreasenzyme (Amylase, Esterasen, Nukleasen sowie Proteinasen, Peptidasen und Phospholipase A) haben eine große Bedeutung für den weiteren Eiweiß- und Kohlenhydratabbau.

Dünndarm. Der Dünndarm hat eine Gesamtlänge von ca. 2,5–4 m und gliedert sich in Duodenum (s. o.), Jejunum und Ileum. Durch Falten, Zotten und Mikrovilli entsteht die für die Verdauung wichtige große Schleimhautoberfläche von ca. 120 m². Die Kohlenhydrat- und Proteinverdauung wird im Dünndarm abgeschlossen. Die Spaltprodukte werden im Bereich der Mikrovilli resorbiert.

Dickdarm. Der Dickdarm ist ca. 1,1–1,7 m lang. Dort werden hauptsächlich Elektrolyte und Wasser rückresorbiert. Am Caecum hängt der Wurmfortsatz (Appendix), dessen Mukosa reich an Lymphfollikeln ist und einen Teil des MALT darstellt (S. 22 f.).

B. Aufgaben des Darms

Das intestinale Epithel bildet eine riesige Grenzfläche zwischen dem „inneren Milieu" und der Außenwelt und hat wichtige Aufgaben:
- Nährstoffresorption aus dem Darmlumen
- gezielter Schutz vor potenziell pathogenen Bestandteilen des Darminhalts.

Das intestinale Immunsystem beinhaltet neben unspezifischen Schutzmechanismen das spezialisierte darmassoziierte Immunsystem (GALT). Um zu verhindern, dass die vielen diätetischen Antigene und apathogenen Organismen das Immunsystem aktivieren, entwickelt sich v. a. in den ersten Lebensmonaten die natürliche Immuntoleranz (S. 22 f.).

Schutzmechanismen. Zu den unspezifischen Schutzmechanismen des Magen-Darm-Trakts gehört der Magen mit seinem hohen *Säuregehalt* und *proteolytischen Enzymen*. Die oberen Abschnitte des Dünndarms sind deshalb unter normalen Bedingungen steril. Durch den Eiweißabbau vermindert sich der Anteil an antigen bzw. allergen wirksamen Proteinen. Ein weiterer Schutzfaktor ist die normale *Darmflora*, welche z. B. kompetitiv die Vermehrung pathogener Keime begrenzt. Die *Motilität* im Magen-Darm-Trakt hemmt die Adhärenz von Keimen, Antigenen und Toxinen. Gleichzeitig werden die Entleerung des Darminhalts gefördert und die Kontaktzeit eingeschränkt. Einen wesentlichen Schutz stellt der von den Drüsenzellen sezernierte *Schleim* dar, der gleichzeitig als Gleitmittel und Oberflächenschutz wirkt. Durch Einlagerung von unspezifischen (Lysozym) und spezifischen Abwehrstoffen (z. B. sIgA) hat der Schleimbelag zugleich einen antimikrobiellen Effekt und bindet Antigene. Schließlich entsteht durch die Epithelzellen und ihre Verbindung untereinander, die „tight junctions", eine kontinuierliche Barriere für Makromoleküle.

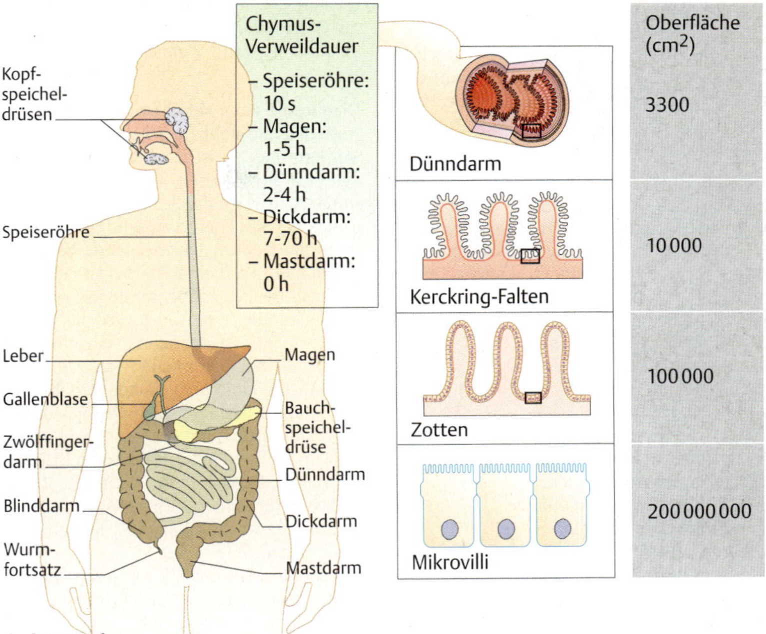

Kopf-
speichel-
drüsen

Speiseröhre

Leber

Gallenblase

Zwölffinger-
darm

Blinddarm

Wurm-
fortsatz

Magen

Bauch-
speichel-
drüse

Dünndarm

Dickdarm

Mastdarm

Chymus-
Verweildauer

– Speiseröhre:
10 s
– Magen:
1-5 h
– Dünndarm:
2-4 h
– Dickdarm:
7-70 h
– Mastdarm:
0 h

	Oberfläche (cm²)
Dünndarm	3300
Kerckring-Falten	10 000
Zotten	100 000
Mikrovilli	200 000 000

A. Anatomie

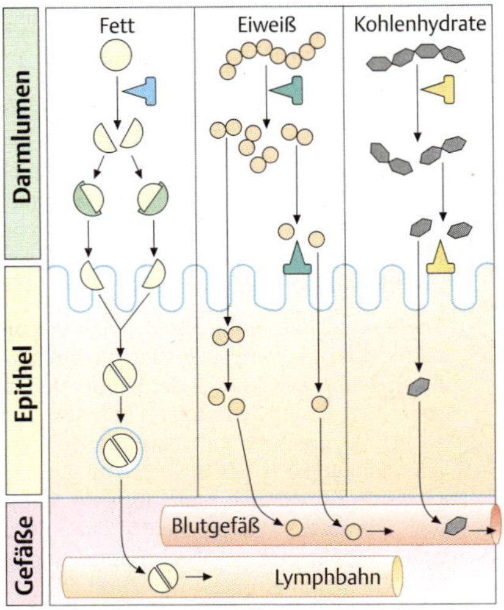

Fett Eiweiß Kohlenhydrate

Darmlumen

Epithel

Gefäße

Blutgefäß

Lymphbahn

1. Nahrungsassimilation

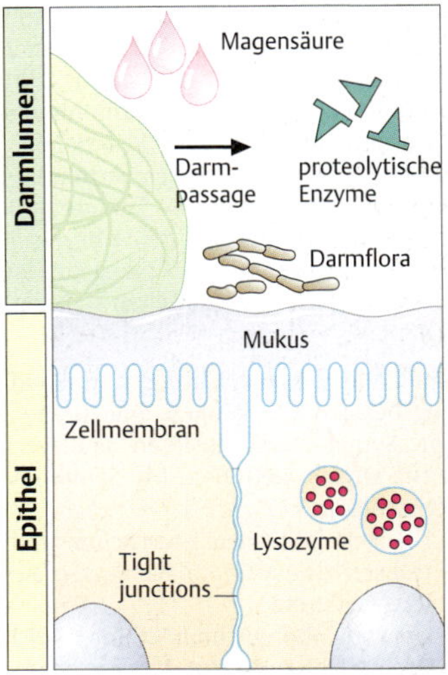

Magensäure

Darm-
passage

proteolytische
Enzyme

Darmflora

Mukus

Darmlumen

Zellmembran

Epithel

Tight
junctions

Lysozyme

2. Unspezifische Schutzmechanismen

B. Aufgaben des Darms

A. Nahrungsmittelallergien und -intoleranzen

Zu den häufigsten Nahrungsmittelallergenen in Mitteleuropa gehören Kuhmilch, Hühnereiweiß, Nüsse, Gewürze, Gemüse, Getreide, Fisch und Fleisch sowie Obst. Wichtig sind dabei auch Kreuzreaktionen.

Ätiologie. Für die Entwicklung von Nahrungsmittelallergien ist die Resorption von intakten Proteinen (Antigenen) im Darm von besonderer Bedeutung. Antigene, die die Schutzmechanismen (S. 152 f) überwinden, können durch Endozytose transzellulär resorbiert werden. Eine solche Endozytose findet v. a. im Bereich der M-Zellen der Peyer-Plaques (S. 22 f) statt.

Eine gesteigerte Antigenaufnahme durch Störung der intestinalen Schutzmechanismen ist möglich durch

- Blockade der gastralen Säuresekretion
- verminderte intraluminale Proteolyse infolge Pankreasinsuffizienz
- Störungen der Darmmotilität
- Störungen der Darmflora
- Störungen des Schleimbelags der Mukosa (z. B. sIgA-Mangel)
- entzündliche Darmerkrankungen.

Definition. Nach dem Grundsatzpapier der Europäischen Akademie für Allergologie und klinische Immunologie (EAACI) werden abnorme Reaktionen auf Nahrungsmittel eingeteilt in:

- *toxische* Reaktionen auf Nahrungsmittel
- immunologisch oder nichtimmunologisch vermittelte *nichttoxische* Reaktionen.

Zu den nichtimmunologisch vermittelten Reaktionen gehören z. B. die Laktoseintoleranz und die Pseudoallergien. Als Nahrungsmittelallergien im eigentlichen Sinne gelten nur die immunologisch vermittelten Reaktionen (S. 48 f).

Klinik. Allergien auf Nahrungsmittel und Nahrungsbestandteile können eine breite klinische Symptomatik auslösen und verschiedenste Organe betreffen. Die Symptomenpalette umfasst:

- Übelkeit, Erbrechen, Bauchschmerzen, Gastroenteritis mit Durchfällen und oralem Allergiesyndrom
- Urtikaria, Rhinitis und Asthma bronchiale
- Beeinträchtigung des Nervensystems mit Kopfschmerzen und vegetativen Symptomen
- Anaphylaxie.

Mit ca. 50 % manifestieren sich Nahrungsmittelallergien an der Haut, in jeweils etwa 20 % am Gastrointestinaltrakt und an den Atemwegen und in etwa 10 % am kardiovaskulären System.

Diagnostik. Beim Verdacht auf eine Nahrungsmittelallergie steht zunächst die Anamnese im Vordergrund. Sie ist v. a. beim oralen Allergiesyndrom nicht selten wegweisend und kann durch Hauttests oder Bestimmung des spezifischen IgE gesichert werden. Die intestinale Form der Nahrungsmittelallergie bereitet dagegen mehr Probleme. Hierbei ist zunächst eine ausführliche gastroenterologische Diagnostik notwendig. Eine „diagnostische Therapie" mit Cromoglicinsäure kann in einzelnen Fällen weiterhelfen. Funktionelle Tests (z. B. Laktose-Toleranztest) und bildgebende Verfahren (z. B. Sonographie und Endoskopie) sowie der orale Provokationstest und die intestinale Provokation im Rahmen einer Koloskopie (S. 78 f) ergänzen die Maßnahmen. Bestimmte Kriterien sprechen für eine intestinale Allergie:

- nahrungsmittelabhängige Symptome in der Anamnese
- erhöhtes Gesamt-IgE im Serum (> 100 IU/ml), Nachweis von spezifischem IgE gegen Nahrungsmittel im RAST
- Eosinophilie im Blut (> 400/µl) oder im Darmgewebe
- klinische Besserung durch die Einnahme von Cromoglicinsäure als Prophylaxe
- atopische Diathese des Patienten.

Differenzialdiagnostisch sind v. a. Pseudoallergien, d. h. nichtimmunologisch bedingte Reaktionen zu berücksichtigen. Zu diesen rechnet man Reaktionen auf unspezifische Histaminliberatoren (z. B. Erdbeeren), auf große Mengen biogener Amine (z. B. Sauerkraut, Käse) sowie Additiva-Intoleranzen.

Therapie. Grundsätzlich ist bei Nahrungsmittelallergien die komplette Allergenelimination anzustreben. Die Strenge der Eliminationsdiät sollte sich an den Symptomen und dem Spontanverlauf orientieren. Weiter sind die orale oder subkutane Hyposensibilisierung möglich (S. 90 ff), im Moment aber noch im Stadium der Erprobung. Medikamentös kommt v. a. oral appliziertes Dinatriumcromoglykat (DNCG) zum Einsatz. Zur Notfalltherapie s. S. 104 ff.

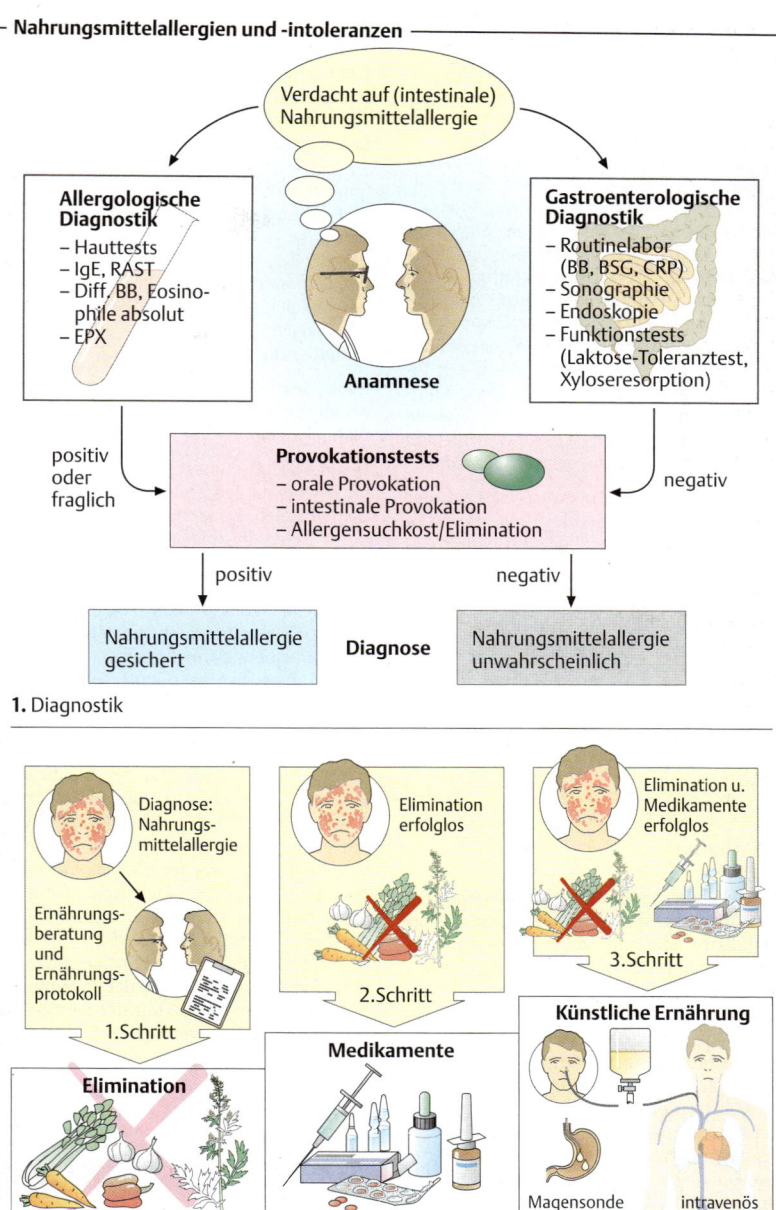

Nahrungsmittelallergien und -intoleranzen

Verdacht auf (intestinale) Nahrungsmittelallergie

Allergologische Diagnostik
– Hauttests
– IgE, RAST
– Diff. BB, Eosinophile absolut
– EPX

Anamnese

Gastroenterologische Diagnostik
– Routinelabor (BB, BSG, CRP)
– Sonographie
– Endoskopie
– Funktionstests (Laktose-Toleranztest, Xyloseresorption)

positiv oder fraglich

Provokationstests
– orale Provokation
– intestinale Provokation
– Allergensuchkost/Elimination

negativ

positiv

negativ

Nahrungsmittelallergie gesichert

Diagnose

Nahrungsmittelallergie unwahrscheinlich

1. Diagnostik

Diagnose: Nahrungsmittelallergie

Ernährungsberatung und Ernährungsprotokoll

1.Schritt

Elimination

Elimination erfolglos

2.Schritt

Medikamente

Elimination u. Medikamente erfolglos

3.Schritt

Künstliche Ernährung

Magensonde   intravenös

2. Therapie

A. Nahrungsmittelallergien und -intoleranzen

155

A. Perniziöse Anämie

Die perniziöse Anämie ist eine durch die verminderte Resorption von Vitamin B_{12} bedingte megaloblastäre Anämie.

Ätiologie. Die Typ-A-Gastritis stellt einen Anteil von 3–5 % aller Gastritisformen. Bei ihr finden sich u. a. Antikörper gegen Belegzellen sowohl im Serum (IgG) als auch im Magensaft (IgA und IgG). Im Verlauf der Autoimmungastritis kann es zur Schleimhautatrophie des Magens mit Anazidität und Mangel an Intrinsic factor kommen. Der Intrinsic factor ist ein Glykoprotein, welches in den Belegzellen der Magenschleimhaut gebildet wird und mit Vitamin B_{12} einen Komplex bildet. Diese Komplexbildung ist Voraussetzung für die Vitamin B_{12}-Resorption im Ileum. Fehlt der Intrinsic factor, so kommt es zur perniziösen Anämie.

Klinik. Die meisten Patienten leiden unter Bauchschmerzen, Appetitlosigkeit, wechselweise unter Durchfällen und Obstipation, Gewichtsverlust, typischen neurologischen Störungen und einer sog. Hunter-Glossitis.

Diagnostik. Die Diagnose wird über den Blutausstrich und den Schilling-Test (s. Abbildung) gestellt.

Therapie. Die Behandlung besteht in der regelmäßigen intravenösen Vitamin B_{12}-Substitution. Ohne Therapie verläuft die Erkrankung tödlich.

B. Zöliakie

Die einheimische Sprue bzw. Zöliakie (Sprue des Kindesalters) ist eine Erkrankung des Dünndarms, die mit einer gestörten Nahrungsaufnahme (Malabsorption) einhergeht.
Ätiologie. Ursache für die Malabsorption sind eine Glutenüberempfindlichkeit und eine typische, aber unspezifische Zottenatrophie der Dünndarmschleimhaut. Genetische Faktoren spielen eine Rolle; so kommt es zum gehäuften Auftreten in Assoziation mit bestimmten HLA-Antigenen. Glutenexposition löst die Erkrankung aus bzw. unterhält sie. Innerhalb des Eiweißes Gluten wird dem Gliadin (Prolamin) die entscheidende pathogene Bedeutung zugemessen. Gliadin kommt in den Getreiden Weizen, Roggen, Hafer und Gerste vor.

Pathogenese. Es existieren verschiedene Theorien, die sich in *biochemische* (Enzymdefekte für Peptidasen oder Saccharidasen) und *immunologische* Hypothesen einteilen lassen. Die immunologische Theorie beruht auf der Beobachtung, dass es nach Glutenexposition zu einer Entzündungsreaktion kommt, die ähnlich auch bei Antigen-Antikörper-Reaktionen beobachtet wird. Die Gefäßpermeabilität nimmt zu, es kommt zum Ödem, und Entzündungszellen wandern in die Lamina propria ein. Eine spezifische Sensibilisierung führt zur Entwicklung humoraler Gliadin-Antikörper der Klassen IgG, IgM und IgA sowie zu einer sekretorischen IgA-Antwort.

Klinik. Beim klinischen Vollbild treten als Leitsymptome Gewichtsverlust, Durchfälle und Blähungen auf.

Diagnostik. Als Goldstandard der Diagnostik wird heute die Biopsie aus dem Jejunum oder dem distalen Duodenum angesehen. Allerdings ist der histologische Befund mit dem Nachweis eines Zottenschwunds und einer Kryptenhypertrophie unspezifisch und kann auch bei anderen Krankheitsbildern (z. B. tropischer Enteropathie, intestinalem Lymphom, Medikamentennebenwirkungen) vorkommen. Umgekehrt kann auch bei normaler Dünndarmhistologie eine mitigierte Form der Zöliakie vorliegen. Daher werden im Rahmen der weiteren Diagnostik Gliadin-Antikörper bestimmt. Die Sensitivität der Gliadin-Antikörper liegt zwischen 31–100 %, die Spezifität zwischen 85–100 %. Die einheimische Sprue ist mit einem IgA-Mangel assoziiert; daher versagt die Bestimmung der IgA-Gliadin-Antikörper. Eine zusätzliche Endomysium-Antikörperbestimmung erhöht die diagnostische Sicherheit (Sensitivität ca. 95 %, Spezifität ca. 100 %). Das Enzym Gewebstransglutaminase wurde als das Zielantigen der Endomysium-Antikörper identifiziert. Mit der Bestimmung von Antikörpern gegen Gewebstransglutaminase steht nunmehr auch ein ELISA-Test zur Verfügung.

Therapie. Die Therapie der Zöliakie besteht in einer konsequenten, lebenslangen glutenfreien Ernährung, worunter sich das Schleimhautrelief normalisiert und die klinische Symptomatik zum Stillstand kommt.

Perniziöse Anämie, Zöliakie

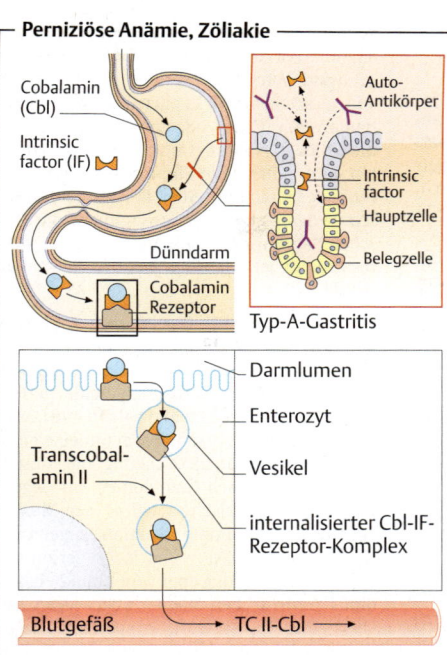

Cobalamin (Cbl)

Intrinsic factor (IF)

Dünndarm

Cobalamin Rezeptor

Auto-Antikörper

Intrinsic factor

Hauptzelle

Belegzelle

Typ-A-Gastritis

Darmlumen

Enterozyt

Transcobal-amin II

Vesikel

internalisierter Cbl-IF-Rezeptor-Komplex

Blutgefäß → TC II-Cbl →

1. Absorption von Cobalamin (Vit. B$_{12}$)

A. Perniziöse Anämie

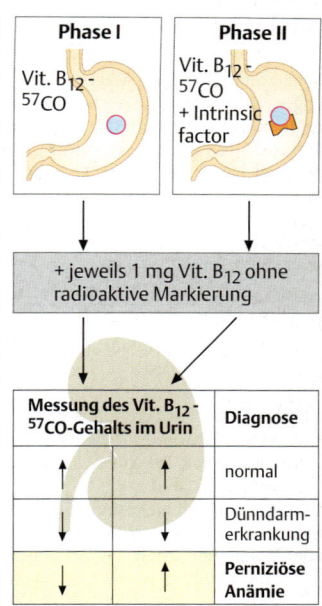

Phase I	Phase II
Vit. B$_{12}$-^{57}CO	Vit. B$_{12}$-^{57}CO + Intrinsic factor

+ jeweils 1 mg Vit. B$_{12}$ ohne radioaktive Markierung

Messung des Vit. B$_{12}$-^{57}CO-Gehalts im Urin		Diagnose
↑	↑	normal
↓	↓	Dünndarm-erkrankung
↓	↑	**Perniziöse Anämie**

2. Schilling-Test

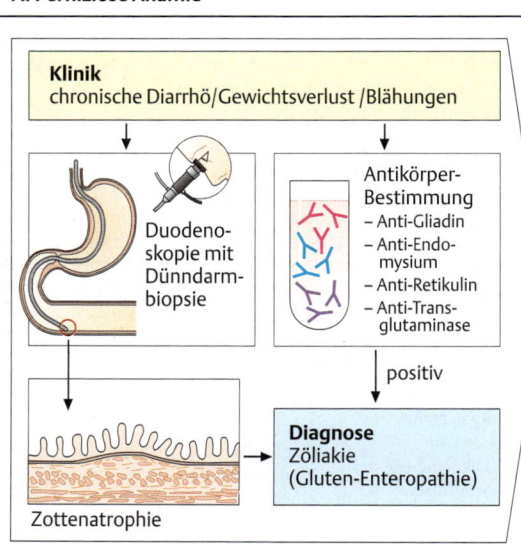

Klinik
chronische Diarrhö/Gewichtsverlust/Blähungen

Duodenoskopie mit Dünndarmbiopsie

Antikörper-Bestimmung
– Anti-Gliadin
– Anti-Endo-mysium
– Anti-Retikulin
– Anti-Trans-glutaminase

positiv

Zottenatrophie

Diagnose
Zöliakie
(Gluten-Enteropathie)

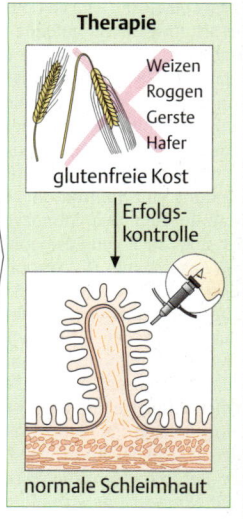

Therapie

Weizen
Roggen
Gerste
Hafer

glutenfreie Kost

Erfolgs-kontrolle

normale Schleimhaut

B. Zöliakie

A. Entzündliche Darmerkrankungen

Manche entzündlichen Magen-Darm-Erkrankungen, deren Ätiologie noch unklar ist, werden immer wieder mit Nahrungsmittelallergien assoziiert. Dazu gehören die chronisch-entzündlichen Darmerkrankungen (CED), Morbus Crohn und Colitis ulcerosa, sowie seltenere Erkrankungen wie die eosinophile Gastroenteritis (EOG) oder die einheimische Sprue (Zöliakie; S. 156 f).

Eosinophile in der Darmwand (1.). Eosinophile machen ca. 3–5 % der Lamina-propria-Zellen im menschlichen Darm aus. Ihre Funktion ist komplex und beinhaltet:
- Abwehr von Parasiten und
- Beteiligung an der immunologischen Regulation der gastrointestinalen Barriere durch Produktion von Zytokinen wie IL-4 und IL-5, aber auch TGF-β.

Andererseits scheinen Eosinophile als Entzündungszellen im Rahmen von allergischen und anderen entzündlichen Erkrankungen überschießend aktiviert zu werden und dann durch die Freisetzung toxischer Substanzen (z. B. ECP, EPX, Leukotriene, Peroxidasen und Sauerstoffradikale) an der Gewebezerstörung beteiligt zu sein.

Colitis ulcerosa (2.). Die Colitis ulcerosa ist eine schubweise verlaufende entzündliche Erkrankung, die sich auf die Kolonmukosa beschränkt. Sie beginnt stets im Rektum und kann sich von dort kontinuierlich nach proximal ausbreiten (Rektosigmoiditis, linksseitige Kolitis, Pankolitis). Histologisch ist das Krankheitsbild durch eine isolierte Schleimhautentzündung mit Infiltration von Lymphozyten, Granulozyten und Monozyten gekennzeichnet, aber auch von Eosinophilen in wechselnder Ausprägung. Die chronische Entzündung führt zur Schleimhautdestruktion und typischerweise zu Kryptenabszessen. Es wird vermutet, dass der Erkrankung eine abnorme bzw. überschießende Immunreaktion des lokalen Immunsystems (MALT) auf noch nicht näher definierte luminale Antigene oder Autoantigene zugrunde liegt. Unklar ist, inwieweit die Ursache des intestinalen Toleranzverlusts, die der Hypersensitivitätsreaktion zugrunde liegt, genetisch determiniert oder durch Umwelteinflüsse bedingt ist. Bei der Immunreaktion dominieren IL-4 und IL-5 („T_{H2}-Immunreaktion"; S. 14 f), die u. a. für die typische Eosinophilie bei der Colitis ulcerosa verantwortlich sind. Auch eine vermehrte Aktivierung von intestinalen Mastzellen kommt vor. Patienten mit Colitis ulcerosa berichten vermehrt über Nahrungsmittelunverträglichkeiten, und individuelle Eliminationsdiäten führen gelegentlich zu einer Besserung der Beschwerden. Ein kausaler Zusammenhang zwischen Nahrungsmittelallergie und Colitis ulcerosa konnte jedoch bisher nicht nachgewiesen werden.

Morbus Crohn (3.). Der Morbus Crohn ist ebenfalls eine schubweise verlaufende, chronisch-rezidivierende Erkrankung. Sie kann *jeden* Abschnitt des Verdauungstrakts in segmentaler Form befallen und betrifft alle Darmwandschichten. Es handelt sich um eine chronisch-lymphozytäre Erkrankung mit Ausbildung von typischen Granulomen. Im Gegensatz zur Colitis ulcerosa wurde der Morbus Crohn einer „T_{H1}-Immunreaktion" zugeordnet (Expression von INF-γ und IL-2). Vermutlich hängt die Zuordnung aber vom Krankheitsstadium ab: In frühen Stadien überwiegen Zeichen einer T_{H2}-Antwort, in späteren Phasen die einer T_{H1}-Antwort. Es lässt sich auch eine Aktivierung von Mastzellen und Eosinophilen im Darm nachweisen. Ein Zusammenhang zwischen Nahrungsmittelallergie und Morbus Crohn wird ebenso vermutet wie bei der Colitis ulcerosa; eindeutige Belege konnten jedoch bisher nicht erbracht werden.

Eosinophile Gastroenteritis (4.). Die eosinophile Gastroenteritis ist ein seltenes Krankheitsbild unklarer Ätiologie, das durch eine Akkumulation und vermehrte Aktivierung von eosinophilen Granulozyten im Gastrointestinaltrakt gekennzeichnet ist. Als Ursachen werden allergische Erkrankungen (ohne Allergennachweis), parasitäre Erkrankungen (fehlender Erregernachweis) und hämatologische Erkrankungen diskutiert. Je nach der Lokalisation der Eosinophilen wird zwischen
- dem mukosalen Typ
- dem muskulären Typ (vorwiegend Motilitätsstörungen) und
- dem serosalen Typ (Aszites, u.U. Peritonitis-ähnliches Bild)
unterschieden.

Weitere immunologische Darmerkrankungen

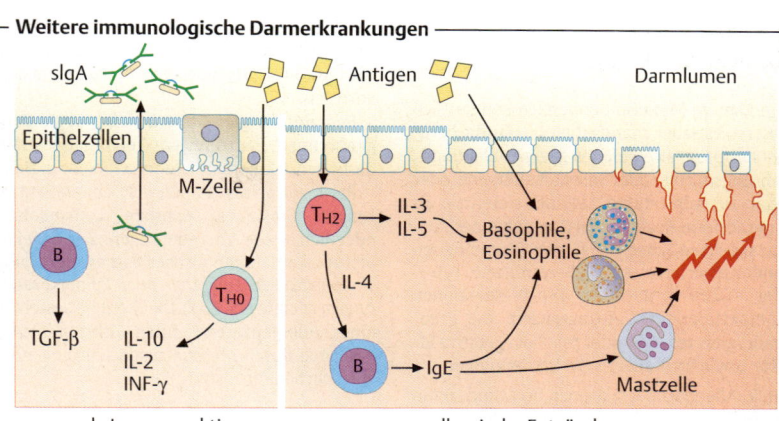

1. Eosinophile in der Darmwand

normale Immunreaktion
(„orale Toleranz")

allergische Entzündung
(Gewebedestruktion)

	Endoskopie	**Histologie**
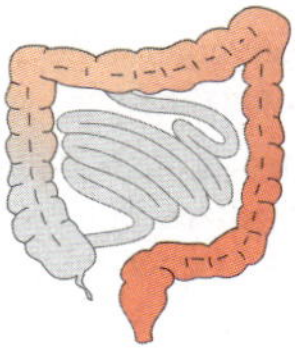 **2.** Colitis ulcerosa	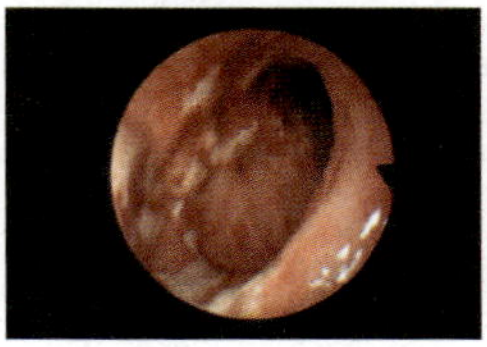	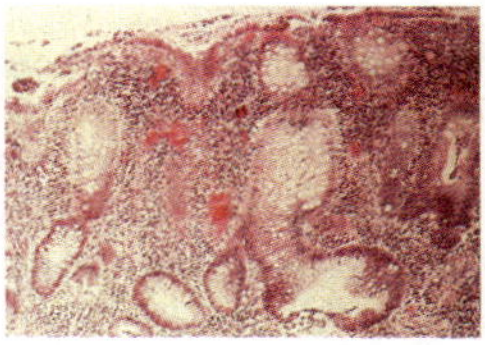
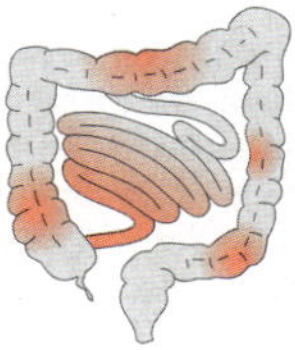 **3.** Morbus Crohn	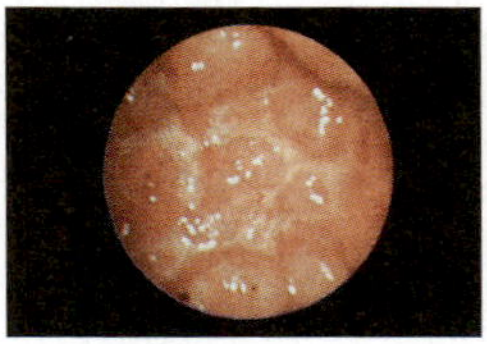	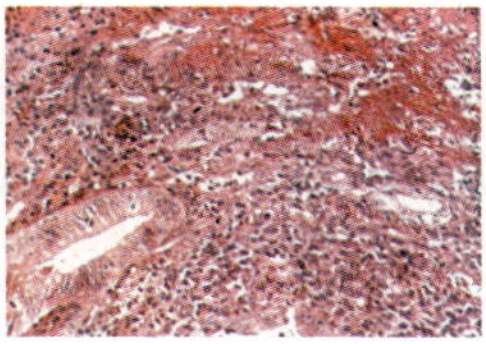
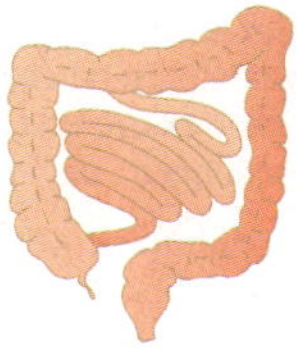 **4.** Eosinophile Gastroenteritis	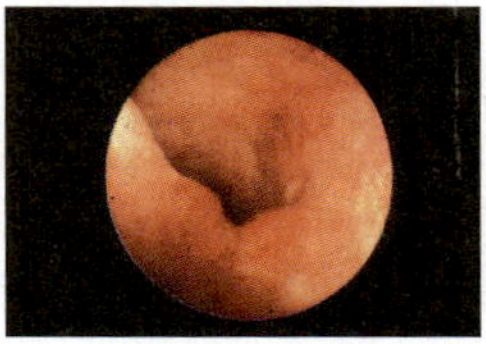	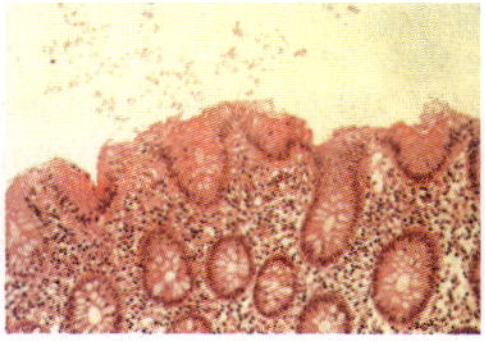

A. Entzündliche Darmerkrankungen

A. Allergische Schleimhautreaktion

Allergien im Mundhöhlenbereich können sich äußerst variabel manifestieren. Häufig beruhen sie auf Lokalreaktionen gegen Inhalations-, Nahrungsmittel- oder Insektenallergene oder gegen Dentalprodukte. Seltener treten sie als generalisierte Reaktion im Rahmen eines anaphylaktischen Schocks auf. Pathophysiologisch handelt es sich meist um IgE-vermittelte Typ-I- oder T-Zell-vermittelte Typ-IV-Reaktionen (Kontaktstomatitis). Abzugrenzen sind Pseudoallergien, toxische oder psychovegetative Effekte sowie nichtallergische Erkrankungen.

Klinik. Allergische Reaktionen im Mund treten häufig in Form einer glasigen, ödematösen Schleimhautschwellung mit Uvulaödem (Sofortreaktion) oder einer rötlichen erosiven oder weißlich infiltrierten Stomatitis oder Gingivitis (Spätreaktion) auf. Mögliche Beschwerden sind Juckreiz, Schmerzen, Lippen-, Zungen- oder Rachenbrennen, Mundtrockenheit, Geschmacksstörungen, Globusgefühl, Schluckbeschwerden, Dyspnoe, Dysphonie oder Hustenreiz. Bei chronisch allergischen Reaktionen beobachtet man oft eine Hyperplasie des Waldeyer-Rachenrings.

Orales Allergiesyndrom. Das OAS (S. 134 f, 154 f) beruht häufig auf einer Kreuzreaktion zwischen inhalativen und nutritiven Allergenen und ist bei Erwachsenen vermutlich die häufigste Form der Lebensmittelallergie.

Insektengiftallergie. Allergische Schleimhautreaktionen in Mundhöhle, Pharynx und Larynx treten bei Insektenstichen sowohl als Lokalreaktion als auch im Rahmen einer generalisierten anaphylaktischen Reaktion auf. Lebensbedrohlich können dabei die innerhalb von Minuten auftretende Uvula- und Zungenschwellung sowie das Larynxödem sein.

Allergie auf Dentalprodukte. Allergische Reaktionen auf Dentalprodukte sind relativ selten. Meist handelt es sich um Kontaktallergien (S. 46 f, 110 ff). Möglich sind Sensibilisierungen auf metallhaltige Prothesenmaterialien (Nickel, Kobalt, Palladium, Quecksilber), Kunststoffprothesen (Methylmethacrylate, Epoxidharz), Bestandteile des Zahnzements (Kolophonium, Eugenol) und Prothesenhaftmittel. Die breit in der Öffentlichkeit diskutierte Amalgamquecksilberallergie ist insgesamt sehr selten. Die Sensibilisierungsquote in der Bevölke-

rung beträgt weniger als 0,2 %. Dental*pharmaka* (Anästhetika, Antiseptika, Antibiotika) können sowohl Typ-I- als auch Typ-IV-Allergien hervorrufen.

Enorale Allergien äußern sich z. B. als Zungenbrennen, Parästhesien, Geschmacksveränderungen, Globusgefühl oder Kratzen im Hals.

Bei der *Inspektion* finden sich Schleimhautrötungen, Erosionen, Aphthen, Leukoplakien oder lichenoide Veränderungen. Zur Objektivierung kontaktallergischer Beschwerden sind standardisierte *Epikutan-* oder *Epimukosatestungen* geeignet (S. 64 f). Die *Therapie* besteht in einer Allergenkarenz durch Zahnsanierung; ggf. auch durch Materialaustausch (erst nach entsprechender Testung).

B. Nichtallergische Erkrankungen

Viele nichtallergische Schleimhauterkrankungen kommen differenzialdiagnostisch infrage:

Stomatitis catarrhalis. Durch Viren (z. B. Masern), Bakterien, Noxen (z. B. Hitze), Medikamente oder Alkohol hervorgerufene rötlich-ödematöse Schleimhautentzündung.

Stomatitis ulcerosa. Ulzerierende, schmerzhafte Mundschleimhautentzündung mit Foetor ex ore, Speichelfluss, Fieber und lokaler Lymphknotenschwellung durch eine bakterielle Mischinfektion infolge schlechter Mundhygiene mit Zahnsteinbildung.

Stomatitis mycotica. Oft ist Candida albicans für eine Pilzinfektion im Mund verantwortlich. Typisch sind abwischbare weißliche Beläge auf einer geröteten und entzündeten Mundschleimhaut. Gefährdet sind v. a. Patienten mit andauernder Antibiotikatherapie, Diabetiker, Immunsupprimierte und Prothesenträger.

Stomatitis aphthosa. (Gingivostomatitis herpetica) Mundschleimhautentzündung mit schmerzhaften Aphthen infolge Erstinfektion mit dem Herpes-simplex-Virus Typ I; überwiegend im 1.–7. Lebensjahr. Zusätzlich treten Speichelfluss, Fieber, Foetor ex ore und regionäre Lymphknotenschwellungen auf.

Chronisch rezidivierende Aphthose. Rezidivierende Aphthen unbekannter Ursache.

Aphthosis bei Systemerkrankungen. Bei Aphthen im Mundbereich muss differenzialdiagnostisch immer an einen Morbus Behcet oder einen Morbus Crohn (S. 158 f) gedacht werden.

Allergien im Mundhöhlenbereich

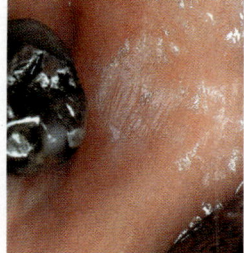

lichenoide Reaktion auf
Korrosionsprodukte, Allergene oder Medikamente

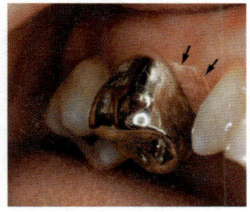

allergische Reaktion auf
Gold

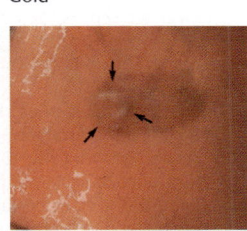

Goldallergie: Rückbildung
nach Entfernen der Krone

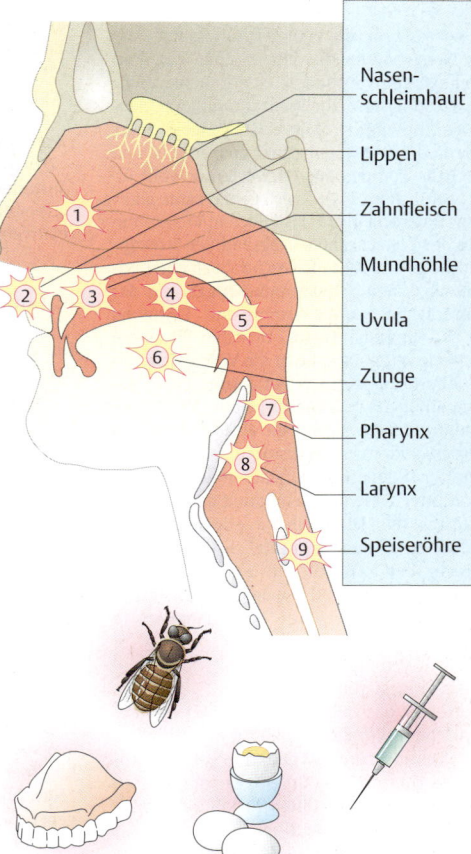

Nasen-
schleimhaut

Lippen

Zahnfleisch

Mundhöhle

Uvula

Zunge

Pharynx

Larynx

Speiseröhre

mögliche Allergieauslöser

A. Allergische Schleimhautreaktionen

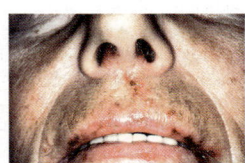

Herpes-simplex-Infektion

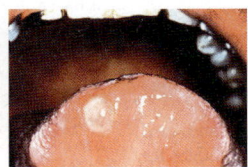

Aphthe an der
Zungenspitze

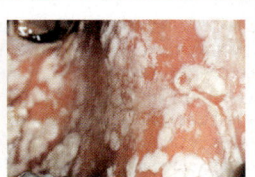

pseudomembranöse
Candidiasis

B. Nichtallergische Schleimhautreaktionen

Allergien des Gastrointestinaltrakts

A. Immunologische Grundlagen

Bis vor kurzem war man der Auffassung, dass das Neugeborene mit einem unausgereiften Immunsystem, besonders einem unausgereiften T-Zell-System zur Welt kommt (sog. neonatale Intoleranz). Mittlerweile weiß man, dass das Immunsystem funktionsbereit ist und durchaus kompetente Antworten sowohl im T_{H1}- als auch im T_{H2}-Bereich geben kann, allerdings unterscheidet es sich noch in Vielem von dem des Erwachsenen. Während der Schwangerschaft kommt es offensichtlich zu einer immunologischen Schwerpunktverlagerung des mütterlichen Immunsystems mit Betonung der T_{H2}-Immunantwort. Ursache für diese sinnvolle Regelung scheint die Vermeidung eines Aborts zu sein: Der Fet exprimiert Histokompatibilitätsantigene nicht nur der Mutter, sondern auch des Vaters, die als fremd erkannt werden und so eine Abstoßung hervorrufen könnten. Die hierfür adäquate Immunantwort der Mutter wäre die Ausbildung einer T_{H1}-Effektorreaktion. Diese scheint jedoch aktiv unterdrückt zu werden. Zusätzlich wird die Expression der HLA-Antigene unterdrückt: *Immunprivilegierung.* Als mögliche Vermittler dieser Verschiebung der Immunantwort in Richtung T_{H2} sind

- das α_1-Fetoprotein sowie
- das Progesteron

anzusehen, das z. B. die Zytotoxizität in einer gemischten Lymphozytenkultur unterdrücken kann. Die zusätzliche Produktion von IL-10 sowie des **T**ransforming **G**rowth **F**actor β (**TGF-β**) tragen ebenfalls zur Unterdrückung der mütterlichen Immunantwort bei.

Da eine wichtige Funktion aktivierter T_{H2}-Zellen die Induktion der IgE-Synthese ist, scheint es verständlich, dass bei genetischer Disposition und einer hohen allergenen Umweltexposition ein Zusammenhang zwischen Schwangerschaft und Auftreten allergischer Erkrankungen bestehen kann: Man nimmt an, dass die T_{H2}-Immunantwort im genetisch disponierten Feten während der Schwangerschaft ebenfalls induziert wird.

Die immunologischen Mechanismen sind im Einzelnen nicht bekannt; ein wichtiges Indiz für die pränatale Prägung, eine Atopie zu entwickeln, ergibt sich aus der Beobachtung, dass der später klinisch manifeste Atopiker häufig eine reduzierte IFN-γ-Produktion im Nabelschnurblut hat. IFN-γ ist ein T_{H1}-Zytokin

und ein starker Inhibitor von T_{H2}-Zellen; umgekehrt kann IL-10, ein T_{H2}-Zytokin, negativ auf die Funktion von T_{H1}-Zellen wirken. Die fetale abgeschwächte IFN-γ-Produktion spiegelt sich auch daran wider, dass Atopiker häufig weniger gut zelluläre Immunantworten gegen Viren oder auch gegen Mykobakterien generieren.

Der spätere Atopiker scheint also bereits im Mutterleib mit einer verstärkten T_{H2}-Reaktionsbereitschaft ausgestattet zu sein, bei einer relativen Schwäche der T_{H1}-Antwort.

B. Stillen

Die antiinfektiöse Wirkung der Muttermilch beruht auf

- humoralen (Lysozym, Laktoferrin, Muzine u. a.) und
- zellulären (Lymphozyten, Makrophagen u. a.)

Komponenten. Sekretorisches Immunglobulin A (sIgA) stellt den Hauptteil der vorhandenen Immunglobuline in der Muttermilch. Wie im späteren Leben, stellt sIgA auch beim Säugling die „first line of defense" dar, ist relativ resistent gegen proteolytische Enzyme und niedrigen pH; es wird in den ersten Lebenstagen mit dem Kolostrum in sehr hohen Mengen zugeführt. sIgA ist im gesamten Magen-Darm-Trakt nachweisbar.

Stillen hat einen stark protektiven Effekt, besonders auf Inzidenz und Mortalität infektiöser Magen-Darm-Erkrankungen. Das Muttermilch-sIgA weist eine hohe Spezifität gegen mütterliche Keime auf, d. h. es besteht ein höherer Schutz gegen Infektionen von seiten der Mutter.

Kinder mit familiärer allergischer Prädisposition erkranken seltener während der ersten 2 Lebensjahre, wenn sie gestillt werden. Gestillte Kinder haben einen relativen Schutz hinsichtlich frühkindlicher Bronchitiden, der Ausbildung von Nahrungsmittelallergien sowie der atopischen Dermatitis (Neurodermitis). Nach Ablauf des 3. Lebensjahres ist dieser protektive Effekt bisher nicht mehr nachweisbar.

Immunologische Grundlagen und Stillen

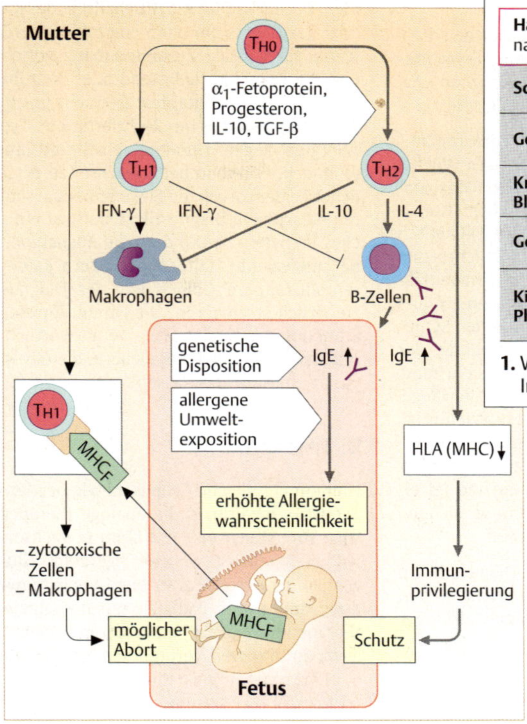

Mutter

T_{H0}

α_1-Fetoprotein, Progesteron, IL-10, TGF-β

T_{H1} T_{H2}

IFN-γ IFN-γ IL-10   IL-4

Makrophagen   B-Zellen

T_{H1}

MHC$_F$

genetische Disposition

allergene Umweltexposition

IgE ↑↓   IgE ↑

erhöhte Allergiewahrscheinlichkeit

HLA (MHC) ↓

– zytotoxische Zellen
– Makrophagen

MHC$_F$

möglicher Abort

Schutz

Immunprivilegierung

Fetus

Haut/Schleimhaut nach Sensibilisierung	IgE
Schleimhaut	IgA
Gewebe	IgG
Kreislauf/Blut	IgM
Gehirn	keine
Kind/Plazenta	nur IgG (100% mütterlich, da plazentagängig)

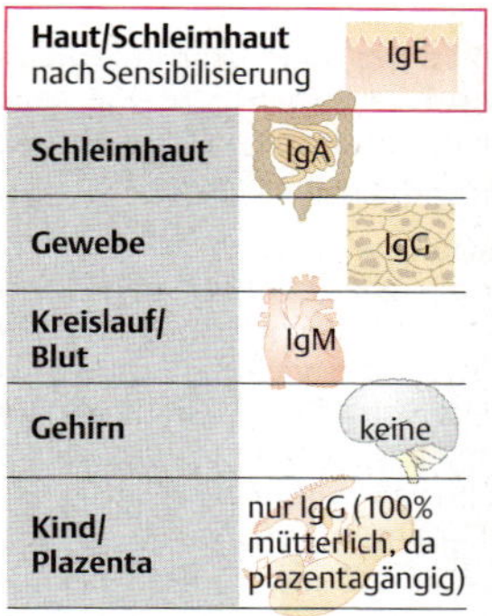

1. Wirkorte der Immunglobuline im Körper

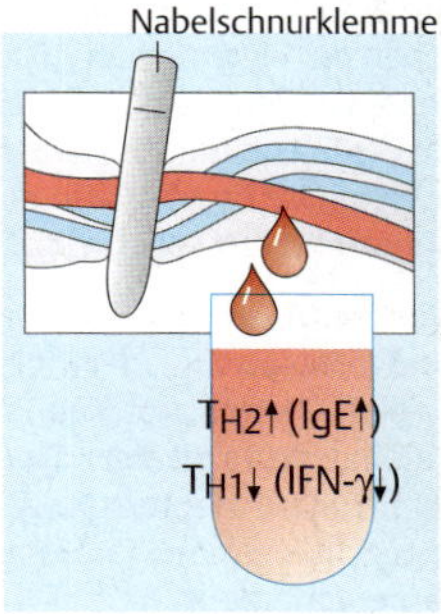

2. Immunologische Schwerpunktverlagerung

Nabelschnurklemme

T_{H2} ↑ (IgE ↑)
T_{H1} ↓ (IFN-γ ↓)

3. Nabelschnurblut

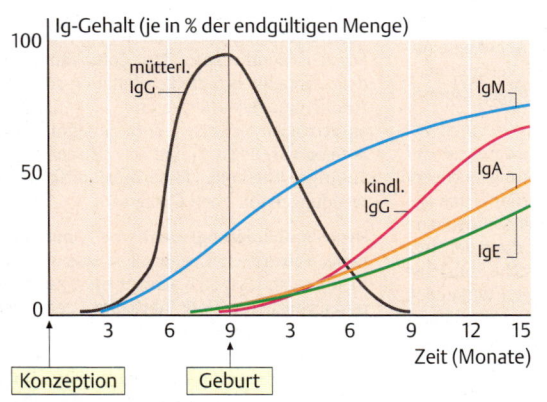

Ig-Gehalt (je in % der endgültigen Menge)

100

mütterl. IgG

IgM

50

kindl. IgG

IgA

IgE

0

3   6   9   3   6   9   12   15
Zeit (Monate)

Konzeption   Geburt

4. Kindliche Immunglobulinspiegel

A. Immunologische Grundlagen

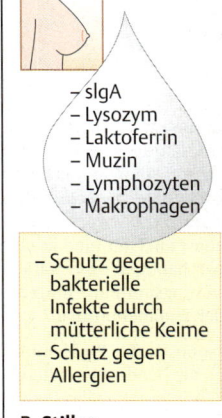

– sIgA
– Lysozym
– Laktoferrin
– Muzin
– Lymphozyten
– Makrophagen

– Schutz gegen bakterielle Infekte durch mütterliche Keime
– Schutz gegen Allergien

B. Stillen

A. Diagnostik

Im Prinzip gelten beim Kind die gleichen diagnostischen Grundsätze wie beim Erwachsenen: Die Grenzen – Kind – Jugendlicher – Erwachsener sind fließend.

Anamnese. Größte Bedeutung hat die sorgfältige allergologische Anamnese (S. 54 f): Wie bei keinem anderen Krankheitsbild ist das atopisch prädisponierte Kind in seinem Krankheitsverlauf fremdbestimmt. Es wird genetisch stigmatisiert in ein familiäres, örtliches und zeitliches Umfeld hineingeboren (Umweltfaktoren): Dieses Umfeld nimmt starken Einfluss auf Art und Ausprägung der atopischen Symptomatik. Für Verlauf und Darstellung der Anamnese bedeutet dies: je jünger ein Kind, desto größer der Fremdeinfluss. In aller Regel berichtet die Mutter die Anamnese. Wichtig ist, neben der eigentlichen Anamnese die Interaktion zwischen Eltern und Kind zu beobachten, um die Einstellung zur Erkrankung und ggf. eine familiäre Problematik in die Untersuchung einbeziehen zu können (s.a. S. 176 ff).

Weitere Diagnostik. Die übrige Diagnostik am Kind entspricht der beim Erwachsenen (S. 54 ff), jedoch mit der Prämisse: je jünger ein Kind, desto weniger aggressiv die Diagnostik. Standard-Hauttestprogramme beim Säugling erfüllen den Tatbestand der schweren Körperverletzung.

Labordiagnostik. Im Kindesalter existieren keine klinisch relevanten Normwerte für das Gesamt-IgE. Auch bei Werten unter 100 I.U. ist ein RAST 4 möglich. Der Verdacht auf eine Antibiotikaallergie beruht oft auf Vermutungen und bedarf deshalb der fachkundigen Labordiagnostik.

Nahrungsmittelprotokoll. Beim Verdacht auf eine Nahrungsmittel- bzw. Nahrungsmittelzusatzstoff-Allergie sollte ein Nahrungs- und Genussmittel-Protokoll angefertigt werden; am besten über 4 Wochen. Dies ist dann der Ausgangspunkt für eine gezielte Suche, zunächst nach häufigen bzw. stark allergen wirkenden Nahrungsmitteln mittels Allergensuchkost oder Eliminationsdiät.

Diagnostische Problemfelder. Problematisch bei der kindlichen Allergiediagnostik ist oft ein sehr emotionales Verhältnis zu Haustieren. Um Tiere als Allergieauslöser nicht abschaffen zu müssen, wird ggf. auch gelogen. Es kann zu schweren familiären Konfliktsituationen kommen. Deshalb sollte die Abschaffung der Katze oder des Nagers nur dann empfohlen werden, wenn der kausale Zusammenhang gesichert und die Krankheit belastend oder bedrohlich ist. Ein positiver Kutantest oder ein positiver RAST allein sind keine Rechtfertigung. Typ-I-Allergien gegen Hundeproteine sind ungewöhnlich. Während bei Erwachsenen persönlicher Leidensdruck die Einsicht in eine saubere und schnelle Diagnostik steuert, ist ein solches Verhalten bei Kindern die Ausnahme. Eine ambivalente Haltung der Eltern kann die reproduzierbare Objektivität der Diagnostik zusätzlich erschweren: Die Furcht, für die Erkrankung des Kindes (mit-)verantwortlich zu sein, ist groß (z. B. bei Rauchern, die das Kind passiv „mitrauchen" lassen).

B. Therapie

Hier gilt der gleiche Grundsatz wie bei der Diagnostik: im Prinzip die analoge therapeutische Vorgehensweise wie beim Erwachsenen, jedoch möglichst weniger aggressiv. Glukokortikoide, besonders in der Langzeitanwendung, sind in der Pädiatrie nur mit präzisem therapeutischem Ziel einzusetzen – nicht zuletzt, um der weit verbreiteten Kortisonangst bei Eltern betroffener Kinder nicht noch weiter Vorschub zu leisten.

Asthma bronchiale. Dinatriumcromoglykat, Nedocromil, Bronchospasmolytika und Antihistaminika haben neben der Allergenkarenz einen deutlich größeren Stellenwert als in der Erwachsenentherapie. Aus Compliancegründen empfiehlt sich die Kombination aus Dinatriumcromoglykat/Reproterol. Leukotrienantagonisten erweisen sich zunehmend als äußerst wirkungsvoll und wegweisend für die künftige Therapie. Für Glukokortikoid-Anwendungen gilt oben Gesagtes.

Hyposensibilisierung/spezifische Immuntherapie. Faustregel: Gegen alles, was gut vermeidbar ist, lässt sich schwer bzw. kaum hyposensibilisieren (z. B. Tierhaare), gegen vieles, was sich schwer vermeiden lässt, gut oder ausreichend (z. B. Pollen, Milbenkot). Schimmelpilze haben eine Zwischenstellung. Unabhängig von Laborparametern sind – neben dem allergischen Asthma bronchiale – auch beim Kind systemische Reaktionen auf Biene und Wespe hyposensibilisierungspflichtig.

Besonderheiten in Diagnostik und Therapie

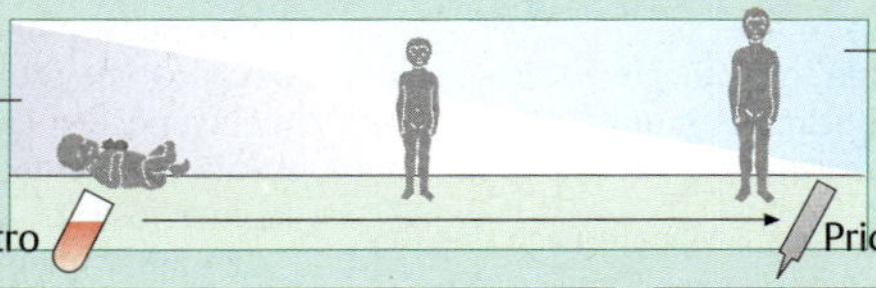

Fremdeinfluss
(Eltern, Verwandte)

Alter des
Kindes

Labordiagnostik

in vitro

Prick-Test

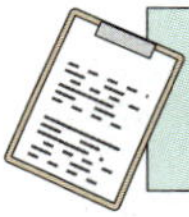

Verdacht auf Nahrungsmittelallergie:
Nahrungs- und Genussmittelprotokoll
für mindestens 4 Wochen

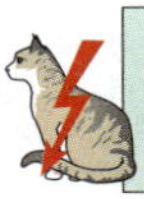

Verdacht auf Tierhaarallergie:
Konflikte mit Geschwisterkindern?

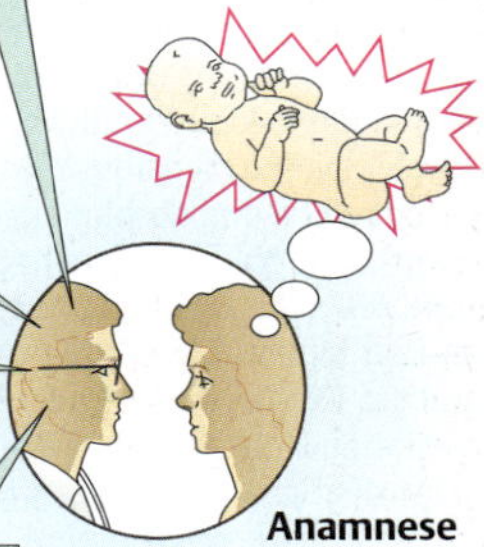

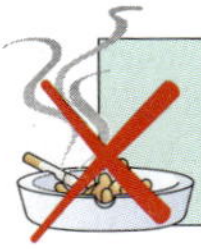

weitere Maßnahmen:
generelle Vermeidung von Rauch
und anderen Noxen

Anamnese

A. Diagnostik

Allergenkarenz

+   +   +

Medikamente (Beispiel: Asthma)	**Hyposensibilisierung** (je nach Allergen)	**unterstützende Maßnahmen**
• DNCG + Nedocromil: Mastzellstabilisierung		• Inhalationstherapie
• DNCG + Reproterol: antientzündlich	• Tierhaare: extrem schwierig	• Klimatherapie: – Nordsee – Hochgebirge (über 1600 m)
• Leukotrienantagonisten: hohe Akzeptanz bei 1-maliger Gabe pro Tag	• Schimmelpilze: v. a. bei Kindern mäßiger Erfolg	• Krankengymnastik – Atemgymnastik – Thoraxmobilisation
• Glukokortikoide: immer wieder Auslassversuche!	• Milbenkot/Pollen: guter bis sehr guter Erfolg • Bienen-/Wespengift: sehr gute Erfolge	• Sport (gezielt, auch zur Förderung des Selbstbewusstseins)

 Kinder verändern sich ständig. Die Therapie muss daher individuell angepasst und fortlaufend überprüft werden!

B. Therapie

A. Besonderheiten des kindlichen Atemtrakts

Anatomische und physiologische Besonderheiten der kindlichen Atmung sind für das „kindliche Asthmasyndrom" bedeutsam.

Ventilation. Erst etwa 3 Monate nach der Geburt eines ausgetragenen Kindes (40 +/- 2 Schwangerschaftswochen) sind die Alveolen voll entwickelt. Im Unterschied zum Erwachsenen können kleinkindliche Alveolen weitere Alveolen bilden (sensible Phase). Die Atemwege sind relativ und absolut enger, die Neugeborenen-Lunge hat relativ mehr Sekret produzierende Zellen als die des Erwachsenen. Säuglingen und Kleinkindern fehlen Kohn-Poren und Lambert-Kanäle, daher findet keine Kollateralventilation statt. Ab dem 5. Lebensjahr kommt es zur deutlichen Erweiterung der Atemwege und die Kollateralventilation setzt ein.

Atemmechanik. Die Atemmechanik des Neugeborenen ist mangelhaft: Die Rippen stehen post partum waagerecht und können keine Atemarbeit leisten; das Zwerchfell hat einen Mangel an ermüdungsresistenten Typ-I-Fasern und ist als Hauptleistungsträger der Atemarbeit viel schneller erschöpft als beim Jugendlichen und Erwachsenen.

Es gibt also wichtige physiologische und biomechanische Risiken für die Erstmanifestation einer obstruktiven Atemwegserkrankung bis zum 5. Lebensjahr und einen dramatischeren Ablauf entzündlicher Atemwegserkrankungen bei Säuglingen und Kleinkindern.

B. Klinik, Pathogenese und Diagnostik des kindlichen Asthmas

Klinik. Giemen oder „Wheezing" ist im Säuglings- oder Kleinkindesalter ein Frühsymptom einer obstruktiven Ventilationsstörung oder eines kindlichen Asthmas. Die genaue Differenzierung ist im Alltag schwer. Nicht jedes Wheezing spricht für ein Asthma.

Pathogenese. Die vorwiegend im Säuglingsalter auftretende *Bronchiolitis* – bei 90 % der Fälle lässt sich eine Respiratory-Syncytial-Virus-Infektion nachweisen – könnte bei prädisponierten (atopischen) Kindern den Weg für ein hyperreagibles Bronchialsystem und kindliches Asthma bereiten. Jedoch scheint die genetische Prädisposition eine Voraussetzung dafür

zu sein. Dies unterstützt auch die Beobachtung, dass sich frühkindliche virale und bakterielle Expositionen der Atemwege bei der Vorbeugung von atopischen Erkrankungen allgemein und der Prävention des Asthma bronchiale im Besonderen vorteilhaft auswirken können (S. 6 f).

Ein Zusammenhang mit den *Rauchgewohnheiten* der Familie – v. a. denen der Mütter – und der bronchialen Empfindlichkeit des Kindes ist sicher. Passivrauchen korreliert mit
- einem erniedrigten sIgA bei infektanfälligen Kindern und
- der Asthmaneigung bei genetischer Prädisposition.

Neben dem eindeutig allergiegetriggerten Asthma scheinen Nahrungsmittelallergien im Kindesalter nicht für ein späteres Asthma zu disponieren, ausgenommen rohes Ei.

Asthma, auch das allergische Asthma, ist primär eine entzündliche Erkrankung. Psychogene Einflüsse und Aggravierungen sind möglich, spielen aber vermutlich eine nachgeordnete Rolle.

Diagnostik. Die Diagnose des kindlichen Asthmas wird über eine sorgfältige Anamnese, über den Pricktest (cave: nicht beim Säugling), den Nachweis allergenspezifischer IgE-Antikörper im Blut, apparativ und ggf. über eine gezielte Provokation gestellt (s. a. S. 58 ff).

C. Therapie des kindlichen Asthmas

Das größte therapeutische Problem des kindlichen, besonders aber des Säuglingsasthmas ist die quantitative und qualitative Fehlproduktion des Bronchialschleims, die Hyper- und Dyskrinie (s. a. S. 138 f). Bestandteile der Therapie sind:
- Allergenkarenz (falls möglich; S. 84 f)
- Medikamente (S. 164 f), z. B. Inhalationen mit Dinatriumcromoglykat und topischen Glukokortikoiden; wichtig ist v. a. die korrekte Haltung beim Inhalieren (s. Abbildung)
- Hyposensibilisierung (S. 90 ff, 164)
- unterstützende Maßnahmen.

Letztere umfassen u. a. krankengymnastische Übungen zur Sekretlockerung und zum Sekrettransport sowie Klimakuren, z. B. an der See (Nordsee) oder im Hochgebirge in Höhenlagen über 1600 m (S. 88 f).

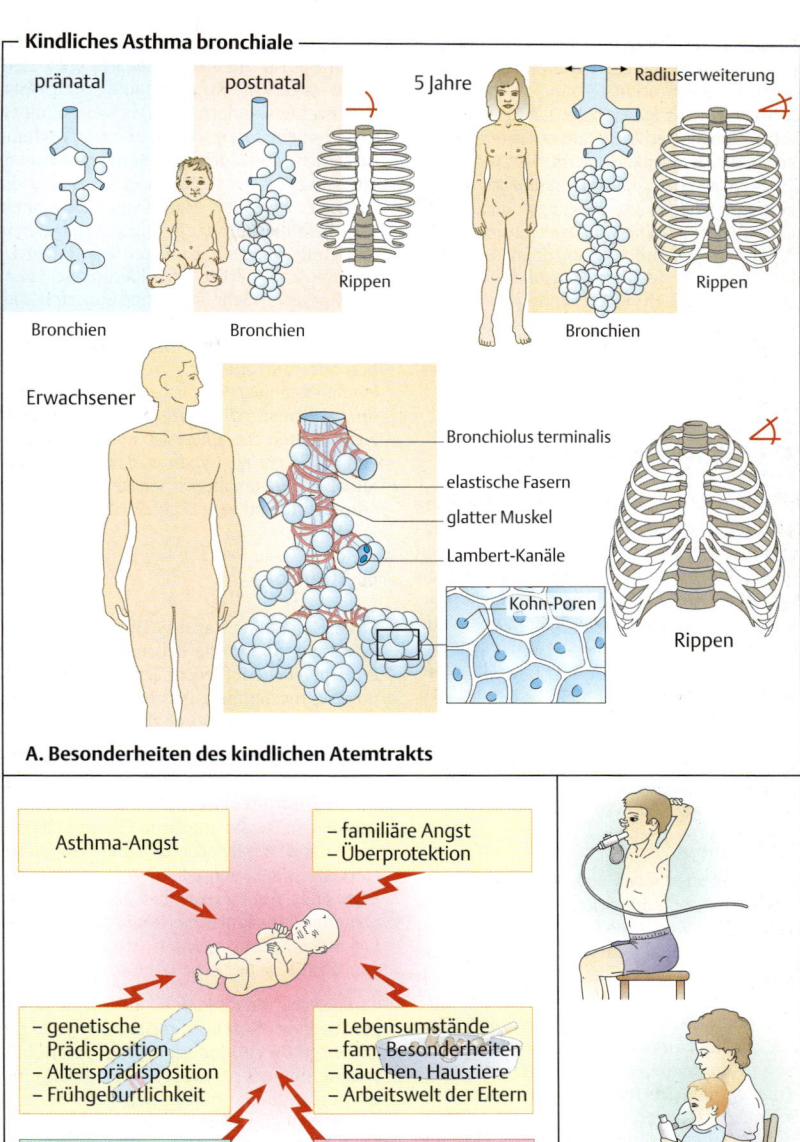

Kindliches Asthma bronchiale

pränatal

postnatal

5 Jahre

Radiuserweiterung

Rippen

Bronchien

Bronchien

Bronchien

Rippen

Erwachsener

Bronchiolus terminalis

elastische Fasern

glatter Muskel

Lambert-Kanäle

Kohn-Poren

Rippen

A. Besonderheiten des kindlichen Atemtrakts

Asthma-Angst

– familiäre Angst
– Überprotektion

– genetische
  Prädisposition
– Altersprädisposition
– Frühgeburtlichkeit

– Lebensumstände
– fam. Besonderheiten
– Rauchen, Haustiere
– Arbeitswelt der Eltern

**bakterielle
Superinfektion**

– Infektasthma

virale Superinfektion

– RSV-Durchseuchung
  als Grundschädigung
  bei Prädisposition

B. Klinik und Pathogenese

C. Therapie – Inhalation

Die atopische Dermatitis (Syn. atopisches oder endogenes Ekzem, Eczema atopicum, Neurodermitis constitutionalis atopica, Neurodermitis) ist in Europa eine der häufigsten Hauterkrankungen des Kindesalters. Die Prävalenzangaben schwanken stark (2–10%; s. a. S. 114 f). Die Erstmanifestation und der Häufigkeitsgipfel liegen im Säuglings- und frühen Kleinkindalter. Die Prävalenz nimmt um das 3. Lebensjahr deutlich ab, um dann im Schulalter als verändertes Krankheitsbild wieder anzusteigen. Bei Kindern und Jugendlichen nimmt das atopische Ekzem im Rahmen des Atopiesyndroms oder atopischen Symptomenkomplexes nach der allergischen Rhinitis/Konjunktivitis den 2. Platz ein.

A. Begünstigende Faktoren

Die Ursache ist unbekannt, die Ausprägung wird durch genetische Faktoren und Umwelteinflüsse bestimmt. Beim Säugling werden häufig Nahrungsmittel (Ei, Milchprodukte) als Faktoren angesehen, die eine atopische Dermatitis auslösen oder unterhalten; beim älteren Kind werden hier Inhalationsallergene diskutiert. Die Haut dieser Kinder reagiert besonders empfindlich auf kumulativ toxische Reize. Sie können einerseits Folge von Okklusion sein („Windeldermatitis") oder, v. a. im höheren Alter, Folge einer falschen Hautpflege: z. B. zu häufiges/intensives Waschen (v. a. mit Seife) oder das Tragen von Wollkleidung.

Pathogenese

Derzeit existiert noch kein einheitliches Modell zur Pathoimmunologie der atopischen Dermatitis, jedoch eine Fülle von Einzelbefunden. Vermutlich besteht eine immunologische Imbalance, bei der die humoralen Aktivitäten der T_{H2}-Lymphozyten überwiegen (S. 162 f). Eine zentrale Rolle könnte den IgE-bindenden APC der Haut zukommen, die möglicherweise eine „Autoimmunreaktion" gegen die Haut einleiten. Bei der Neurodermitis findet man gehäuft Reaktionen der Typ-I- und – oft als Folge falscher Therapie und Pflege – auch der Typ-IV-Allergie (S. 26 f, 30 f, 110 ff).

B. Klinik, Differenzialdiagnose

Das klinische Bild des atopischen Ekzems (s. a. S. 114 f) ist vielgestaltig und hängt stark vom Alter ab. Grundsätzlich findet man bei jedem Ekzem feinste Bläschen und Schuppen bzw. deren Folgen, die Krusten und Krustenschuppen. Bei Kleinkindern beginnt es meist mit einer erythematösen, ödematösen Schwellung im Gesicht, aber auch an Stamm und Extremitäten. Wegen des starken Juckreizes sind die Kinder unruhig; die Haut zeigt Kratzspuren. Im Schulalter führt das Ekzem zu Infiltraten in den großen Beugen, begleitet von starker Lichenifikation (derber Vergröberung der Haut) und Rhagaden. Sehr häufig sind Superinfektionen mit Staphylococcus aureus (> 90%). Auch Virusinfekte, v. a. mit Herpes simplex (Eczema herpeticatum) oder Pox-Viren, sind häufig und können sich ungewöhnlich schwer manifestieren. Differenzialdiagnostisch kommen beim ausgeprägten therapieresistenten Krankheitsbild das Hyper-IgE-Syndrom, das auch als Maximalvariante der atopischen Dermatitis angesehen wird, und eine Skabies in Betracht.

C. Therapie

Bislang ist keine kausale Therapie bekannt. Wichtig ist die lokale Behandlung nach dem Prinzip: feucht auf feucht, fett auf trocken. Sie umfasst rückfettende und hydrierende Bäder, Cremes und Lotionen und darf nicht reizen.

Medikamente. Bei Kindern ist eine intermittierende lokale Kortisonbehandlung (3–5 d) wichtig, um Komplikationen des Ekzems zu vermeiden. Da das atopische Ekzem praktisch immer mit Staphylococcus aureus superinfiziert ist, ist die Keimreduktion mit systemisch gegebenen Antibiotika oder äußerlich angewandten Antiseptika meist günstig. Ein Eczema herpeticatum erfordert, v. a. bei Säuglingen, oft die systemische Gabe von Virustatika.

Karenz. Die Identifikation und Meidung begünstigender Noxen ist meist schwierig; ggf. ist bei größeren Kindern eine Hyposensibilisierung sinnvoll. Klimakuren (z. B. Hochgebirge, Nordseeklima) nutzen nur, wenn sie lang genug sind (> 4 Wochen). Der Langzeiterfolg ist jedoch unsicher. Wegen des Risikos der psychischen Traumatisierung, z. B. infolge Trennung von der Familie oder durch Fehlzeiten in Schule/Lehre, sollte die Indikation zur Kur sehr eng gestellt werden. Günstig sind oft Mutter-Kind-Kuren.

Atopische Dermatitis

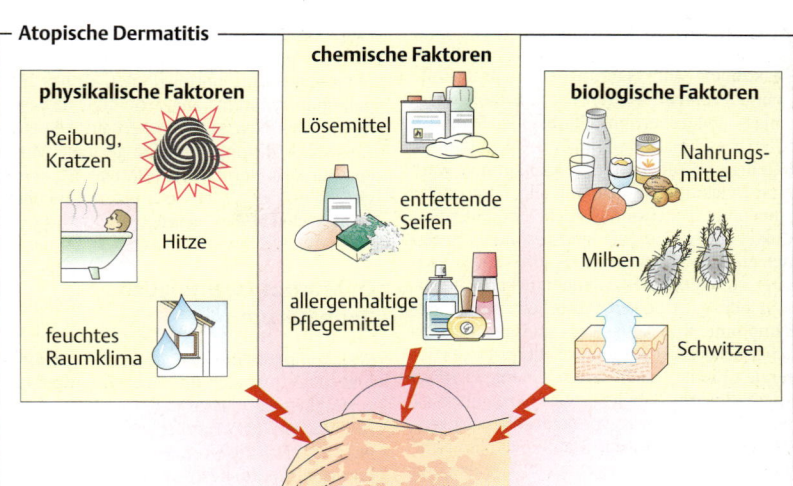

physikalische Faktoren

Reibung, Kratzen

Hitze

feuchtes Raumklima

chemische Faktoren

Lösemittel

entfettende Seifen

allergenhaltige Pflegemittel

biologische Faktoren

Nahrungsmittel

Milben

Schwitzen

A. Begünstigende Faktoren

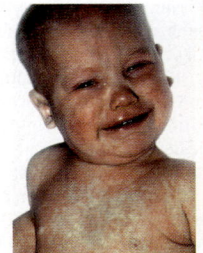

Neurodermitis

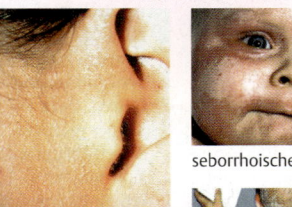

seborrhoische Dermatitis

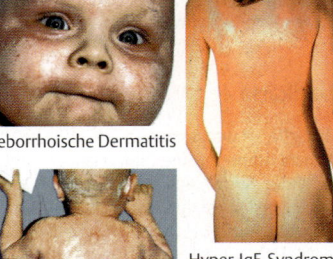

Hyper-IgE-Syndrom

Ohrläppchenriss

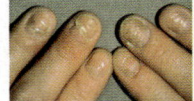

Nagelveränderungen

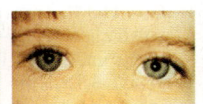

Infraorbitalfalte

Netherton-Syndrom (Bambushaar-Syndrom und atopische Dermatitis)

1. Klinik/atopische Stigmata **2.** Differenzialdiagnosen

B. Klinik, Differenzialdiagnosen

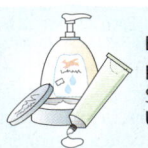

Externa:
Pflegemittel, Salben, Lotionen, Umschläge, Bäder

Interna:
Cromoglicinsäure und -abkömmlinge, Antihistaminika

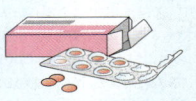

C. Therapie

A. Nahrungsmittelallergien

Reaktionen auf Nahrungsmittelzusatzstoffe nehmen immer weiter zu: auf Konservierungs- und Lebensmittelfarbstoffe, Stabilisatoren, Geschmacksverstärker u.Ä. Um hier die beteiligten Stoffe eingrenzen zu können, wäre eine Deklarationspflicht für alle Zusatzstoffe sinnvoll und notwendig. Fisch, Eier, Milchprodukte, Nüsse und Soja sind besonders geeignet, ein atopisches Ekzem (S. 168 f) auszulösen oder zu aggravieren. Gaumenjucken, Lippenschwellung, Übelkeit/Erbrechen sind Leitsymptome, Kreislaufkollaps und anaphylaktischer Schock bei ausgeprägt allergisch reagierenden Kindern nicht selten. Einem genetisch stigmatisierten Säugling rohes Ei zu geben, ist deshalb unbedingt zu vermeiden. Bei dringendem klinischem Verdacht auf eine allergische Typ-I-Reaktion des Gastrointestinaltrakts und den oft schwierigen Diagnosebedingungen im Alltag hat sich die Gabe von **Di**natrium**c**romo**g**lykat **(DNCG)** per os als sinnvoll erwiesen: Man gewinnt Zeit, das Vertrauen der Eltern und hat kaum Nebenwirkungen.

B. Urtikaria

Urtikarielle Hautreaktionen im Kindesalter sind nicht immer Folge allergischer Reaktionen; häufig findet sich keine Ursache. Gelegentlich werden sie durch stark histaminhaltige Nahrungsmittel (Erdbeeren, gut abgehangenes Fleisch) ausgelöst. Als Ursachen sind die gleichen Nahrungsmittel wie beim atopischen Ekzem anzuschuldigen (s. o.). Allergisch bedingte Urticae sind auf eine IgE-vermittelte Antwort zurückzuführen.

C. Migräne

Die kindliche Migräne ist ein chamäleonartiges Krankheitsbild mit Kopfschmerz (oft halbseitig), Übelkeit, Erbrechen, Sehstörungen bis hin zu motorischen Anfällen. Sie tritt in ca. 70 % familiär gehäuft auf. Zu vermeiden sind gefäßaktive Substanzen wie Koffein, Alkohol, Nitrate/Nitrite, Tyramin und Glutamat. Bei Kindern spielen neben „der Cola"
- das β-Phenylethylamin in Schokolade
- Octopamin in Zitrusfrüchten
- Tyramin in Käse
eine Rolle.

Hyperaktivität

Manche Nahrungsmittel werden für das „Zappelphilippsyndrom" angeschuldigt; insbesondere Zucker bzw. stark zuckerhaltige Speisen. Abgesehen davon, dass eine gesunde Mischkost für das „Normalkind" sinnvoll ist, konnte ein kausaler Stoffwechselzusammenhang nicht nachgewiesen werden.

D. Morbus haemolyticus neonatorum

Rh-Inkompatibilität. Bei diesem Krankheitsbild handelt es sich um eine Blutgruppenunverträglichkeit, die zu den Typ-II-Reaktionen zählt (S. 24 f, 28 f). Hierbei werden RhD-positive (RhD$^+$) Erythrozyten des Feten bzw. Neugeborenen (Merkmal ist vom Vater ererbt) durch mütterliche Antikörper gegen RhD attackiert und rasch zerstört.

Sensibilisierung (1.). Nur RhD$^+$-Erythrozyten eines Embryos/Fetus bzw. deren Vorstufen können zur Rh-Antikörperbildung, also zur Sensibilisierung der RhD-negativen Mutter führen. Dazu müssen sie in den mütterlichen Körper gelangen, z. B. unter der Geburt, infolge Abort/Abruptio sowie bei fälschlicher Transfusion von RhD$^+$-Erythrozyten. Die Frau bildet IgG-Antikörper, die plazentagängig sind. Bei einer Folgeschwangerschaft mit einem RhD$^+$-Kind binden diese an die fetalen RhD-Antigene und führen zur Hämolyse **(2.).**

Klinik und Therapie. Es kommt zur immunhämolytischen Anämie, und die Kinder sind oft bereits im Mutterleib schwer krank (Hydrops fetalis). Bei starker Hämolyse kommt es zur Anämie, Hypoxie, Hypalbuminämie, Hepatosplenomegalie, generalisierten Ödemen, Aszites, Lungenödem, Ikterus. Bei ausgeprägtem Krankheitsbild ist die (Austausch-)Transfusion Therapie der Wahl, um Hirnschäden und Schäden durch die Anämie vorzubeugen.

Prophylaxe. Um die Ak-Bildung zu vermeiden, erhält jede Rh-negative Frau in der Schwangerschaft sowie nach der Geburt bzw. einer Fehlgeburt die sog. Anti-D-Prophylaxe; das sind anti-RhD-Antikörper, die die möglicherweise in den mütterlichen Organismus eingedrungenen RhD$^+$-Erythrozyten zerstören, bevor sie die Mutter sensibilisieren können (Prinzip der passiven Immunisierung).

Problemdiagnosen im Kindesalter

Milchprodukte
Eier
Gewürze
Fisch
Nüsse
Übelkeit
Erbrechen
Durchfall

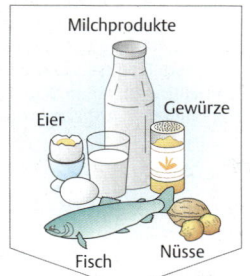

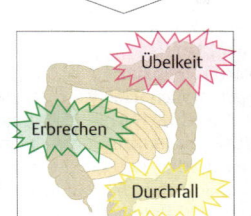

A. Nahrungsmittel-allergien

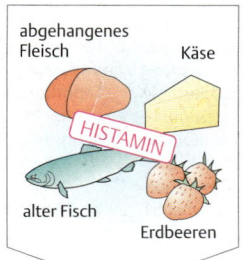

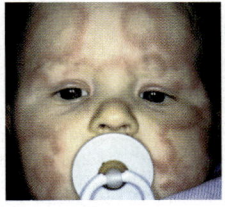

abgehangenes Fleisch
Käse
HISTAMIN
alter Fisch
Erdbeeren

B. Urtikaria

Koffein
Tyramin
Octopamin
Phenylethylamin

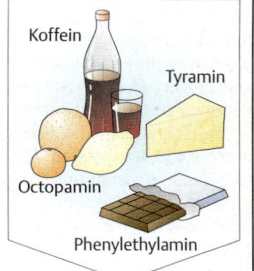

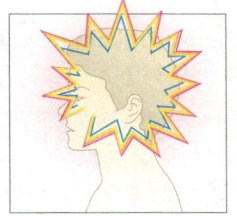

C. Migräne

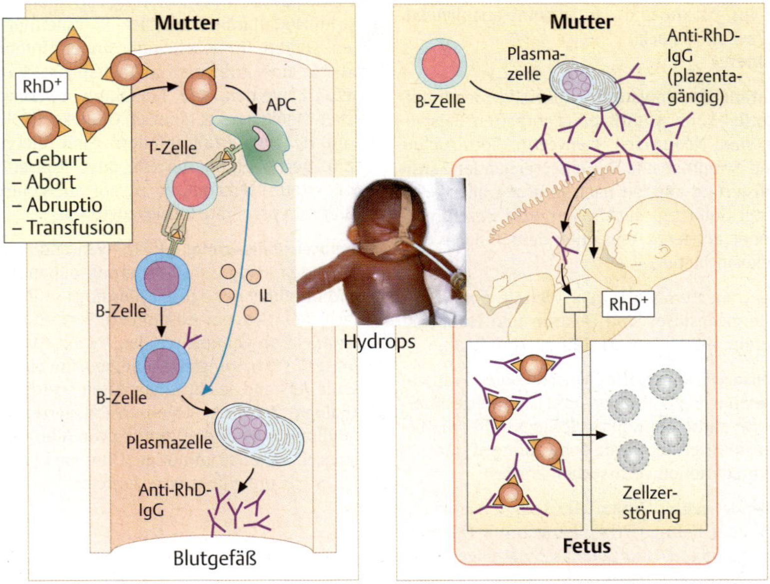

Mutter
RhD+
– Geburt
– Abort
– Abruptio
– Transfusion
APC
T-Zelle
B-Zelle
IL
B-Zelle
Plasmazelle
Anti-RhD-IgG
Blutgefäß
Hydrops
Mutter
B-Zelle
Plasma-zelle
Anti-RhD-IgG (plazenta-gängig)
RhD+
Zellzer-störung
Fetus

1. Sensibilisierung

2. Erneuter Antigenkontakt: Typ-II-Reaktion

D. Morbus haemolyticus neonatorum

Impfungen führen zu einer beabsichtigten Aktivierung des Immunsystems mit dem Ziel einer möglichst lang andauernden schützenden Immunität. Besonders hohe Anforderungen werden an die Sorgfalt sowie an die Beachtung von möglichen Nebenwirkungen und Komplikationen gestellt. Dazu gehören Überempfindlichkeitsreaktionen (Allergie) durch Komponenten von Impfstoffen. Die durch die Impfung bedingte Immunaktivierung kann andererseits als Kofaktor zur Verschlimmerung anderer Erkrankungen führen, z. B. bei atopischem Ekzem.

A. Impfstoffkomponenten als Allergene

Hühnereiweiß. Die Impfstoffe gegen Masern, Mumps, Tollwut, Grippe, FSME und Gelbfieber werden auf Hühnerembryonen bzw. Hühnerfibroblastenkulturen angezüchtet. So können Eiweißspuren im Impfstoff bei Hühnereiweiß-Allergie zu Sofortreaktionen wie
- Urtikaria
- Asthma bronchiale oder
- im Maximalfall zu einem anaphylaktischem Schock

führen.

Antibiotika. Impfstoffe – speziell Lebendimpfstoffe – können Antibiotika enthalten. Beispiele sind Neomycin, Framycetin, Tetrazykline und Streptomycin. Bei entsprechender Sensibilisierung können nach Impfung allergiebedingt Soforttyp-Reaktionen oder Ekzemreaktionen auftreten, teils unter dem Bild von Arzneiexanthemen.

Dextran, Humanalbumin. Weitere potenzielle Allergieauslöser sind Dextran und Humanalbumin, z. B. in Masern-Mumps-Impfstoff.

Konservierungsstoffe. Verschiedene Präparationen wie z. B. Tetanus- und Diphtherie-Impfstoffe enthalten Konservierungsstoffe, die bei Sensibilisierung lokale Schwellungen und Ekzemreaktionen verursachen können.

Fremdeiweiße. Urtikarielle, teils schockähnliche oder fiebrige Erkrankungen mit Ödemen, Lymphknoten- und Gelenkschwellungen wurden zu Anfang dieses Jahrhunderts oft nach wiederholten Injektionen von Fremdeiweißen (meist Pferdeserum) als *Serumkrankheit* gesehen. Als lokalisierte Form dieser Immunkomplex-Erkrankung geht die *Arthus-Reaktion* mit massiver Schwellung und Verhärtung einher. Eine erhebliche lokale Schwellung, evtl. von Fieber begleitet, kann allerdings auch als Immunkomplexreaktion bei Tetanus- und/oder Diphtherie-Impfung auftreten, wenn unnötig häufig bei noch hohem Antikörpertiter geimpft wird.

B. Impfungen bei Allergikern

Während akuter Phasen allergischer Erkrankungen, z. B.
- bei manifestem Asthma
- bei allergischer Rhinitis
- während eines Ekzemschubs,

darf nicht geimpft werden. Einerseits ist eine „unspezifische" massive Verschlechterung möglich, und andererseits kann bei Lebendimpfstoffen eine massive Aussaat des Impfkeims stattfinden. So hat es im Rahmen von Pockenimpfungen bei floridem atopischem Ekzem schwere Komplikationen (das sog. Eczema vaccinatum) mit tödlichem Ausgang gegeben.

Eine passive Immunisierung von Allergikern ist im Notfall immer möglich. Routineimpfungen sollten im erscheinungsfreien Intervall oder in einer ruhigen Krankheitsphase durchgeführt werden. Die Einnahme antiallergischer Medikamente (speziell Glukokortikoide) kann den Impferfolg mindern. Sind Allergien (z. B. gegen Hühnereiweiß oder Konservierungsstoffe) bekannt, so ist auf allergenfreie Alternativpräparate zurückzugreifen.

Hyposensibilisierung. Auch während einer laufenden Hyposensibilisierungsbehandlung sind Impfungen möglich. Allerdings sollte erst nach mehrtägigem Abstand zur letzten Allergeninjektion geimpft werden. Wählt man die Phase der Erhaltungstherapie, so kann ein größerer Abstand leicht eingehalten werden. In Analogie zu einer Hyposensibilisierungsbehandlung ist nach der Impfung von Allergikern generell eine 30-minütige Überwachung in der Praxis unbedingt erforderlich.

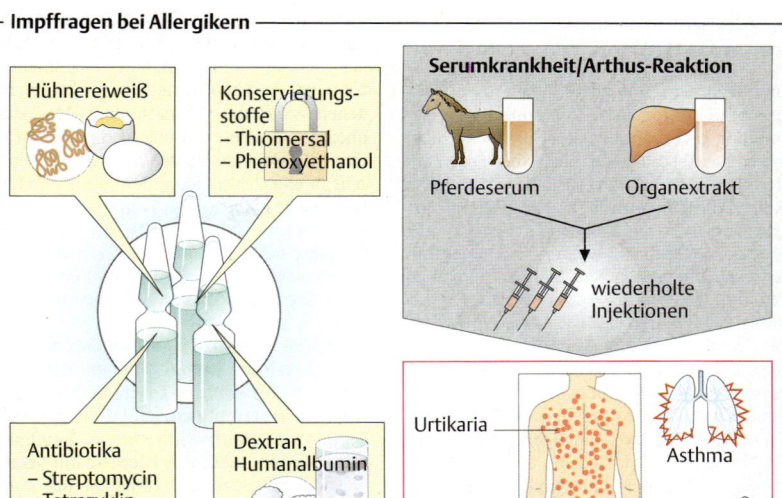

Impffragen bei Allergikern

Hühnereiweiß

Konservierungs-stoffe
– Thiomersal
– Phenoxyethanol

Serumkrankheit/Arthus-Reaktion

Pferdeserum

Organextrakt

wiederholte Injektionen

Antibiotika
– Streptomycin
– Tetrazyklin
– Neomycin

Dextran, Humanalbumin

Urtikaria

Asthma

Schwellung

Fieber

A. Impfstoffkomponenten als Allergene

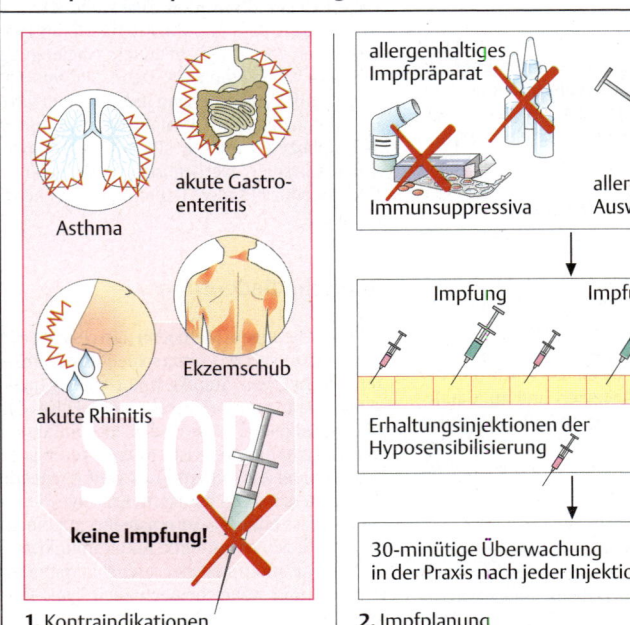

Asthma

akute Gastro-enteritis

akute Rhinitis

Ekzemschub

keine Impfung!

1. Kontraindikationen

allergenhaltiges Impfpräparat

Immunsuppressiva

allergenfreies Ausweichpräparat

Impfung

Impfung

Erhaltungsinjektionen der Hyposensibilisierung

Wochen

30-minütige Überwachung in der Praxis nach jeder Injektion

2. Impfplanung

B. Impfung bei Allergikern

A. Allergie und andere Immunantworten

Immunantworten werden immer streng antigenspezifisch reguliert. So besteht nach einer Impfung gegen Tetanus ausschließlich Schutz gegen das Tetanustoxin, nicht aber gegen andere Toxine oder Viren (**1.**). Ebenso besteht im Falle einer IgE-vermittelten Typ-I-Allergie gegen Bienengift nur Gefahr vor Bienen- nicht aber vor Wespenstichen. In den seltenen Fällen einer Interaktion von Allergien und anderen Immunantworten muss deshalb an *Kreuzallergien* (S. 34 f) gedacht werden. Ein Aspekt, bei dem Kreuzreaktionen zwischen Umweltallergenen und Autoantigenen eine Rolle spielen könnte, sind *Autoimmunkrankheiten*. So ist heute sicher belegt, dass der erste Schub einer Psoriasis häufig durch eine Streptokokkeninfekt ausgelöst wird. Und bei der Suche nach möglichen Auslösern einer multiplen Sklerose hat sich herausgestellt, dass Immunreaktionen gegen Glykoproteine von Viren oder auch der Milch ebenfalls mit Molekülen interagieren müssten, die im zentralen Nervensystem zu finden sind (molekulares Mimikry; **2.**). Es wird spekuliert ob derartige Typ-IV-Reaktionen dann nicht nur vor Viren schützen, sondern auch die unerwünschten Autoimmunkrankheiten einleiten und unterhalten können. Ähnliche Phänomene bestehen bei Typ-I-Allergien, z. B. gegen Latex und Avocado (S. 34 f).

Möglichkeiten der Interaktion

„Bystander"-Aktivierung. Trotz der streng antigenspezifischen Regulation von Immunantworten, muss man an die Möglichkeit des „Bystander"-Effekts denken. So können T-Lymphozyten im Rahmen ihrer Aktivierung Zytokine bilden, die zum einen das *Wachstum* der umgebenden T-Lymphozyten und zum anderen deren *Differenzierung* beeinflussen. Diese Art der Interaktion ist zwar theoretisch möglich, erfordert aber eine *enge zeitliche und örtliche Interaktion* zwischen den verschiedenen T-Zell-Populationen und ist daher selten.

Modulation von APC-Funktionen (3.). Eine weitere Möglichkeit der Interaktion wird erst seit kurzem erwogen, erscheint jedoch von zunehmender Bedeutung: Während ihrer Aktivierung produzieren T-Lymphozyten Zytokine und exprimieren Oberflächenmoleküle wie CD40L, mit denen sie auch auf die stimulierenden APC zurückwirken. Sie beeinflussen damit das Verhalten der APC und die Zusammensetzung der kostimulatorischen Moleküle, mit denen wiederum die nachfolgenden T-Lymphozyten aktiviert werden: Also versetzen aktivierte T-Helferzellen dendritische APC *einerseits* in einen Zustand, in dem diese anschließend naive zytotoxische T-Lymphozyten aktivieren können. *Andererseits* können manche Produkte der T-Lymphozyten (z. B. IL-10) die kostimulatorischen und proinflammatorischen Eigenschaften von APC auch unterdrücken.

Möglich ist auch, dass B-Lymphozyten über die sezernierten Immunglobuline die Fähigkeiten von APC fördern, T-Lymphozyten zu aktivieren: So präsentieren mit IgE beladene APC Peptide wesentlich wirksamer an T-Lymphozyten als naive APC; dies könnte dafür verantwortlich sein, dass bei Patienten mit atopischem Ekzem und hohen IgE-Serumspiegeln zahlreiche T-Lymphozyten aktiviert sind, die Autoantigene erkennen und mit ihnen reagieren.

Genetische Prädisposition. Eine weitere Hypothese besagt, dass APC von Atopikern mit Typ-I-Allergie von Grund auf anders reagieren als APC von Nicht-Atopikern. Denn APC von Patienten mit Typ-I-Allergien induzieren in vitro IL-4-produzierende T-Lymphozyten, während T-Lymphozyten, die mit APC von Kontrollpersonen stimuliert werden, sich vorwiegend zu IFN-γ-produzierenden T-Lymphozyten entwickeln.

Klinische Bedeutung

Mit den heutigen Methoden lässt sich noch nicht klären, ob das unterschiedliche Verhalten der APC von Atopikern auf einer genetischen Prädisposition beruht oder Folge der überschießenden IL-4- und IL-10-Produktion der T-Lymphozyten ist. Diese veränderte Funktion der APC scheint aber weit reichende Folgen zu haben, da inzwischen nachgewiesen wurde, dass hohe IgE-Serumspiegel mit einem Schutz vor zellvermittelten Autoimmunkrankheiten wie multipler Sklerose, rheumatoider Arthritis und wahrscheinlich auch Typ-I-Diabetes einhergehen (**4.**).

Allergie und andere Immunantworten

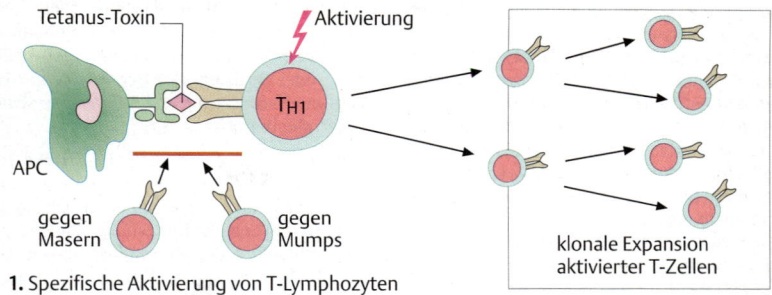

1. Spezifische Aktivierung von T-Lymphozyten

- Tetanus-Toxin
- Aktivierung
- $T_{H}1$
- APC
- gegen Masern
- gegen Mumps
- klonale Expansion aktivierter T-Zellen

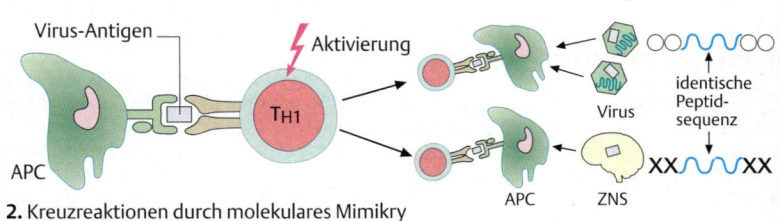

2. Kreuzreaktionen durch molekulares Mimikry

- Virus-Antigen
- Aktivierung
- $T_{H}1$
- APC
- identische Peptidsequenz
- Virus
- APC
- ZNS
- XX XX

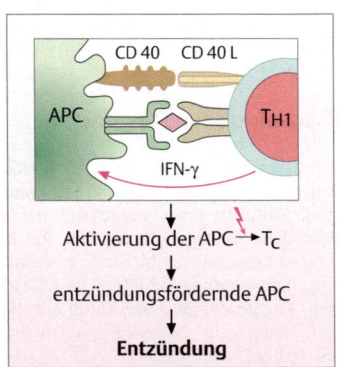

- CD 40
- CD 40 L
- APC
- $T_{H}1$
- IFN-γ
- Aktivierung der APC → T_C
- entzündungsfördernde APC
- **Entzündung**

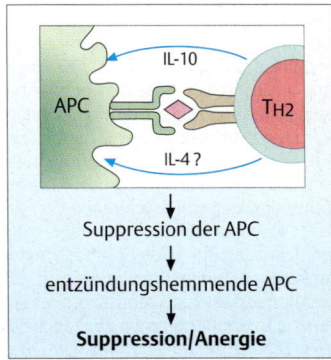

- IL-10
- APC
- $T_{H}2$
- IL-4 ?
- Suppression der APC
- entzündungshemmende APC
- **Suppression/Anergie**

3. Modulation von APC-Funktionen

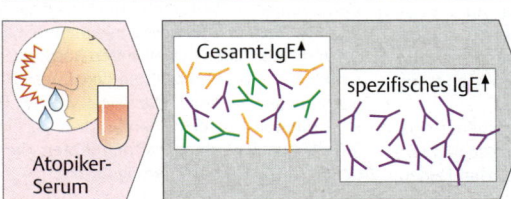

- Atopiker-Serum
- Gesamt-IgE↑
- spezifisches IgE↑
- mit Schutz vor zellvermittelten Autoimmunkrankheiten (Multiple Sklerose, rheumatoide Arthritis, Typ-I-Diabetes) assoziiert

4. Klinische Bedeutung modulierter APC-Funktionen

A. Allergie und andere Immunantworten

Psychische Faktoren spielen bei allergischen Prozessen eine wesentliche Rolle. Die Freisetzung von Histaminen wird z. B. durch affektive Spannungszustände wie Angst, Aufregung, Wut, Schreck, Schuldgefühl, Angst vor Versagen und Enttäuschung ausgelöst (**A.**).

Umgekehrt haben allergische Erkrankungen eine nachhaltige Wirkung auf die seelische Befindlichkeit. Wie Ursache und Wirkung im Falle des Allergiepatienten zusammenhängen, ist noch nicht endgültig geklärt. Unumstritten ist jedoch, dass die Art und Weise der Krankheitsverarbeitung Einfluss auf den Krankheitsverlauf und das Ausmaß der Schübe hat.

A. Psychosomatische Symptome

Ein generelles Problem bei Hauterkrankungen besteht in dem Entstellungsgefühl und der damit verbundenen Angst vor Stigmatisierung. Sichtbare Hautkrankheiten lösen bei vielen Hautpatienten Schamgefühle, bei Hautgesunden Blickfixierung und auch Ansteckungsängste aus. Vor allem, wenn sich die Hautkrankheiten ausweiten und quälender Juckreiz, aber auch eine intestinale Symptomatik und Atemnot dazukommen, kann dies Folgeprobleme auslösen. Die Patienten entwickeln aus Verunsicherung, Angst und mangelndem Selbstvertrauen Verhaltensmuster, die sich negativ auf soziale Beziehungen auswirken und den Krankheitsverlauf ungünstig beeinflussen. Die Wechselwirkung von psychischen Verstärkern des Krankheitsbildes und der psychischen Belastung durch allergische Symptome führt häufig zu einem Circulus vitiosus. Oft wird die Allergie dann zum zentralen, alles dominierenden Faktor des eigenen aber auch des familiären Lebens. Schon- und Vermeidungshaltung aus Furcht vor zu starker Belastung oder unangemessenes Belasten treten auf, und tatsächlich können Belastbarkeit und Leistungsfähigkeit nachlassen; Stress wird stärker wahrgenommen. Als Folge verstärkt sich die Angst und verhindert ein problemlösungsorientiertes Verhalten.

Psychologisch relevante Problemfelder sind deshalb *depressive Reaktionen, Ängste und unzureichende soziale Kompetenzen*. Das Leiden des Allergiekranken kann bei den nächsten Angehörigen das Bemühen auslösen, einen Ausgleich zu schaffen. Je früher und je länger dies geschieht, desto größer ist die Wahrscheinlichkeit, dass der Patient den Anspruch auf die Allgemeinheit ausdehnt. Dieses Anspruchsdenken, das auch eine Opferhaltung beinhalten kann, löst bei anderen u. U. Ablehnung oder Rückzug aus. Der Betroffene reagiert mit Verbitterung und fühlt sich in seiner Opferrolle bestätigt.

Juckreiz und Kratzverhalten. Der starke Leidensdruck, der durch einen intensiven und lang anhaltenden Juckreiz verursacht wird, zeigt sich in Schlafstörungen, Reizbarkeit und eingeschränkter Konzentrationsfähigkeit. Gerade das Wissen, dass der Juckreiz nicht nur eine vorübergehende Erscheinung ist, wie z. B. bei einem Insektenstich, lässt ihn so quälend werden. Die Dauerhaftigkeit und die häufige Nicht-Vorhersehbarkeit seiner Wiederkehr kann ein Hautgesunder kaum nachvollziehen, und so wird die psychische Belastung unterschätzt.

Bekannt ist, dass es psychische Einflüsse auf die Juckreizwahrnehmung gibt. So berichten Hautgesunde von Juckreiz allein aufgrund bestimmter Erzählungen (z. B. Berichte über Flöhe). Umgekehrt kann sich bei der Besprechung psychisch belastender Themen Juckreiz vermindern.

Psychologische Diagnostik

Aus psychosomatischer Sicht ist zu klären, in welchen Lebensbereichen und seit wann verstärkt Stressfaktoren vorliegen und wie der Patient diese bewältigt. Zusätzlich von Bedeutung ist die soziale Einbindung: Wie sind Partnerschaft, Bindung zu Eltern und Geschwistern, Freundschaften, das Klima am Arbeitsplatz seitens der Kollegen und Vorgesetzten beschaffen?

Bei *depressivem Verhalten* kann i. d. R. ursächlich von einer psychischen Reaktion auf die chronische Hauterkrankung ausgegangen werden. Auch in Intervallen, in denen sie hautgesund sind, haben die Patienten Angst vor erneuter Verschlechterung und Sensibilisierung gegen neue Allergene. Die Angst vor der Unkontrollierbarkeit der Allergie kann zu einer ängstlichen Erwartungshaltung führen, die eine *ängstliche Grundstimmung* fördert.

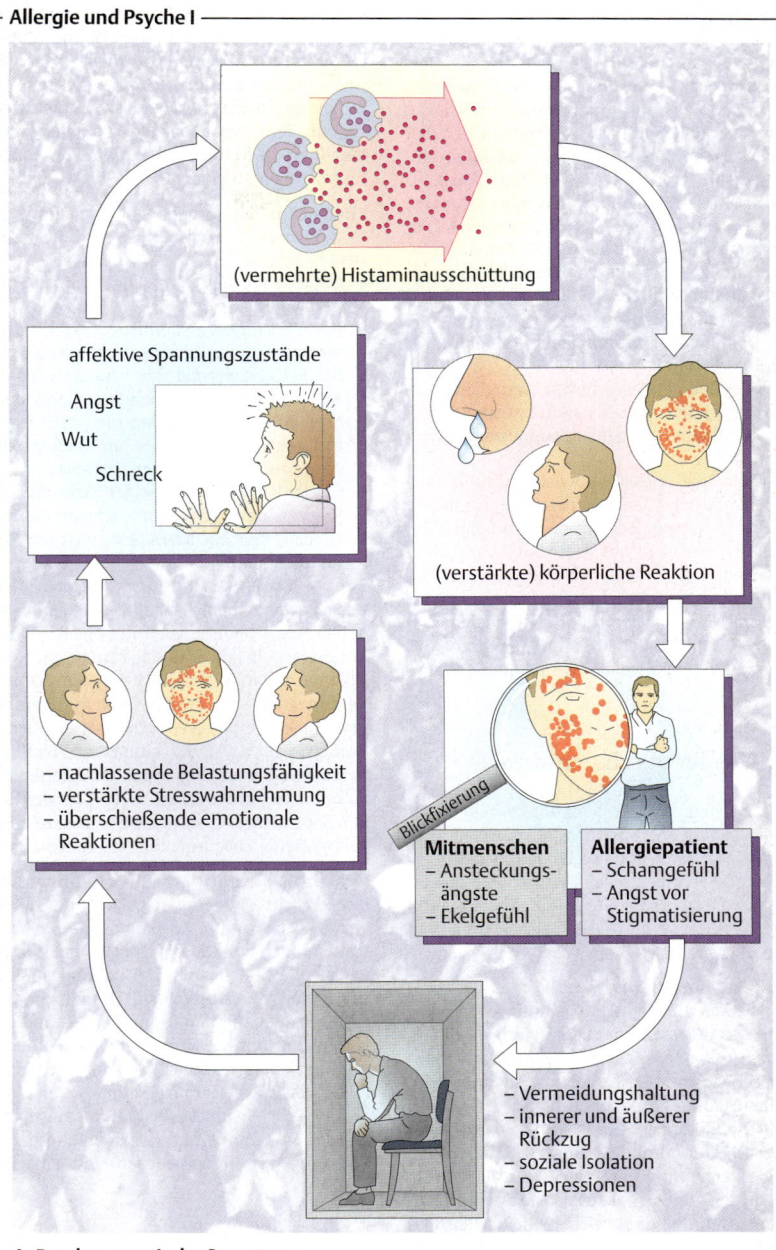

(vermehrte) Histaminausschüttung

affektive Spannungszustände

Angst

Wut

Schreck

(verstärkte) körperliche Reaktion

– nachlassende Belastungsfähigkeit
– verstärkte Stresswahrnehmung
– überschießende emotionale
  Reaktionen

Blickfixierung

Mitmenschen
– Ansteckungs-
  ängste
– Ekelgefühl

Allergiepatient
– Schamgefühl
– Angst vor
  Stigmatisierung

– Vermeidungshaltung
– innerer und äußerer
  Rückzug
– soziale Isolation
– Depressionen

A. Psychosomatische Symptome

Allergische Krankheitsbilder und -risiken

A. Allergiekrankes Kind

Im Säuglings- und Kleinkindalter ist die Mutter-Kind-Beziehung durch die allergiebedingte Irritation der Haut gestört. Einerseits hat das Kind das Bedürfnis nach Hautkontakt, der aber andererseits durch das Krankheitsbild als unangenehm empfunden wird (durch Juckreiz auslösende Wärme, Brennen oder Schmerz). Dies verursacht bei Eltern Versagensängste, Hilflosigkeits-, Ohnmachts- und Schuldgefühle. Daraus resultieren vielfältige Kompensationshandlungen, z. B.

- zu große Nachsicht
- Duldung von tyrannischem Verhalten
- Überbehüten.

Auf der anderen Seite stehen zwanghafte Verhaltensweisen, wie Behandlungsrituale oder das Festhalten an rigiden, sinnlosen Diätvorschriften.

Folge sind auch Geschwisterrivalitäten sowie Belastungen der Partnerschaft. Familiärer Stress wirkt sich dann wiederum auf das allergische Geschehen aus, z. B. durch verstärktes Kratzen. Ein Circulus vitiosus beginnt. Um dem Kind eine möglichst uneingeschränkte Reifung des jeweiligen Entwicklungsabschnitts zu ermöglichen, müssen unterstützende und entlastende Maßnahmen empfohlen werden.

B. Therapeutische Ansätze

Die Behandlung einer multifaktoriellen Störung bedarf der Koordination verschiedener Berufsgruppen (Arzt, Psychologe, Ernährungsberater, Berufsberater u. a.) durch den behandelnden Arzt. Klar sollte sein, dass viele Allergiepatienten keine psychologische Hilfe wollen oder brauchen.

Arzt-Patienten-Beziehung. _Die_ Allergiker-Persönlichkeit gibt es nicht. Bestimmte Interaktionsmuster lassen sich aber häufig nachweisen; sie können eine erhebliche Dynamik in der Arzt-Patienten-Beziehung auslösen und haben Einfluss auf den Therapieerfolg. Viele Patienten können für sich kein schlüssiges Modell ihrer Erkrankung finden. Gerade wenn die Allergie multifaktoriell verursacht wird, steht dies der monokausalen Erwartungshaltung („der Arzt gibt mir eine Pille/Spritze, und dann bin ich gesund") entgegen. Therapiemethoden werden ausprobiert, aber nicht beendet. Über Erfolg oder Misserfolg ist deshalb keine Aussage möglich. Der Patient scheint sich intensiv mit seiner Krankheit zu beschäftigen, erlebt sich und die Behandler aber als hilflos. Aus therapeutischer Sicht ist hier wichtig, mit dem Patienten den Behandlungsplan detailliert zu besprechen und ein konsequentes Vorgehen zu planen.

Therapeutisches Vorgehen. Eine qualitativ gute medizinische Betreuung eines Allergiepatienten erfordert

- umfassende allergologische Anamnese und Behandlung
- Berücksichtigung sämtlicher psychosozialer Umstände, angemessene Hilfsangebote
- die Sensibilisierung des Patienten für die Komplexität seiner Erkrankung und seine Motivation zu einer partnerschaftlichen, disziplinierten Mitarbeit an seinem Heilungsprozess bzw. seiner Therapie
- die Festlegung kurzfristiger Ziele und die Klärung der Langzeitperspektive für den Umgang mit der Krankheit zwischen Arzt und Patienten

Dies bedeutet, dass _mit dem Patienten_ nicht nur alle wichtigen Therapieentscheidungen _besprochen_, sondern auch _getroffen_ werden. Mit diesem Ansatz wird der Patient, nicht die Allergie in den Mittelpunkt gerückt. Er muss Verantwortung für die Therapie mitübernehmen. Aus dem passiven, schicksalsergebenen Kranken wird damit der kompetente, einflussnehmende Patient, der trotz der Allergie ein zufriedenes Leben führt, seine sozialen Lebensmöglichkeiten verbessert und dem es so gelingt, seine Lebensqualität anzuheben.

Juckreiz. Ein zeitlich gehäuftes Auftreten von Juckreiz tritt vor dem Einschlafen, bei Langeweile, nach Ärger, in Anspannungs- und Wartesituationen auf. Da es sich hier um Situationen handelt, in denen das Spannungsniveau sich ändert, ist es therapeutisch indiziert, mit dem Allergiepatienten Spannungszustände zu bearbeiten; ihm bewusst zu machen, in welcher Beziehung Juckreiz, Kratzen und Spannung bzw. Entspannung stehen. Wenn das Kratzen zur Spannungsreduktion eingesetzt wurde, können mit dem Patienten alternative Verhaltensweisen besprochen und eingeübt werden.

178

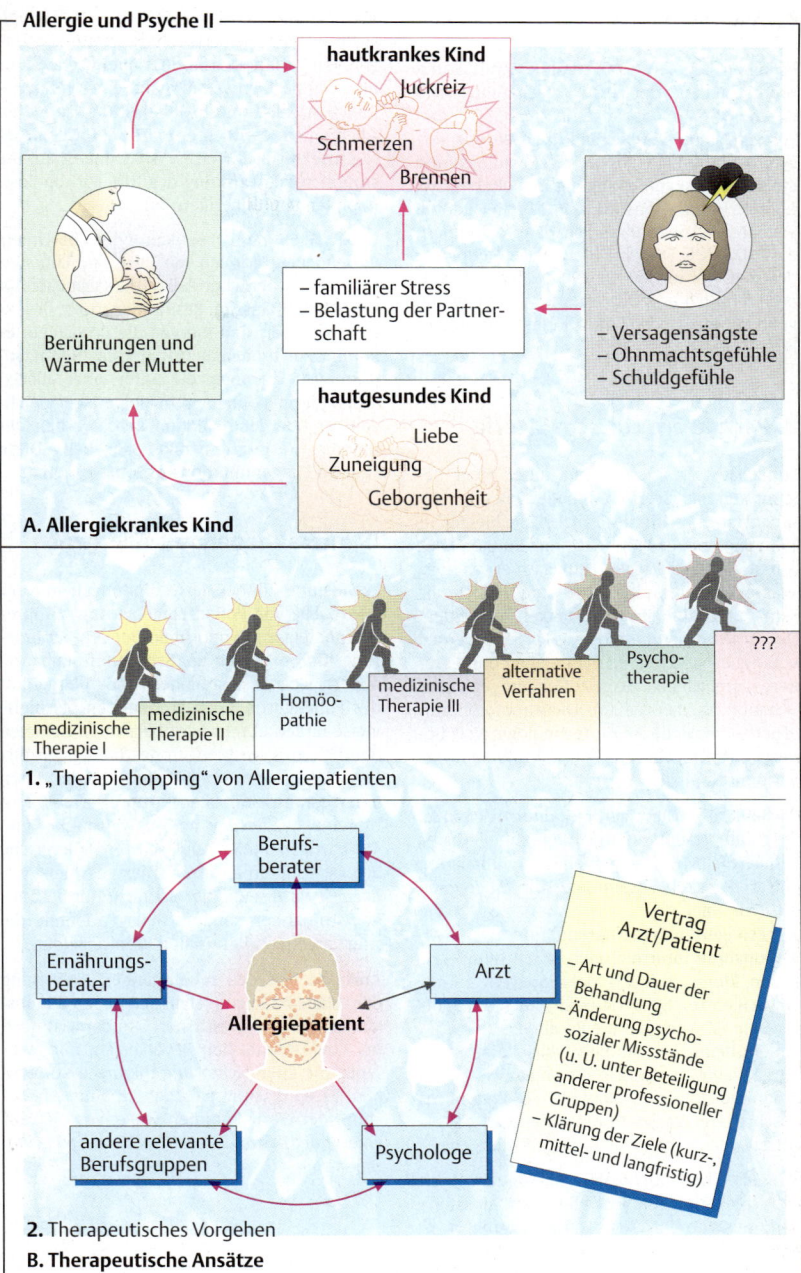

hautkrankes Kind

Juckreiz

Schmerzen

Brennen

Berührungen und
Wärme der Mutter

– familiärer Stress
– Belastung der Partner-
schaft

– Versagensängste
– Ohnmachtsgefühle
– Schuldgefühle

hautgesundes Kind

Liebe

Zuneigung

Geborgenheit

A. Allergiekrankes Kind

medizinische
Therapie I

medizinische
Therapie II

Homöo-
pathie

medizinische
Therapie III

alternative
Verfahren

Psycho-
therapie

???

1. „Therapiehopping" von Allergiepatienten

Berufs-
berater

Ernährungs-
berater

Allergiepatient

Arzt

andere relevante
Berufsgruppen

Psychologe

Vertrag
Arzt/Patient

– Art und Dauer der
Behandlung
– Änderung psycho-
sozialer Missstände
(u. U. unter Beteiligung
anderer professioneller
Gruppen)
– Klärung der Ziele (kurz-,
mittel- und langfristig)

2. Therapeutisches Vorgehen

B. Therapeutische Ansätze

A. Allgemeines

Es lassen sich 2 Arten von Luftverschmutzung unterscheiden. Der Typ I ist charakterisiert durch primäre Schadstoffe wie SO_2 und Schwefelstaub, vorwiegend in Osteuropa verbreitet und führt zu irritativen Reizungen und einer höheren Infektneigung des oberen und unteren Respirationstrakts. Der Typ II ist durch primäre und sekundäre Schadstoffe definiert, z. B. NO_x, VOC, O_3, feine Partikel (Verkehr), findet sich v. a. in den westlichen Industrieländern mit dichter, städtischer Bevölkerung und geht mit einer erhöhten Allergieneigung einher.

B. Partikuläre Luftschadstoffe

Luftschadstoffe werden nur unter einer bestimmten Partikelgröße inhaliert. Bei der Nasenatmung betrifft dies Partikel, die kleiner als 1 μm sind, bei der Mundatmung können auch 5-mal größere Partikel eingeatmet werden. Von besonderem Interesse sind jedoch die Fein- und die Ultrafeinpartikel mit einem Durchmesser < 0,1 μm. Diese Partikel werden von neuen und älteren Fahrzeugen ohne größere Unterschiede ausgestoßen, entgegen der Behauptung, dass neuere Dieselmotoren aufgrund einer moderneren Technologie (z. B. höhere Einspritzdrücke) solche Ultrafeinpartikel vermehrt emittieren.

Partikuläre Dieselverbrennungsrückstände. Sie sind Hauptkomponenten inhalierbarer Luftschadstoffe. Die gemeinsame Inhalation dieser Partikel zusammen mit Allergenen führt zu einer

- gesteigerten Zytokinproduktion
- Zunahme infiltrierender Zellen wie T-Zellen, Monozyten und Makrophagen
- vermehrten IgE-Produktion, auch durch direkte Wirkung auf die B-Zellen.

Zudem beinhalten sie polyzyklische aromatische Kohlenwasserstoffe, die ebenfalls die IgE-Produktion steigern können. So kommt es durch Dieselabgase zu einer deutlich gesteigerten, verschärften Reaktion auf Allergene.

Schwefel- und Stickstoffverbindungen. Auch nach Inhalation von Schwefel- oder Stickstoffverbindungen (SO_2, NO_x) werden vermehrt inflammatorische Substanzen gebildet, und die Lymphozyten-/Mastzellzahlen steigen an. Bei Asthmatikern kann dies einen Asthmaanfall auslösen oder verschärfen. Bei Untersuchungen von Patienten mit einer allergischen Rhinitis war nach Provokation mit einer verkehrsüblichen Stickstoffdioxidbelastung und dem Allergen ein deutlich erhöhter ECP-Gehalt im Nasensekret nachweisbar. Dies deutet auf die stimulierende Wirkung des NO_2 auf die Eosinophilen von Allergikern hin.

Ozon. Auch das Ozon kann dies bewirken. Ozonkonzentrationen von 180 μg/m³ Luft steigern bei körperlicher Arbeit die Permeabilität der Schleimhäute im Respirationstrakt. Besonders betroffen sind hiervon die Bronchien; es kommt zur bronchialen Hyperreagibilität, sodass auch Personen, die unter einer allergischen Rhinitis ohne Asthma leiden, bei gleichzeitiger Allergeninhalation Beschwerden des unteren Respirationstrakts angeben. Diese sind im Lungenfunktionstest objektivierbar.

C. Interaktionen mit Allergenen

Schadstoffe können feste Bindungen mit der Oberfläche von Pollen eingehen und zu ihrer morphologischen und funktionellen Veränderung führen: Durch die Schadstoffinkubation ändern sich Beschaffenheit und Allergenität des Pollenkorns. Auch produzieren beispielsweise Birken in schadstoffbelasteten Gebieten deutlich größere Mengen des häufigsten Birkenpollenallergens. Zusätzlich können durch einen osmotischen Schock rupturierte Pollenproteine wiederum an Schwebstäube und Rußpartikel binden und schwere allergische Schockzustände auslösen. Dies geschieht v. a. nach Gewittern und betrifft nicht nur bekannte Asthmatiker, sondern auch Patienten, die „nur" an einer allergischen Rhinitis leiden.

Ausblick. Mit der zunehmenden Anpassung der Lebensbedingungen in den neuen Bundesländern an den westlichen Standard ist auch bei der ostdeutschen Bevölkerung mit einer Zunahme allergischer Erkrankungen zu rechnen. Es wird voraussichtlich zu einer Angleichung der Werte kommen, wie es vor 1960 auf einem niedrigeren Niveau auch der Fall gewesen ist.

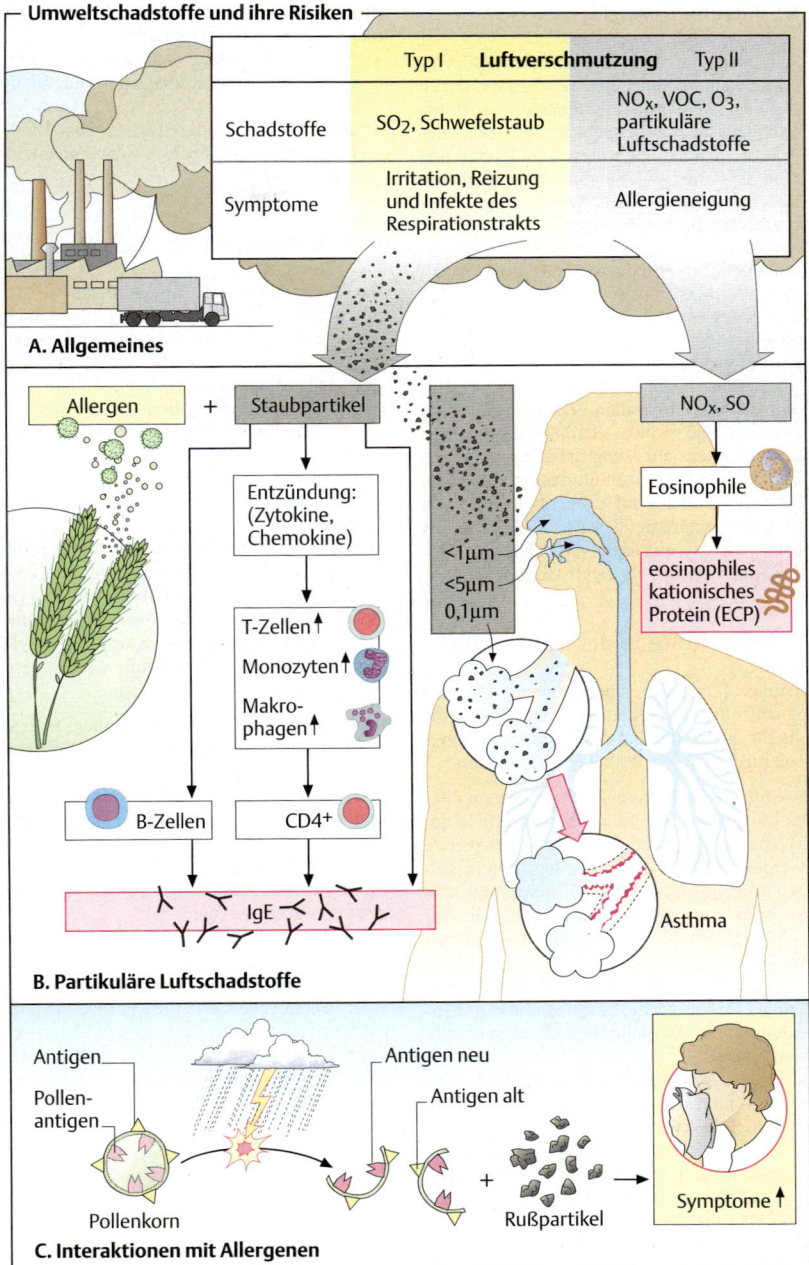

	Typ I	**Luftverschmutzung**	Typ II
Schadstoffe	SO_2, Schwefelstaub		NO_x, VOC, O_3, partikuläre Luftschadstoffe
Symptome	Irritation, Reizung und Infekte des Respirationstrakts		Allergieneigung

A. Allgemeines

Allergen + Staubpartikel

NO_x, SO

Entzündung: (Zytokine, Chemokine)

Eosinophile

<1µm
<5µm
0,1µm

eosinophiles kationisches Protein (ECP)

T-Zellen↑

Monozyten↑

Makro-phagen↑

B-Zellen

CD4+

IgE

Asthma

B. Partikuläre Luftschadstoffe

Antigen

Pollen-antigen

Antigen neu

Antigen alt

Pollenkorn

Rußpartikel

Symptome↑

C. Interaktionen mit Allergenen

A. Vorteile des Stillens

Seit 1997 wird von der nationalen Stillkommission empfohlen, einen Säugling die ersten 4–6 Lebensmonate ausschließlich zu stillen und danach bei ausreichender und geeigneter Beikost so lange zu stillen, wie Mutter und Kind es wünschen. Frauenmilch ist qualitativ und quantitativ vollkommen an den Nährstoffbedarf des Kindes angepasst, und das Stillen festigt die Mutter-Kind-Beziehung.

Frauenmilch enthält zudem Laktoferrin, Lysozym A, Makrophagen, sekretorisches IgA und Rezeptoranaloga, die das Andocken pathogener Mikroorganismen verhindern. Es wurde auch eine negative Korrelation zwischen Kindern, die länger als 6 Monate gestillt wurden, und atopischen Erkrankungen beim Säugling beschrieben, allerdings nur bis zum dritten Lebensjahr. Langfristig existieren jedoch keine eindeutigen Studien, die den Einfluss des Stillens auf die Entwicklung von Allergien eindeutig bestätigen. Bekannt ist aber, dass das Auftreten von Allergien durch das Stillen zeitlich verzögert werden kann.

B. Schadstoffe in der Muttermilch

Kritiker führen an, dass Frauenmilch auch Schadstoffe, u. a. Xenobiotika enthalten kann, die für die Entstehung des kindlichen Ekzems einen zusätzlichen Risikofaktor darstellen.

Beeinflussbare Faktoren. Mütter können einige Dinge beachten, um die Schadstoffe in der Milch zu minimieren. Die meisten Schadstoffe werden mit tierischen Nahrungsmitteln aufgenommen, sodass fett- (Milchprodukte und Speiseöle) und fleischreiche Diäten in der Schwangerschaft und Stillzeit zu vermeiden sind.

Natürlich spielen auch das Rauch- und Trinkverhalten, sowie die Aufnahme von Pestiziden eine große Rolle. Besonders gefährdet sind Frauen
- die am Arbeitsplatz oder zu Hause besonders mit kritischen bioakkumulierenden Stoffen belastet sind
- Stillende mit starker Gewichtsabnahme während der Stillzeit, da Schadstoffe meist lipophil sind und im Fettgewebe gespeichert werden
- mit hohem Konsum an tierischen Fetten.

Nicht beeinflussbare Faktoren. Faktoren, die nicht zu beeinflussen sind, sind:
- das Alter der Mutter (mit dem Lebensalter nimmt die Schadstoffbelastung kumulativ zu)
- die Anzahl der Kinder (das Erstgeborene erhält zumeist die höchste Xenobiotikakonzentration).

C. Muttermilch und Allergie

Da Muttermilch auch Antigene enthält, ist prinzipiell eine Sensibilisierung des Kindes über die Muttermilch bzw. gegen in ihr enthaltene Antigene bestimmter Nahrungsmittel oder anderer Stoffe möglich. Ein Hinweis für eine solche Gefährdung sind:
- ein erniedrigtes sekretorisches IgA (sIgA) und
- spezifisches IgA gegen nutritive Allergene (Nahrungsmittelantigene) in der Muttermilch.

In diesem Fall empfiehlt man den Müttern, die Aufnahme nutritiver Allergene durch eine entsprechende Eliminationsdiät zu verhindern, solange sie stillen. So vermindert sich die Atopierate, und auch die Ausprägung der Atopie lässt sich bei bereits betroffenen Kindern durch diese Maßnahmen senken.

Ersatznahrung. Können oder wollen Mütter atopischer Kinder nicht stillen, ist die Gabe von hypoallergenen Produkten ratsam. Trotzdem beinhalten diese Rest-Antigenmengen und können in seltenen Fällen auch zu Immunreaktionen führen. Bei Kindern mit Kuhmilch- oder Sojaallergien sollten nur sog. Vollhydrolysate (z. B. Alfaré, Pregomin, Nutramigen) verwendet werden.

Bei allen Ernährungsberatungen und -empfehlungen ist wichtig, die Eltern nicht unnötig zu verunsichern oder zu ängstigen; denn aus einer entsprechenden Unsicherheit heraus könnte es sonst leicht zur Fehl- und Mangelernährung der Kinder und somit zu einer Umkehr des Nutzen-/Risikofaktors kommen.

Nahrungsmittel und Stillen

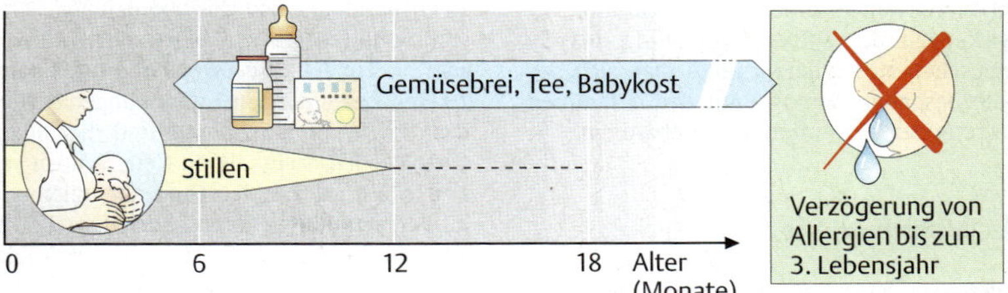

Gemüsebrei, Tee, Babykost

Stillen

| 0 | 6 | 12 | 18 | Alter (Monate) |

Verzögerung von Allergien bis zum 3. Lebensjahr

A. Vorteile des Stillens

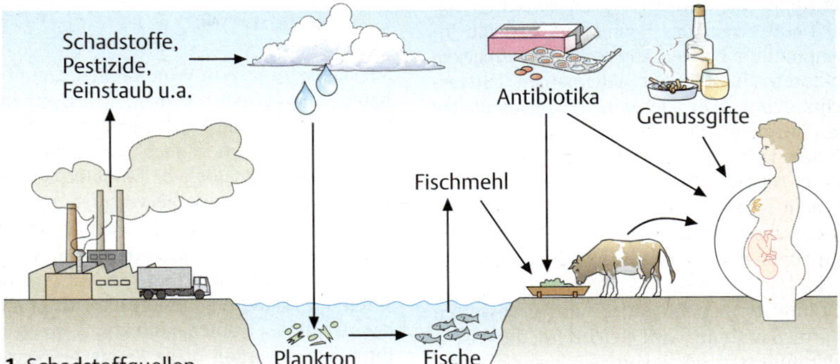

Schadstoffe, Pestizide, Feinstaub u.a.

Antibiotika

Genussgifte

Fischmehl

1. Schadstoffquellen

Plankton → Fische

hohe Belastung

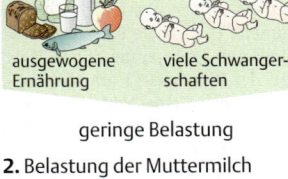

hoher Konsum tierischer Fette

Lebensalter der Mutter

Erstgeborenes

Rauchen

Belastung am Arbeitsplatz

starke Gewichtsabnahme beim Stillen

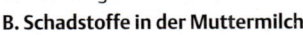

ausgewogene Ernährung

viele Schwangerschaften

geringe Belastung

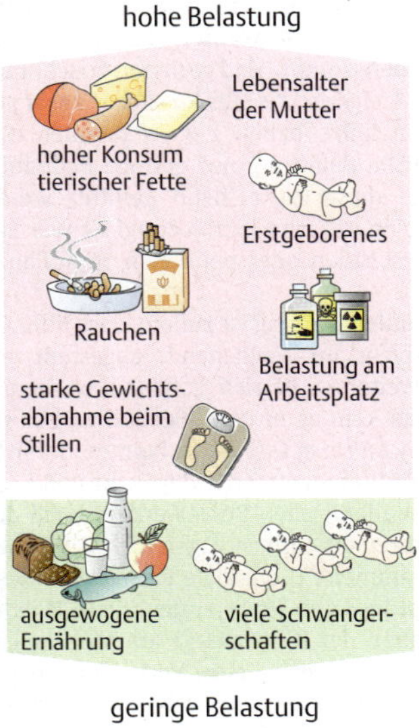

2. Belastung der Muttermilch

B. Schadstoffe in der Muttermilch

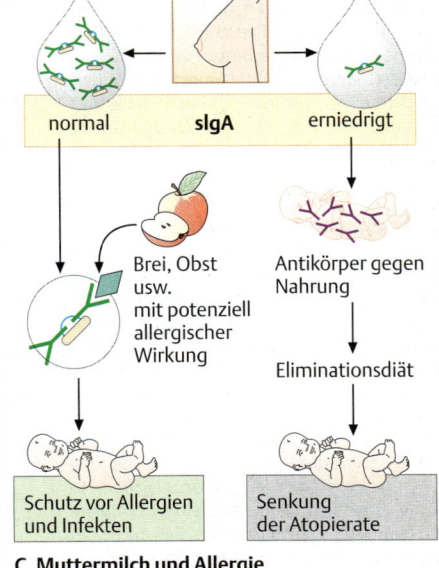

| normal | **sIgA** | erniedrigt |

Brei, Obst usw. mit potenziell allergischer Wirkung

Antikörper gegen Nahrung

Eliminationsdiät

Schutz vor Allergien und Infekten

Senkung der Atopierate

C. Muttermilch und Allergie

In Mitteleuropa verbringen Menschen etwa 90 % ihrer Zeit in Innenräumen. Um die Auswirkungen der Luftverschmutzung auf den Menschen zu studieren, muss man sich deshalb besonders intensiv mit der Zusammensetzung der Innenraumluft beschäftigen.

A. Wohnhygiene

Allgemein fühlt sich der normal bekleidete Mensch in Räumen wohl, die 19–24 °C warm sind und eine Luftfeuchtigkeit zwischen 30–70 % aufweisen. Das Raumklima und die Innenraumluft hängen einerseits von *exogenen* Faktoren ab, z. B. der allgemeinen Luftverschmutzung, aber auch von den *Gewohnheiten* des Einzelnen, wie z. B.
- dem Lüftungs- und Heizverhalten
- der Nutzung von Klimaanlagen
- dem Tabakkonsum
- der Instandhaltung/Renovierung von Gebäuden bzw. dem verwendeten Baumaterial.

Im Zuge der zunehmenden und verbesserten Wärmedämmung wird gleichzeitig die Frischluftzufuhr stark verringert, was zu einer Akkumulation emittierter Stoffe führt. Insgesamt haben Wärmeschutzmaßnahmen seit 1973 zu einer Einschränkung der Ventilationsrate zwischen Innen- und Außenraumluft bis um das 10fache geführt. So kommt es zu Innenraum-Schadstoffwerten, die diejenigen der Außenluft deutlich überschreiten. Man findet z. B. eine Anhäufung von CO_2, CO, NO_2 und organischen Substanzen.

B. Innenraumschadstoffe

Eine wichtige Gefahrenquelle bei der Errichtung von Gebäuden und/oder der Fertigstellung von Einrichtungsgegenständen ist die Verwendung von Chemikalien. Die meisten (insgesamt > 500) organischen, toxischen Verbindungen kommen aus Hölzern, Holzwerkstoffen, Dämmstoffen, Schaumstoffen, Fußbodenbelägen, Wandbelägen, Textilien und Leder, Dichtungsmassen, Klebstoffen und Beschichtungssystemen. Als „normal" gelten 10–30 dieser Komponenten mit einer Summenkonzentration < 300 µg/m³ Luft. Besonders belastet sind alte Spanplatten (Formaldehyd), Weichhölzer (Terpene), Bodenbeläge und Mö-

bel. Die Auswirkungen auf die Gesundheit sind so mannigfaltig wie die potenziellen Schadstoffe und reichen von allgemeinem Unwohlsein bis zur lebensbedrohlichen Intoxikation. Zu den bekanntesten Erkrankungen gehören das *Sick Building Syndrome* und die *Multiple Chemical Sensitivity*, deren Genese noch stark umstritten ist. Für den Grad der Innenraumluftverschmutzung kommt auch dem Rauchen eine große Bedeutung zu, v. a. bei Kindern (S. 166 f).

C. Allergien

Sensibilisierungen in Wohnräumen treten am häufigsten gegen Milben, Tierepithelien, Schimmelpilze und Mikroorganismen auf. Zusätzlich existieren jedoch auch chemische Stoffe wie Formaldehyd, Monoterpene und Acrylate, die Allergien hervorrufen, meist im Sinne von Kontaktallergien. Hauptemissionsquelle für Mikroorganismen ist der Mensch selbst, v. a. der Respirationstrakt. Ausgeatmete Viren und Bakterien überleben relativ lange in der Atemluft (Tröpfcheninfektion). In Raumluftanlagen werden diese Keime gespeichert und vermehren sich in deren Filtern, insbesondere, wenn diese nicht regelmäßig gewartet und ausgetauscht werden. Lüftungssysteme mit hohen Umluft- und geringen Frischluftanteilen steigern das Risiko noch zusätzlich. Schimmelpilze haben z. B. in Räumen ohne künstliche Belüftung nur geringe Bedeutung, solange diese ausreichend gelüftet werden und keine extreme Luftfeuchtigkeit wie nach Wasserschäden oder bei vielen Topfpflanzen besteht.

Besonders wichtig ist zudem, dass Klimaanlagen nicht am Wochenende abgestellt, sondern weiter in Betrieb gehalten werden. In Amerika kam es in den 80er Jahren zur sog. *Monday Morning Disease*; Arbeitnehmer litten v. a. am Montagmorgen in der Firma unter sehr starken allergischen Beschwerden. Nach dem Abschalten der Klimaanlagen für das Wochenende sammelten sich viele Partikel und Feinpartikel in deren Heizspiralen. Beim Wiederanschalten der Klimaanlage am Montag kam es dann einerseits zu einer Verkohlungsreaktion und andererseits zur Emission der Partikel in die Innenraumluft.

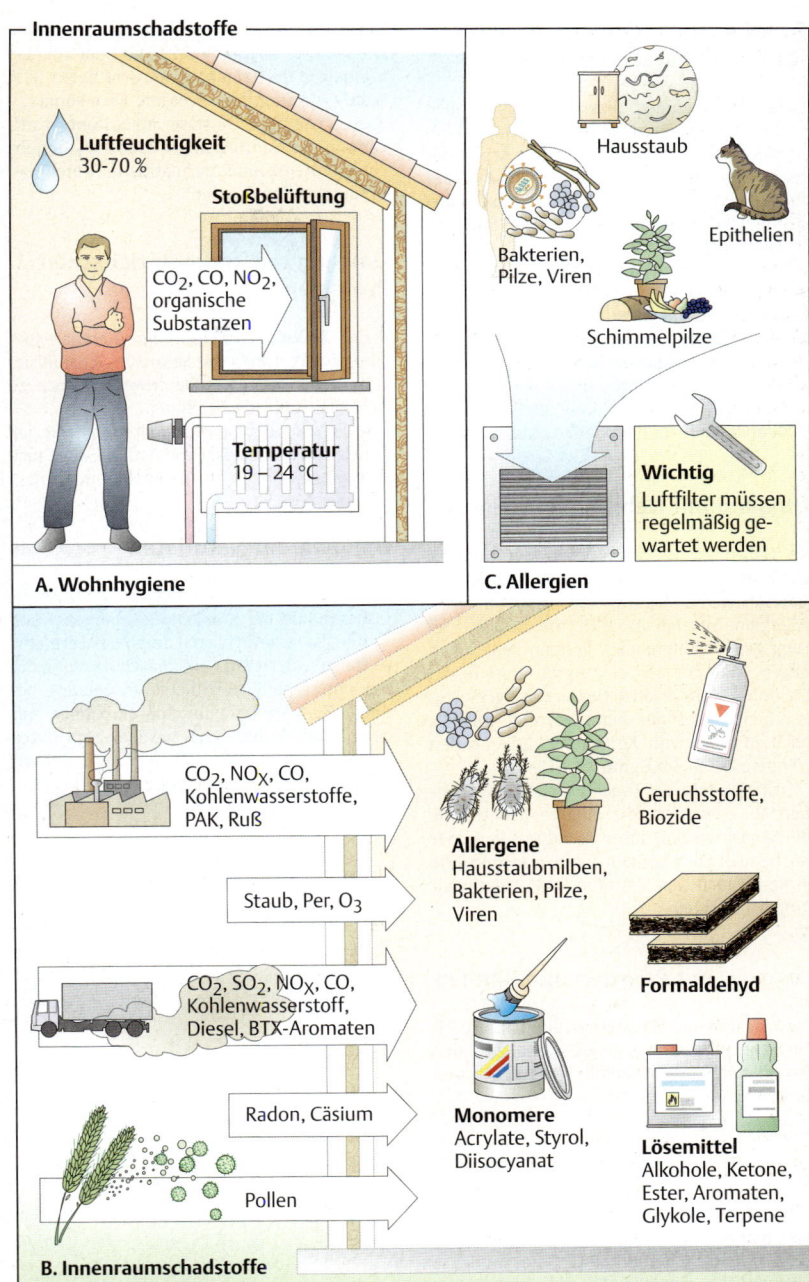

Luftfeuchtigkeit
30-70 %

Stoßbelüftung

CO_2, CO, NO_2, organische Substanzen

Temperatur
19 – 24 °C

A. Wohnhygiene

Hausstaub

Bakterien, Pilze, Viren

Epithelien

Schimmelpilze

Wichtig
Luftfilter müssen regelmäßig gewartet werden

C. Allergien

CO_2, NO_X, CO, Kohlenwasserstoffe, PAK, Ruß

Staub, Per, O_3

CO_2, SO_2, NO_X, CO, Kohlenwasserstoff, Diesel, BTX-Aromaten

Radon, Cäsium

Pollen

Allergene
Hausstaubmilben, Bakterien, Pilze, Viren

Geruchsstoffe, Biozide

Formaldehyd

Monomere
Acrylate, Styrol, Diisocyanat

Lösemittel
Alkohole, Ketone, Ester, Aromaten, Glykole, Terpene

B. Innenraumschadstoffe

A. Arbeitsplatztypische Auslöser für Sofortreaktionen der Haut

Ekzemerkrankungen bzw. Spättypallergien der Haut stehen im beruflichen Umfeld im Vordergrund (S. 188 f). In speziellen Arbeitsbereichen gibt es aber charakteristische Auslöser für IgE-vermittelte Reaktionen. Oft sind dabei persönliche Risikofaktoren für die Entwicklung dieser Reaktionen wirksam:

- der Umgang mit irritierenden Substanzen
- die Schwächung der Hautbarriere durch häufige Feucht- bzw. Nassarbeiten
- Hautkontakt mit den potenziellen Allergenen unter Okklusionsbedingungen
- eine individuell gesteigerte Reaktionsbereitschaft zur Entwicklung allergischer Erkrankungen auf dem Boden einer Atopie.

Umgang mit Nahrungsmitteln

Im Nahrungsmittelgewerbe ist der Umgang mit rohem Gemüse, z. B. beim Verkauf oder in Gaststätten, ein wichtiger Auslöser von Typ-I-Allergien. Speziell Atopiker mit Sensibilisierung gegen Blütenpollen können Reaktionen gegen Möhren, Sellerie, Äpfel, Haselnüsse, Steinobst, Kräuter oder Gewürze zeigen. Dies geschieht nicht nur beim Verzehr, sondern auch in Form von Kontakturtikaria an den Händen, z. B. beim Gemüseschälen.

Insbesondere die Feuchtarbeit im Küchenbereich erleichtert die Allergenpenetration. Bei Exposition gegenüber Kochdunst und/oder Küchendämpfen können darin transportierte Proteine auch Gesichtsrötung und Lidschwellung verursachen.

Umgang mit Pflanzen und Blumen

Bei Gärtnern und Floristen tritt im Rahmen einer Sensibilisierung gegenüber Pflanzen- und Harzkomponenten ebenfalls gehäuft Kontakturtikaria auf.

Umgang mit tierischen Enzymen

Enzyme aus Fleischsäften werden nicht nur in der privaten Küche, sondern auch z. B. in Metzgereien als Ursachen für eine Kontakturtikaria gesehen. Ein spezieller Sensibilisierungsweg kann in der Veterinärmedizin vorliegen, wenn wiederholte operative Eingriffe oder rektale/vaginale Untersuchungen an Großtieren (z. B. Kühe) vorgenommen werden. Hier können – ebenso wie durch Auslöser einer Kontakturtikaria in der Nahrungsmittelbranche – Schübe einer Proteinkontaktdermatitis auftreten, besonders an den Händen.

Umgang mit anderen tierischen Proteinen

In der Landwirtschaft führt eine Tierhaarexposition bei Personen mit Soforttyp-Sensibilisierung neben Atemwegsbeschwerden auch zu Gesichts- und Lidschwellung.

Im Bereich der Labortierhaltung ist speziell Mäuseurin als Auslöser von Asthma, aber auch einer Kontakturtikaria an der Haut bekannt.

Umgang mit Naturlatex

Die zunehmende Bedeutung der Latexallergie, insbesondere bei Krankenpflegepersonal und Ärzten, ist sicherlich auch durch das vermehrte Tragen von Naturlatexhandschuhen und deren unterschiedliche Allergenfreisetzung bedingt. Zur Urtikaria im Kontaktbereich mit dem Handschuhmaterial gesellen sich durch die Allergenresorption oft noch eine Rhinitis und/oder Asthma sowie systemische Reaktionen.

Umgang mit Medikamenten

Seltener wird im medizinischen Arbeitsbereich eine Kontakturtikaria durch erworbene Sensibilisierung gegenüber Medikamenten ausgelöst.

Beruflich erworbene Typ-I-Allergien der Haut

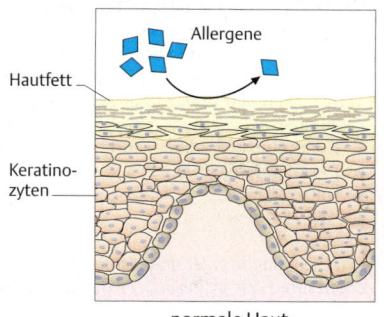

Allergene

Hautfett

Keratino-
zyten

normale Haut

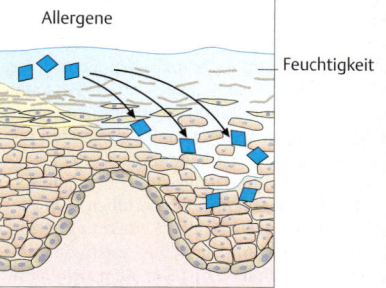

Allergene

Feuchtigkeit

geschwächte Haut

1. Hautbarriere

Nahrungsmittelgewerbe

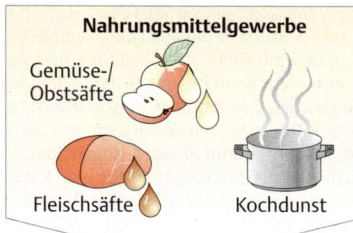

Gemüse-/
Obstsäfte

Fleischsäfte   Kochdunst

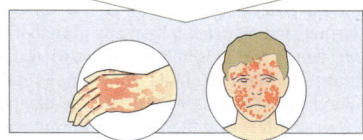

Gärtner/Floristen

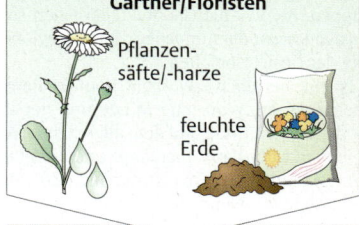

Pflanzen-
säfte/-harze

feuchte
Erde

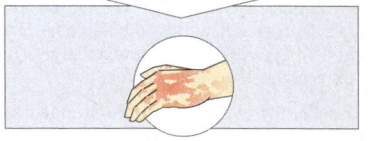

Landwirtschaft/Veterinärmedizin

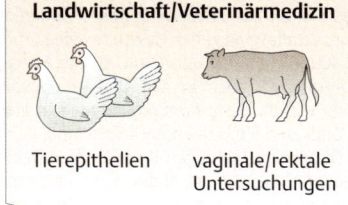

Tierepithelien   vaginale/rektale
Untersuchungen

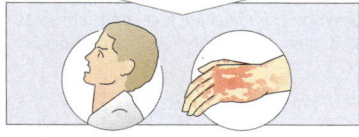

Labor/Medizin

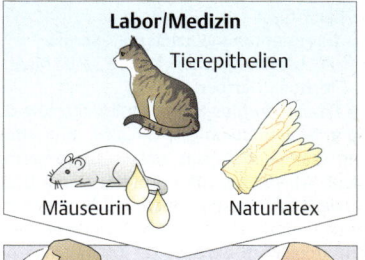

Tierepithelien

Mäuseurin   Naturlatex

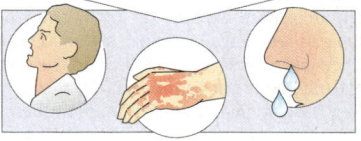

2. Auslöser von Typ-I-Allergien

A. Arbeitsplatztypische Auslöser für Sofortreaktionen der Haut

A. Klinik und Beispiele

Klinik. Beruflich erworbene Kontaktallergien bilden sich überwiegend auf dem Boden eines akuten oder kumulativ toxischen Ekzems aus (S. 110 f). Somit sind insbesondere Personen gefährdet, die in ihrem Beruf kumulativ-toxischen Reizen ausgesetzt sind. Dies umfasst fast alle Berufe mit manuellen Tätigkeiten. Kontaktallergien gehören deshalb neben den Hörschäden zu den häufigsten beruflich erworbenen Erkrankungen. Da der Kontakt mit Berufsstoffen primär über die Hände stattfindet, sind die Hände auch das Organ, an dem sich beruflich erworbene Kontaktekzeme besonders häufig manifestieren. Zu beachten ist, dass diese Ekzeme nicht immer großflächig ausgedehnt sein müssen, sondern sich auf kleine Areale begrenzen können, z. B. auf die Fingerkuppen. Bei volatilen Kontaktallergenen sind dagegen besonders unbedeckte Hautregionen wie das Gesicht befallen.

Ist eine beruflich erworbene Kontaktallergie nachgewiesen, wird eine Minderung der Erwerbstätigkeit (MdE) auf dem allgemeinen Arbeitsmarkt nur dann anerkannt und mit einer Rente kompensiert (bis zu maximal 30 % des Einkommens), wenn der Betroffene aus seinem Beruf ausscheidet. Da dies oftmals dramatische Folgen hat, muss die Diagnose einer beruflich erworbenen Kontaktallergie mit größter Sorgfalt gestellt werden.

Beispiele. Beispiele für Berufe mit einem besonders hohen Risiko für Kontaktallergien sind

- der Friseur
- die gesamten medizinischen Berufe
- alle handwerklichen Berufe (z. B. Maurer, Floristen, Gärtner, Bäcker).

Im *Friseurberuf* liegt die primäre Störung der Haut in dem ständigen Umgang mit seifen- und shampoohaltigem Wasser. Diese permanente Schädigung von Hornschicht und Lipidbarriere führt, insbesondere bei Personen mit einer empfindlichen Haut (z. B. mit einem milden atopischen Ekzem), zur Überlastung der Reparaturvorgänge und einer kumulativ toxischen Dermatitis (S. 110 f). Durch diese kommt es dann häufig zur Sensibilisierung gegen Nickel, Dauerwellenmittel, Farbstoffe (insbesondere schwarze Farben) und Gummihilfsstoffe.

In den *Medizinberufen* ist es nicht nur das häufige Waschen und Desinfizieren der Hände. Hier ist es vielmehr das Fehlverhalten, Gummi- und Plastikhandschuhe über Hände zu ziehen, von denen das Desinfektionsmittel noch nicht ganz verdunstet ist – mit der Folge, dass diese toxischen Substanzen in die Haut eindringen und dort ein chronisches Ekzem verursachen, auf dem es zur Sensibilisierung gegenüber

- Gummiinhaltsstoffen (Latex)
- Desinfektionsmitteln
- Duftstoffen
- Arzneistoffen

kommt.

Die *Bauhandwerker* und *Metallarbeiter* schädigen ihre Haut insbesondere durch den Kontakt mit Zementen, Klebern und Ölen. Zu den wichtigsten Kontaktallergen in diesen Berufsgruppen zählen Dichromat und Kobaltchlorid. Diese Kontaktallergene sind insofern äußerst problematisch, als sie im Leben eines Handwerkers kaum zu meiden sind. Sie finden sich u. a. in allen Ölen, Schmierstoffen und vielen Konservierern und somit in fast allen handwerklichen Berufsstoffen, einschließlich Leder oder Hölzern. Wegen der allgemeinen Verbreitung von Dichromat oder Kobaltchlorid im täglichen Berufsleben, wird für eine Kontaktallergie gegen einen der beiden Berufsstoffe allein i. d. R. schon die maximale MdE von 30 % gewährleistet.

Gärtner und *Floristen* haben auch Nassberufe, bei denen sie zusätzlich mit irritierenden Pflanzensäften in Kontakt kommen. Kontaktallergien, die in dieser Berufsgruppe diagnostiziert werden, bestehen oft gegen Komositen oder Korbblütler, zu denen Ringelblume, Mutterkraut oder Tulpe zählen, und auch gegen das Primin der Primeln. Seltener finden sich Kontaktallergien gegen Gewürze, wie Lorbeeröl, Kamille, Vanille oder Zimt. Solche Allergien kommen oft auch in der Allgemeinbevölkerung vor, da diese Kontaktallergene in vielen Wund- und Heilsalben enthalten sind.

Die *Bäcker* schädigen ihre Hände durch die Feuchtarbeit und durch den Kontakt zu Mehlen. Es kommt nicht nur zu Sensibilisierungen gegen Duftstoffe, Konservierungsmittel und Gewürze, sondern auch gegen Dichromat, das sich nach dem Mahlen im Mehl findet.

Beruflich erworbene Kontaktallergien

Beruf	toxischer Reiz	Kontaktallergen	Klinik
Friseur 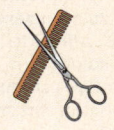	– Haare waschen – Haare färben – Benutzung von Latexhand- schuhen	– Nickel (z.B. in Scheren) – Haarfärbemittel – Naturlatex	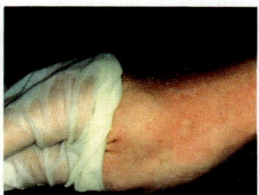
Medizin: – Schwester – MTA – Arzt	– Hände waschen – Hände desinfizieren – Benutzung von Latexhand- schuhen	– Desinfektions- mittel – Gummi- chemikalien	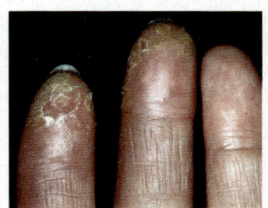
Handwerk: – Maurer – Auto- mechaniker – Elektro- techniker	– Zement-/ Kalkarbeiten – Ölwechsel – Maschinen- reparaturen	Dichromat in: – Öl – Zement – Lederhand- schuhen	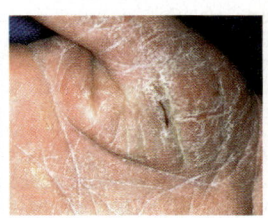
Gärtner Florist 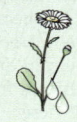	– Kontakt mit Erde – feuchte Blumen und Pflanzensäfte	Pflanzensäfte von: – Kamille – Chrysanthemen – Tulpen	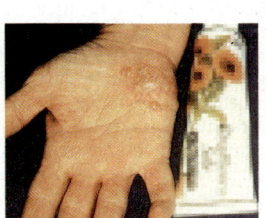
Bäcker 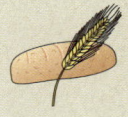	– Kontakt mit: – Duftstoffen – Gewürzen – Mehl/Teig	– Dichromat in Mehl – Zimt – Vanille	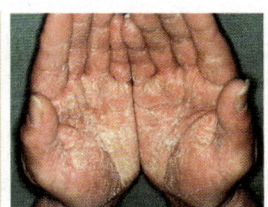

A. Beispiele und Klinik

Allergie und Beruf

189

A. Ätiologie und Häufigkeiten

Berufsbedingte Atemwegserkrankungen werden durch allergisch, chemisch-irritativ oder toxisch wirkende Inhalationsnoxen hervorgerufen. Jeder begründete Verdacht auf das Vorliegen einer Berufserkrankung ist meldepflichtig. Allergische obstruktive Atemwegserkrankungen einschließlich der Rhinopathie werden unter Ziffer 4301 der Berufskrankheitenverordnung zusammengefasst. Für Isocyanat bedingte Atemwegserkrankungen (überwiegend Isocyanat-Asthma, selten Isocyanat-Alveolitis) wurde 1993 eigens die Ziffer 1315 geschaffen. Sie beruhen meist auf chemisch-irritativen und nur in 10–20% auf allergischen Mechanismen. Neben den akut-asthmatischen Reaktionen werden unter den Begriff der obstruktiven Atemwegserkrankungen auch chronisch-obstruktive Bronchopneumopathien (COBP) subsumiert. Die Zahl der beruflich verursachten obstruktiven Atemwegserkrankungen ist in den letzten Jahren stetig angestiegen (1.). Über 250 asthmaauslösende Berufsnoxen wurden bisher identifiziert. Eine Auswahl häufiger, allergisch vermittelter Berufsasthma-Erkrankungen ist in 3. zusammengefasst. Als besonders aggressiv sind

- Enzymstaub
- Getreidestaub
- Platinsalze und
- Paraphenylendiamin (Pelzindustrie)

ausgewiesen. In Deutschland dominiert das Bäckerasthma bzw. die Bäckerrhinitis mit annähernd 50% aller Fälle. In neueren Studien wurde interessanterweise auch für allergisch wirkende Berufsnoxen eine Dosis-Wirkungs-Beziehung festgestellt: So finden sich ab einer Mehlstaubbelastung von über 1–2 mg/m³ Luft signifikant erhöhte Sensibilisierungsraten. Neben den obstruktiven Atemwegserkrankungen stellt die exogen allergische Alveolitis (EAA; S. 144 f) eine wichtige wenn auch deutlich seltenere allergische Berufserkrankung des Atemtrakts dar (Ziffer 4201 der Berufskrankheitenverordnung). Eine Auswahl wichtiger Antigene bzw. Auslöser der EAA mit den dazugehörigen Berufsgruppen zeigt 2.

B. Diagnostik und BK-Anzeige

Die Diagnose einer beruflich bedingten, allergischen Atemwegserkrankung setzt eine eingehende Berufs- und Arbeitsplatzanamnese sowie Kenntnisse über die allergene Potenz der verwendeten Substanzen voraus. Die Diagnostik folgt im Wesentlichen dem bereits beim Asthma bronchiale und bei der EAA (S. 138 ff) beschriebenen Vorgehen.

Häufig sind zusätzlich spezifische Provokationstests erforderlich, um die klinische Relevanz der beruflichen Noxe zu dokumentieren. Auch die regelmäßige (z. B. stündliche) Messung der maximalen exspiratorischen Atemflussgeschwindigkeit (peak flow) am Arbeitsplatz kann wichtige Hinweise auf eine arbeitsplatzbezogene Atemwegsobstruktion geben. Hinsichtlich der EAA müssen differenzialdiagnostisch das Organic Dust Toxic Syndrome (ODTS) und die pulmonale Mykotoxikose abgegrenzt werden, die durch eine besonders massive Exposition gegenüber organischen Stäuben bzw. gegenüber Pilzsporen ausgelöst werden.

C. Therapie und Prävention

Die wichtigste therapeutische Maßnahme besteht in der Vermeidung des Allergenkontakts (Karenz; S. 84 f). Nicht selten bedeutet dies für den Patienten die Berufsaufgabe und Umschulung. Ist dies aus individuellen Gründen nicht möglich, so kann in Ausnahmen eine Minimierung des Allergenkontakts durch Änderungen des Produktionsprozesses, Atemschutzgeräte u. a. erwogen werden.

Daneben gelten die Grundsätze der Asthmatherapie (S. 140 f) bzw. der Behandlung der EAA (S. 144 f). Präventive Maßnahmen sollten so früh wie möglich einsetzen, z. B. bereits bei der Berufsberatung von Atopikern. Arbeitsmedizinische Vorsorgeuntersuchungen in Problemberufen können darüber hinaus frühzeitig gefährdete Personen identifizieren, sodass diese z. B. durch innerbetriebliche Versetzungsmaßnahmen von belastenden Tätigkeiten ausgeschlossen werden können.

Beruflich erworbene Allergien des Atemtrakts

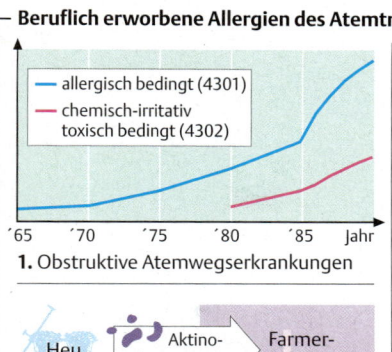

1. Obstruktive Atemwegserkrankungen

— allergisch bedingt (4301)
— chemisch-irritativ toxisch bedingt (4302)

`'65  '70  '75  '80  '85  Jahr`

Tierhaare	**Tierhändler**
Serumproteine	**Laborpersonal**
Latex	**Gesundheits-berufe**
Gummi	**Pharmaindustrie, Druckerei**
Getreide, Mehl	**Bäcker**
Enzyme	**Lebensmittel-industrie**
Paraphenylen-diamin	**Pelzindustrie**
Platinsalze	**Schmuckindustrie**

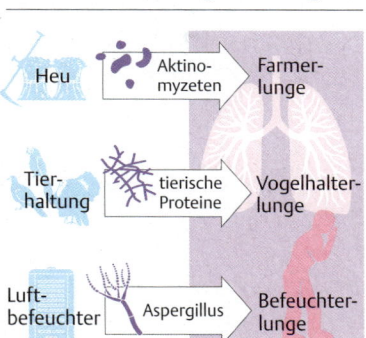

Heu	Aktino-myzeten	Farmer-lunge
Tier-haltung	tierische Proteine	Vogelhalter-lunge
Luft-befeuchter	Aspergillus	Befeuchter-lunge

2. Häufige Antigene (EAA)

3. Häufige Allergene

A. Ätiologie und Häufigkeiten

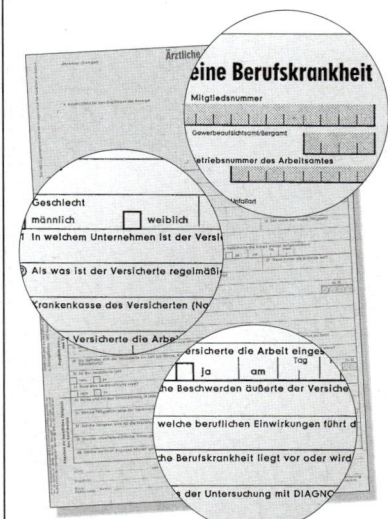

Ärztliche
eine Berufskrankheit

Mitgliedsnummer

Gewerbeaufsichtsamt/Bergamt

Betriebsnummer des Arbeitsamtes

Geschlecht
männlich   weiblich
In welchem Unternehmen ist der Versi...
Als was ist der Versicherte regelmäßi...
Krankenkasse des Versicherten (No...
Versicherte die Arbei...
versicherte die Arbeit einges...
Ja   am
he Beschwerden äußerte der Versiche...
welche beruflichen Einwirkungen führt d...
he Berufskrankheit liegt vor oder wird...
der Untersuchung mit DIAGN...

B. Diagnostik und BK-Anzeige

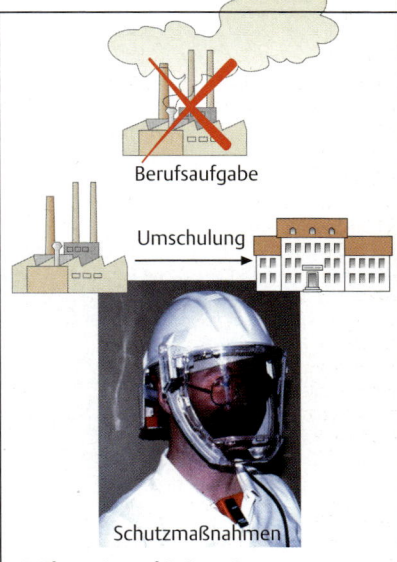

Berufsaufgabe

Umschulung

Schutzmaßnahmen

C. Therapie und Prävention

V

Anhang

Tabellen
Tabelle 1: Einteilung der Vaskulitiden

Einteilung	Lokalisation	Wichtige Charakteristika	Therapie
Granulomatöse Vaskulitiden			
Polyarteriitis nodosa	mittelgroße Arterien	multiples Auftreten, Labor unauffällig	Steroide und Zytostatika
Allergische/ Churg-Strauss-Granuloma-tose	kleine bis große Arterien	asthmatische Beschwer-den, Eosinophilie (pe-ripher; im Infiltrat)	Steroide und Zystostatika
Wegener-Granuloma-tose	kleine bis mittelgroße Gefäße	cANCA, zerfallenes Granulom der Luftwege	Steroide und Zytostatika
Mukokutanes Lymph-knotensyndrom	mittelgroße Arterien	Kinder; EKG-Veränderun-gen	Immunglobuline i. v.
Riesenzellarteiitiden			
Arteriitis temporalis	mittelgroße Arterien	BSG ↑↑; entzündete, verhärtete Temporalar-terie	Steroide: Predni-son ≥ 100 mg/d
Takayasu-Syndrom	große Arterien/ Aortenbogen	BSG ↑↑; Blutdruck der Armarterie ↓; junge Frau	Steroide: Predni-son ≥ 100 mg/d
Polymyalgia rheumatica	mittelgroße Arterien	BSG ↑↑; schmerzhafte Stammmuskulatur	Steroide: Predni-son ≥ 100 mg/d
Lymphozytäre Vaskulitis	präkapilläre Arteriolen/ Kapillaren	Labor unauffällig; selten allergische Auslöser	evtl. Steroide topisch
Leukozytoklastische Vaskulitis			
Vasculitis allergica	postkapilläre Venolen	Purpura der Beine oder distalen Körperregion	Steroide; (Predni-son ± 30 mg/Tag); evtl. Antibiotika
Purpura Schönlein-Henoch	postkapilläre Venolen	4.–11. Lebensjahr; post-infektiös IgA-Nachweis; in 60 % Gelenkbetei-ligung	Steroide? Antibi-otika? Bei rapid progressiver Glo-merulonephritis: Plasmapherese

Tabelle 2: Klinik und Therapie der anaphylaktischen Reaktion

Klinik	Therapie
Stadium 0 *Lokalreaktion* • auf den Kontaktort begrenzte (z. B. kutane) Reaktion	• Allergenzufuhr unterbrechen • kühlen • ggf. lokales Antihistaminikum (z. B. Fenistil-Gel) • ggf. H_1-Blocker (z. B. Telfast, Lisino)
Stadium I *Leichte Allgemeinrektion:* • disseminierte kutane Reaktion (Flush, Urtikaria, Pruritus) • beginnende respiratorische Symptome (Rhinorrhoe, Dysphonie, leichte Dyspnoe) • zentralnervöse Symptome (Unruhe, Cephalgie)	1. Allergenzufuhr unterbrechen; ggf. Tourniquet, ggf. lokale Umspritzung mit Adrenalin (z. B. 0,05–0,1 mg Suprarenin) 2. i. v. Zugang 3. i. v. Antihistaminika (H_1-Blocker: z. B. 1 Ampulle Fenistil; H_2-Blocker: z. B. 1 Ampulle Tagamet) 4. Volumengabe (z. B. 500 ml Ringer-Laktat) 5. ggf. O_2-Gabe (5–10 l/min) 6. Schocklagerung, Überwachung von Puls, RR, Atmung
Stadium II *Ausgeprägte Allgemeinreaktion* • generalisierte kutane Reaktion (s. o.) • respiratorische Symptome (Dyspnoe, Stridor, Larynxödem, beginnender Bronchospasmus) • kardiovaskuläre Dysregulation (Hypotonie, Tachykardie, Arrhythmie) • gastrointestinale Symptome (Übelkeit, Erbrechen, Stuhldrang) • zentralnervöse Symptome (Angst)	1. bis 6. (s. Stadium I) 7. i. v. Glukokortikoide (z. B. 250–1000 mg Solu-Decortin H) 8. inhalativ β_2-Sympathomimetika (z. B. 1–2 Hub Berotec-Dosieraerosol) 9. ggf. i. v. Theophyllin (0,24–0,48 mg Euphyllin langsam i. v.) 10. ggf. i.m. Adrenalin (z. B. 0,1–0,4 mg Suprarenin)

Tabelle 2: Klinik und Therapie der anaphylaktischen Reaktion (Fortsetzung)

Klinik	Therapie
Stadium III *Bedrohliche Allgemeinreaktion* • generalisierte kutane Reaktion (s. o.) • schwere respiratorische Symptome (Bronchospasmus mit bedrohlicher Dyspnoe) • schwere hämodynamische Reaktion (Schock mit Hypotension und Blässe) • gastrointestinale Symptome (akutes Abdomen, Erbrechen, Stuhl- und Urinabgang) • zentralnervöse Symptome (Bewusstseinstrübung bis Koma)	1. i.m. Adrenalin (z. B. 0,1–0,4 mg Suprarenin) *oder* i. v. Adrenalin (z. B. 0,05–0,1 mg Suprarenin) sehr langsam unter Monitoring; die i. v. Gabe kann vier Mal mit 5-minütigem Abstand wiederholt werden 2 Volumengabe (z. B. 500–1000 ml HES 6 %; 1000–2000 ml Ringer-Laktat) 3. O_2-Gabe (5–10 l/min) 4. i. v. Antihistaminika (H_1-Blocker: z. B. 1 Ampulle Fenistil; H_2 Blocker: z. B. 1 Ampulle Tagamet) 5. i. v. Glukokortikoide (z. B. 250–1000 mg Solu-Decortin H 6. inhalativ β_2-Sympathomimetika (z. B. 1–2 Hub Berotec-Dosieraerosol); i. v. β_2-Sympathomimetika (z. B. 0,5–1 Ampulle Bricanyl) 7. i. v. Theophyllin (0,24–0,48 mg Euphyllin langsam i. v.) 8. Schocklagerung, Monitoring; Intubations-, Koniotomie- bzw. Tracheotomiebereitschaft 9. symptomspezifische Medikation: • Schmerzen: z. B. 1 Ampulle Dipidolor i. v. • Kolik: z. B. 1 Ampulle Buscopan i. v. • Epilepsie: z. B. 5–10 mg Valium i. v. • Übelkeit: z. B. 0,5–1 Ampulle Vomex A i. v. • Antidot bei β-Blockern: 1–2 mg Glukagon • Adrenalinunwirksamkeit: i. v. Dobutamin 5–10 μg/ kg KG/min
Stadium IV *Vitales Organversagen* • Atem- und Kreislaufstillstand	Reanimation nach der ABCD-Regel (s. Tabelle 3)

Tabelle 3: Reanimation nach der ABCD-Regel

Atemwege freimachen	**B**eatmen	**C**irculation sichern	**D**rugs (Medikamente)
• Absaugen/Ausräumen der Mundhöhle und des Rachens • Kopfreklination, Esmarch-Handgriff • Lagerung	• Mund-zu-Mund, Mund-zu-Nase-Beatmung, Maskenbeatmung; Intubation • ggf. Koniotomie oder Tracheotomie • O_2-Gabe	• Herzmassage (Herzmassage: Atemspende = 15:2) • Defibrillation	• Adrenalin • Natriumhydrogenkarbonat • Spezifische Therapie (S. 104f)

Anhang

Tabelle 4: Arzneimittel in Schwangerschaft und Stillzeit

Substanz	1.–16. SSW	13.–39. SSW	Stillzeit
Antibiotika			
Penicilline	+	+	+
Aminoglykosidantibiotika	–	–	+
Tetrazykline	–	–	–
Cephalosporine	(+)	+	+
Erythromycin	(+)	+	+
Schmerzmittel			
Paracetamol	(+)	(+)	+
Barbiturate	–	(+)	(–)
Benzodiazepine	(+)	+	+
Antiallergika			
Cromoglicinsäure	–	+	+
Glukokortikoide	–	(+) Minimaldosen	(+) Minimaldosen
Diphenhydramin	–	–	(+)
Meclozin	(+)	+	+
Asthmatherapie			
Theophyllin	(+)	(+)	+
β-Sympathomimetika	(+)	+	(+)

+ unbedenklich, (+) strenge Indikationsstellung, – kontraindiziert/nicht empfohlen; SSW = Schwangerschaftswoche

Prinzipiell muss erwähnt werden, dass jede Medikation in der Schwangerschaft und Stillzeit eine besonders strenge Indikationsstellung verlangt. Gerade in der Organogenese (1.–16. SSW) weiß man bis heute nicht genau um den Einfluss von Medikamenten auf die Entwicklung der einzelnen Organe, und Medikamente sind prinzipiell zu meiden. Aber auch in der späteren Schwangerschaft ist eine exakte Überprüfung der Notwendigkeit durch den Facharzt (z.B. Pulmonologen/Dermatologen) und gleichzeitig durch den behandelnden Gynäkologen wichtig.

Genaue Angaben zu einzelnen Medikamenten können in der aktuellen roten Liste nachgesehen werden. Die obige Tabelle gilt nur als ungefähre Richtlinie.

In der Stillzeit ist zu bedenken, dass aufgrund der noch nicht völlig aktiven und reifen kindlichen Leber Arzneimittelkumulationen beim Säugling auftreten können. Zudem kann die Konzentration von Medikamenten in der Muttermilch nur schwer abgeschätzt werden. Sie hängt von

- der durch die Mutter eingenommenen Medikamentenmenge
- der Proteinbindung
- dem Molekulargewicht
- der Lipophilie
- dem Ionisationsgrad
- dem pH

ab.

Tabelle 5: Allergologisch bedeutsame Pilzarten

Saisonale Allergie	Perenniale Allergie
• Alternaria alternata • Botrytis cinerea • *Cladosporiumarten:* C. cladosporioides, C. herbarum • *Cuvulariaarten* • *Fusariumarten:* F. culmorum, F. solani, F. vasinfectum	• *Aspergillusarten:* A. amstelodami, A. clavatus, A. flavus, A. fumigatus, A. glaucus, A. nidulans, A. niger, A. oryzae, A. penicilloides, A. repens, A. terreus, A. umbrosus, A. versicolor • Chaetomium globosum • *Mucorarten:* M. circinelloides, M. mucedo, M. pusillus, M. recemosus, M. spinosus • *Penicilliumarten:* P. griseofulvum, P. notatum, P. roqueforti, P. viridicatum

Tabelle 6: Häufige Testallergene (Standardtestreihe) und besondere Testreihen anderer Kontaktallergene mit typischer Konzentration
(mit freundlicher Genehmigung der Hermal Kurt Hermann GmbH & Co und der deutschen Kontaktallergie-Gruppe)

Standardtestreihe

Lfd. Nr.	Substanz	Testkonzentration
1	Wollwachsalkohole	30 %
2	4-Phenylendiamin	1 %
3	Thiuram-Mix	1 %
4	Neomycinsulfat	20 %
5	Kobalt(II)-chlorid, 6 H_2O	1 %
6	Nickel(II)-sulfat, 6 H_2O	5 %
7	Benzocain	5 %
8	Kolophonium	20 %
9	N-Isopropyl-N'-phenyl-4-phenylendiamin	0,1 %
10	Kaliumdichromat	0,5 %
11	Mercapto-Mix	1 %
12	Epoxidharz	1 %
13	Perubalsam	25 %
14	4-tert.-Butylphenol-Formaldehydharz	1 %
15	Paraben-Mix	16 %
16	Duftstoff-Mix	8 %
17	Mercaptobenzothiazol	2 %
18	Quecksilber(II)-amidchlorid	1 %
19	Cetylstearylalkohol	20 %
20	Zink-diethyldithiocarbamat	1 %
21	Dibromdicyanobutan/Phenoxyethanol (1:4)	1 %
22	Terpentin	10 %
23	Propolis	10 %
24	Bufexamac	5 %
25	Formaldehyd (in Wasser)	1 %
26	(Chlor)Methylisothiazolon (3:1 in Wasser)	0,01 %

Tabelle 6: Häufige Testallergene (Standardtestreihe) und besondere Testreihen anderer Kontaktallergene mit typischer Konzentration (Fortsetzung)

Lfd. Nr.	Substanz	Testkonzentration
Arzneistoffe I: Antibiotika		
1	Bacitracin	20 %
2	Chloramphenicol	5 %
3	Framycetinsulfat	10 %
4	Gentamycinsulfat	20 %
5	Kanamycinsulfat	10 %
6	Tetracyclinhydrochlorid	2 %
7	Sulfanilamid	5 %
8	Erythromycin	1 %
9	Oxytetracyclin	3 %
Arzneistoffe II: Antiseptika, Antimykotika		
1	Clioquinol	5 %
2	Chlorquinaldol	5 %
3	Fusidinsäure (Na-Salz)	2 %
4	Dichlorophen	0,5 %
5	Clotrimazol	5 %
6	Nystatin	2 %
Arzneistoffe III: Diverse		
1	Menthol	1 %
2	Benzoylperoxid	1 %
3	Dexpanthenol	5 %
4	Ethylendiamindihydrochlorid	1 %
5	Arnikablüten-Extrakt	0,5 %
Augenexterna/-kosmetika		
1	Atropinsulfat (in Wasser)	1 %
2	Edetinsäure Dinatriumsalz	1 %
3	Phenylephrin-Hydrochlorid (in Wasser)	10 %
4	Pilocarpinhydrochlorid (in Wasser)	1 %
5	Polymyxin B Sulfat	3 %
6	Phenylquecksilberacetat	0,05 %
7	Thiomersal	0,1 %
8	Benzalkoniumchlorid	0,1 %
Duftstoffe		
1	Benzylsalicylat	1 %
2	Nelkenöl	2 %
3	Orangenöl	2 %
4	Vanillin	10 %
5	Benzaldahyd	5 %
6	Benzylcinnamat	5 %
7	Zedernholzöl	10 %
8	Eukalyptusöl	2 %
9	Lorbeerblätteröl	2 %
10	Lemongrasöl	2 %
11	Zitronenöl	2 %

Tabellen

Tabelle 6: Häufige Testallergene (Standardtestreihe) und besondere Testreihen anderer Kontaktallergene mit typischer Konzentration (Fortsetzung)

Lfd. Nr.	Substanz	Testkonzentration
Duftstoffe		
12	Pomeranzenblütenöl	2%
13	Pfefferminzöl	2%
14	Salicylaldehyd	2%
Friseurstoffe		
1	Ammoniumpersulfat	2,5%
2	4-Toluylendiamin	1%
3	Glycerylmonothioglycolat	1%
4	Ammoniumthioglycolat	1%
5	4-Aminophenol	1%
6	3-Aminophenol	1%
7	Hydrochinon	1%
8	Cocamidopropylbetain (in Wasser)	1%
Kosmetik/Haushalt		
1	Primin	0,01%
2	Sesquiterpenlactone-Mix	0,1%
3	Kompositen-Mix	6%
4	Natriumbenzoat	5%
5	Toluolsulfonamid-Formaldehydharz	10%
6	1,3-Diphenylguanidin	1%
7	Diphenylthioharnstoff	1%
8	Abietinsäure	10%
9	Tolubalsam	20%
10	Vanillin	10%
11	Benzylalkohol	1%
12	Oxybenzon	10%
13	Abitol (R)	10%
14	Hydrochinon	1%
15	Cocamidopropylbetain (in Wasser)	1%
Pflanzen		
1	Dipenten (dl-Limonen)	2%
2	Usninsäure	0,1%
3	Primin	0,01%
4	Sesquiterpenlactone-Mix	0,1%
5	Kompositen-Mix	6%
Salbengrundlagen und Emulgatoren		
1	Polyethylenglycolsalbe	100%
2	Propylenglycol	5%
3	Trolamin (Triethanolamin)	2,5%
4	Amerchol (R) L101	50%
5	Sorbitansesquioleat	20%
6	Weißes Vaselin	100%

Die Informationen zu den häufigsten Kontaktallergenen wurden mit freundlicher Genehmigung von Prof. Dr. J. Brasch, Deutsche Kontaktallergie-Gruppe, von der Hermal Kurt Herrmann GmbH & Co zur Verfügung gestellt.

Benzocain

Synonyme. Ethoform, Ethyl 4-Aminobenzoat.

Vorkommen. Benzocain ist ein häufig verwendetes Arzneimittel zur örtlichen Schmerzunterdrückung und wird z. B. eingesetzt
- in Arzneimitteln gegen Erkältungserscheinungen
- in hustenstillenden Zubereitungen
- in schmerzstillenden Mitteln (Halsschmerzen, Magenschmerzen, Zahnungsbeschwerden, Rheumaschmerzen)
- in Adstringentien
- in Mitteln gegen Fußpilz
- in Mitteln gegen Hühneraugen, Schwielen und Warzen
- in Mitteln gegen Hämorrhoiden
- in Zubereitungen zur Hautdesinfektion, Mitteln zur Wundbehandlung.

Gruppenallergie. Para-Stoffe wie Derivate der 4-Aminobenzoesäure (z. B. Procain), 4-Phenylendiamin, 4-Toluylendiamin, 4-Aminosalicylsäure, Tetracain und Sulfonamide.

Bufexamac

Synonyme. 4-Butoxy-N-hydroxyphenylacetamid.

Vorkommen. Bufexamac zählt zur Gruppe der Arzneistoffe. Die Substanz wird eingesetzt zur Behandlung von Entzündungen der Haut. Hauptanwendungsgebiete sind Ekzeme aller Art, Neurodermitis, leichte Verbrennungen, Sonnenbrand, Juckreiz sowie Präparate zur Behandlung von Hämorrhoiden.

4-tert.-Butylphenol-Formaldehydharz

Vorkommen. Diese Substanz wird hauptsächlich als Kleber in verschiedenen Anwendungsgebieten eingesetzt, z. B.
- in der Produktion von Schuhen (vielfach zur Befestigung der Sohle)
- in der Bearbeitung von anderen Lederwaren wie Uhrenarmbändern, Gürteln, Hutbändern etc.
- bei der Herstellung von Gummiartikeln
- in der Automobilindustrie (z. B. für Gummidichtungen, Polster etc.)
- in Mauerwerkversiegelungen
- in Sperrholz
- in künstlichen Fingernägeln
- in Prothesen
- in Glaswolle.

Cetylstearylalkohol

Synonyme. Cetearyl Alcohol (INCI), Cetostearylalkohol, Lanette&Warenzeichen; O.

Vorkommen. Cetylstearylalkohol ist in einer Vielzahl pharmazeutischer und kosmetischer Präparate enthalten, wie z. B. in
- Salben und Cremes (u. a. Augensalbe, Vaginalcreme, Nasensalbe, Wundsalbe)
- Präparaten gegen Pilzerkrankungen, auch im Genitalbereich
- medizinischen Seifen
- Sonnenschutzmitteln
- Hautpflegemitteln.

Des Weiteren findet die Substanz Verwendung
- als Verdunstungsschutzmittel
- in der Textilindustrie als Textilhilfsmittel
- als Schaumbremse in Detergentien.

Gruppenallergie. Cetylalkohol, Stearylalkohol.

(Chlor)Methylisothiazolon (3:1)

Synonyme. Methylchloroisothiazolinone (and), Methylisothiazolinone (INCI) u. a.

Vorkommen. (Chlor)Methylisothiazolon ist eines der meistgebrauchten Konservierungsmittel. Es findet Anwendung in einer Vielzahl von Gebrauchsmitteln und aller Art von Pflegeprodukten. In Kosmetika kann es enthalten sein in
- Hautcremes und Körperlotionen aller Art
- Shampoos und anderen Haarpflegemitteln
- Seifen
- Sonnenschutzpräparaten
- Duschgelen und Schaumbädern.

Ferner kommt es in Haushaltsprodukten vor, wie
- Weichspülern, Spülmitteln, Reinigungsflüssigkeiten
- Leimen

- Wasserfarben, wasserlöslicher Wandfarben, speziell Latexfarben
- Polituren und Holzpflegemitteln.

Im industriellen Bereich wird es zur Konservierung von technischen Flüssigkeiten eingesetzt, z. B. zur Nachkonservierung von Kühlschmierstoffen.

Dibromdicyanobutan/ Phenoxyethanol (1:4)

Synonyme. Methyldibromo Glutaronitrile (and), Phenoxyethanol (INCI)
- Dibromdicyanobutan: alpha-Brom-alpha-brommethylglutardinitril, 2-Brom-2-brommethylpentandinitril, 1,2-Dibrom-2,4-dicyano-butan, Tektamer 38
- Phenoxyethanol: 2-Phenoxyethanol, Phenoxetol
- Euxyl K 400

Vorkommen. Die Testsubstanz zählt zu der Gruppe der Konservierungsstoffe. Sie ist ein Gemisch aus Dibromdicyanobutan und Phenoxyethanol. Das Gemisch, aber auch die einzelnen Bestandteile können in Kosmetika vorkommen, wie z. B.
- in Körperpflegemitteln, Hautpflegemilch, Gesichts- und Handcremes, Kinderpflegecremes
- in Duschbädern, -gelen, Waschemulsionen, Shampoos
- in Massageölen und -emulsionen.
sowie im technischen Bereich und in Emulsionen.

Duftstoff-Mix

Vorkommen. Duftstoffe werden praktisch in allen Gebrauchsmitteln eingesetzt. Vor allem
- in Kosmetika wie Parfüms, Eau de Toilette, Seifen, Haarwässern, Pomaden, Rasierwässern, Lippenstiften, Mundwässern, Sprays und Make-up
- in medizinischen Zubereitungen wie Salben, Zäpfchen
- in Reinigungsmitteln
- in Waschmitteln und Weichspülern
- in Lebensmitteln wie Speiseeis, Kaugummi, Backwaren, Limonaden, Pudding, Creme- und Geleespeisen, Soßen, Suppen, Zuckerwaren, Füllungen für Schokoladenwaren
- in technischen Flüssigkeiten.

Gruppenallergie. Perubalsam, Holzteere, Kolophonium.

Epoxidharz

Vorkommen. Epoxidharze werden u. a. eingesetzt
- in der Elektroindustrie
- in der Kunststoffindustrie, z. B. in der Produktion von Isoliermaterialien, Kabeln, Widerständen und Elektrogeräten
- in der Produktion von orthopädischen Prothesen, Herzschrittmachern und Brillen
- in der Produktion von Modellabgüssen
- als Gieß-, Imprägnier- und Verbundharz
- als Bindemittel in Klebstoffen wie z. B. Metall-, Metallfolien-, Fliesen- und Holzklebern (meistens Kleber vom Zwei-Komponenten-Typ, aber auch vom Ein-Komponenten-Typ)
- als Bestandteil von Farben und Schutzanstrichen, z. B. Rostschutzfarbe für Schiffe, Autobodenschutz, Emailleglasuren, Farben für den Oberflächenschutz von Metallen, Zement und Steinen, Lederfarbstoffe, Schutzanstriche für Fußböden
- in der Produktion von glasfaserverstärkten Kunststoffteilen
- in Baustoffen.

Gruppenallergie. Möglich mit Cresylglycidylether.

Formaldehyd

Synonyme. Formaldehyde (INCI), Methanal, Oxymethan.

Vorkommen.
- Als Ausgangsprodukt bei der Herstellung von Kunststoffen und Kunstharzen, v. a. mit Harnstoff und Phenolen, sowie zu Polyacetalen und Melamin. Die Harze werden als Klebstoffe für Spanplatten, zur Oberflächenbehandlung und als Isolierschäume eingesetzt.
- in Desinfektionsmitteln für Kliniken und Labors, auch zur Sterilisation von Instrumenten, zur Fixation und Konservierung histologischer und anatomischer Präparate
- als Desinfektions- bzw. Konservierungsmittel in Kosmetika aller Art sowie in Arzneimitteln wie z. B. Salben, Gurgellösun-

gen, Halstabletten und Gerbsäure-Zubereitungen

- als technisches Konservierungsmittel
- in Photochemikalien (Fixierern)
- in der Farb- und Gummiindustrie
- in der Pelz- und Lederindustrie
- in Textilappreturen, Weichspülern
- in Pflanzenschutz- und Ungeziefervernichtungsmitteln
- bei der Verbrennung von organischem Material wie z. B. Kraftstoff, Tabak und Holzkohle.

N-Isopropyl-N'-phenyl-4-phenylendiamin

Synonyme. IPPD.

Vorkommen.
- Als Alterungsschutzmittel für Gummi bei statisch und dynamisch hochbeanspruchten Vulkanisaten, v. a. bei Schwarzgummi (z. B. Autoreifen)
- in Gummibändern für Unterwäsche
- in Gummistiefeln
- in Schutzmasken (z. B. Taucherbrillen, Atemschutzmasken).

Kaliumdichromat

Synonyme. Kaliumdichromicum.

Vorkommen. Kaliumdichromat kommt als Bestandteil oder Verunreinigung in vielen Substanzen vor. Es bestehen Kontaktmöglichkeiten
- in nahezu allen Berufen und im Haushalt.
- beim Bedrucken und Färben dunkler Wolle (blau,schwarz)
- in Imprägnierungs- und Beizmitteln für Textilien und Pelze sowie in gegerbtem Leder
- in imprägniertem Holz
- in der Zementverarbeitung
- in der Lackindustrie (z. B. Farben für Glas, Porzellan und Kunststoffe; gelber Lack für Straßenschilder
- in Kunststoff-Folien mit Holzcharakter
- in der Bauindustrie für Reparatur- und Füllstoffe
- in Chromsalzlösungen für die Galvanisation (Chrom-Schrauben etc.) und bei verschiedenen Methoden zur Behandlung von Metalloberflächen

- im bei Schweißarbeiten entstehenden Rauch
- in Labor- und Fotochemikalien.

Gruppenallergie. Möglich mit anderen Chrom VI- und Chrom-III-Verbindungen, Nickel, Kobalt.

Kobalt(II)-chlorid

Synonym. Cobalt Chloride (INCI).

Vorkommen. Das eigentliche Allergen ist das Kobaltion. Kobalt kommt als Bestandteil oder Verunreinigung in vielen Metallen und Edelmetallen vor. Darüber hinaus werden seine Salze in nahezu allen Industriezweigen eingesetzt. Im Beruf und beim Umgang mit Haushaltsgegenständen gibt es zahlreiche Kontaktmöglichkeiten. Allergien können auftreten bei geringen Spuren aus
- Modeschmuck, Verschlüssen an Textilien (Reißverschlüsse, Ösen), Brillenbügeln, Metallösen an Schuhen
- Silber- und Weißgoldschmuck
- Bestecken und Küchengeräten
- Haarnadeln, Lockenwicklern
- Metallhülsen von Lippenstiften; Münzen
- Stickern (Namensschildern aus Metall)
- Zahnklammern
- ärztlichen und zahnärztlichen Instrumenten
- Metallstühlen, Türgriffen, Regenschirmen
- Verschlüssen an Handtaschen; Uhrenarmbändern
- Fingerhüten, Nadeln, Scheren, Schreibern
- elektrischen Drähten
- Ferner kann Kobalt enthalten sein in Materialien wie
- Bleich- und Haarfärbemitteln
- Farben, Glasuren
- Mineralölprodukten, Kunstdünger, Zement.

Gruppenallergie. Häufig Nickel, Chromat.

Kolophonium

Synonyme. Colophonium (INCI), Geigenharz.

Vorkommen. Kolophonium und seine Derivate kommen – meist verborgen – in zahlreichen alltäglich gebrauchten Materialien vor. Die Möglichkeit einer Kontaktallergie ergibt sich hauptsächlich beim Umgang mit

- Papier und Pappe
- Pflastern (sofern nicht hypoallergen)
- Klebe- und Isolierbändern, Klebstoffen
- Polituren und Wachsen
- Kosmetika wie Lidschatten, Maskara, Seifen, Haarshampoos, Enthaarungsmitteln, Lippenstiften, Make-up, Nagellack u. a.

Ferner werden Kolophonium-Derivate eingesetzt in

- synthetischen Gummierzeugnissen
- Bodenbelägen
- Lacken, Farben, Glasuren
- Hartwachsen für Sportler (z. B. Tänzer)
- Dichtungsmaterialien
- Trocknungsmitteln
- Löthilfsmitteln und Brauereipech.

Kolophonium kann auch in Arzneimitteln enthalten sein; in einigen Ländern wird es noch in wenigen Produkten eingesetzt.

Mercapto-Mix

Vorkommen.

- Als Vulkanisationsbeschleuniger in der gummiverarbeitenden Industrie für Gummiprodukte aller Art, z. B. Reifen, Hartgummi, Stoffgummierung, Gummiteile von Schuhen und Stiefeln
- als Fungizid und Bakterizid
- als Korrosions- und Alterungsschutzmittel
- in technischen Flüssigkeiten wie Frostschutzmitteln
- in Neopren-Klebern
- in Schmierstoffen
- in photographischen Emulsionen
- früher wurde Morpholinylmercaptobenzothiazol auch in Kühlschmierstoffen verwendet.

Gruppenallergie. Mit anderen Benzothiazol-Derivaten.

Mercaptobenzothiazol

Synonyme. MBT.

Vorkommen.

- Als Vulkanisationsbeschleuniger und Alterungsschutzmittel in der Gummiindustrie
- in Bereifungen
- in Gummibändern
- in Hartgummi
- in Heißluftvulkanisaten

- in transparenten Gummiartikeln
- in Kabeln
- als Hilfsmittel bei der Bestimmung von Metallen
- in Acrylharzdispersionen.

Des Weiteren ist MBT in Mitteln gegen Pilzbefall und in veterinärmedizinischen Präparaten zu finden.

Gruppenallergie. Möglich mit anderen Benzothiazol-Derivaten.

Neomycinsulfat

Synonyme. Fradiomycinsulfat.

Vorkommen. Als Antibiotikum

- in vielen Arzneimitteln zur äußerlichen Anwendung bei Entzündungen, wie z. B. Cremes, Puder, Salben, Ohren- und Augentropfen
- als ein innerlich einzunehmendes Antibiotikum.

Gruppenallergie. Andere Aminoglykoside (z. B. Kanamycin, Paromomycin, Framycetin, Gentamicin und Streptomycin).

Nickel(II)-sulfat

Synonyme. Niccolum sulfuricum.

Vorkommen. Das eigentliche Allergen ist das Nickelion. Nickel kommt als Bestandteil oder Verunreinigung in vielen Metallen und Edelmetallen vor. Darüber hinaus werden seine Salze in nahezu allen Industriezweigen eingesetzt. Im Beruf und beim Umgang mit Haushaltsgegenständen gibt es zahlreiche Kontaktmöglichkeiten. Allergien können auftreten bei geringen Spuren aus

- Modeschmuck, Verschlüssen an Textilien (Reißverschlüsse, Ösen),
- Brillenbügeln, Metallösen an Schuhen
- Silber- und Weißgoldschmuck
- Bestecken, Küchengeräten
- Haarnadeln, Lockenwicklern
- Metallhülsen von Lippenstiften; Münzen
- Stickern (Namensschilder aus Metall)
- Zahnklammern
- ärztlichen und zahnärztlichen Instrumenten
- Metallstühlen, Türgriffen, Regenschirmen
- Verschlüssen an Handtaschen; Uhrenarmbändern

- Fingerhüten, Nadeln, Scheren, Schreibern
- elektrischen Drähten.

Ferner kann Nickel enthalten sein in Materialien wie

- Bleich- und Haarfärbemitteln
- Farben, Glasuren
- Mineralölprodukten, Kunstdünger, Zement.

Gruppenallergie. Häufig Kobalt, Palladium und andere Metallsalze.

Paraben-Mix

Synonyme.
- Ethyl-4-hydroxybenzoat = E214 (Salz: E215); INCI-Bezeichnung: Ethylparaben
- Methyl-4-hydroxybenzoat = E218 (Salz: E219); INCI-Bezeichnung: Methylparaben
- Propyl-4-hydroxybenzoat = E216 (Salz: E217); INCI-Bezeichnung: Propylparaben
- Butyl-4-hydroxybenzoat = INCI-Bezeichnung: Butylbenzoat.

Vorkommen. Parabene werden häufig als Konservierungsstoffe in der pharmazeutischen Industrie, in Kosmetika sowie in bestimmten Lebensmitteln eingesetzt, z. B.

- in Arzneimitteln sowohl zur äußeren als auch zur inneren Anwendung
- in Kosmetika wie Cremes, Lotionen, Make-up, Lippenstiften, Rasierwässern, Seifen, Sonnenschutzmitteln, Enthaarungsmitteln etc.
- in Lebensmitteln wie z. B. marinierten Koch- und Bratfischwaren, Mayonnaise, Gewürz- und Salatsoßen, Fischpasten, Speisesenf, Salaten, Marzipan
- im technischen Bereich zur Konservierung von Ölen, Fetten, Leimen, Schuhputzmitteln.

Gruppenallergie. Mit anderen Parastoffen.

Perubalsam

Synonyme. Myroxylon Pereirae (INCI), Balsam Peru, Indianischer Wundbalsam.

Vorkommen.
- In zahlreichen Medikamenten zur äußerlichen Anwendung, insbesondere zur Behandlung von Unterschenkelekzemen, Hämorrhoiden, Frostbeulen
- als Duftstoff in Kosmetika wie z. B. Toilet-

tenseifen, Haarlotionen, Lippenstiften, Rasierwässern und Zahnpasten
- in Tabak
- in der Zahnheilkunde, z. B. als Aromastoff für Zahnzement und Zahnzementflüssigkeiten
- in Ölfarben
- als Aromastoff in Lebensmitteln wie z. B. Schokoladen-Kuvertüren.

Gruppenallergie. Kolophonium, Benzoesäure, Propolis, Zimtsäure, Benzoin, Duftstoffe, Tolubalsam, Holzteere, Terpentin, Styrax, alpha-Pinen, Dipenten (dl-Limonen).

4-Phenylendiamin

Synonyme. p-Phenylenediamine (INCI), 1, 4-Benzendiamin, p-di-Aminobenzen, Ursol D, PPD.

Vorkommen.
- In Haarfärbemitteln
- als Zwischenprodukt bei der Herstellung von Azofarbstoffen, Pelzfarbstoffen und Lederfarbstoffen
- in photographischen Entwicklern
- in bestimmten Fotokopiersystemen
- in Druckfarben.

Gruppenallergie. Möglich mit allen Para-Stoffen, wie z. B. Azo- und Anilinfarbstoffen, 4-Aminobenzoesäure und ihren Estern (z. B. Benzocain und Procain), Sulfonamiden, 4-Aminosalicylsäure und 4-Toluylendiamin.

Propolis

Synonyme. Propolis Cera (INCI), Bienenkitt, Bienenharz, Stopfwachs, Vorwachs.

Vorkommen. Propolis wird sehr vielfältig insbesondere in Naturheilmitteln eingesetzt, wie z. B.

- in Präparaten zur Behandlung von Reizzuständen der Atemwege, Hautverletzungen
- nichteitrigen Schleimhautentzündungen
- in kosmetischen Präparaten, z. B. in Hautcremes, -lotionen, Lippenstiften, Zahnpasten sowie Mundwässern
- in Pflastern (Klebstoff)
- innerlich bei Ohrenerkrankungen, Bronchitiden, rheumatischen Beschwerden, Depressionen und Müdigkeit

- in Lebensmitteln wie Kaugummi und Karamel
- in der Textilindustrie
- als Modelliermasse
- zur Herstellung von Polituren und Firnissen.

Gruppenallergie. Möglich mit Perubalsam und Kolophonium.

Quecksilber(II)-amidchlorid

Synonyme. Quecksilberpräcipitat, Hydrargyrum praecipitatum album.

Vorkommen. Quecksilberamidchlorid wurde früher in einigen Arzneimitteln verwendet. Quecksilberhaltige Wirkstoffe sollen aus toxikologischen Gründen nicht angewendet werden. Es gibt genügend Alternativen mit analoger Wirkung.

Gruppenallergie. Möglich mit Quecksilber und dessen organischen und anorganischen Verbindungen.

Terpentin

Synonyme. Turpentine (INCI), Terebinthina.

Vorkommen.
- In Kosmetika wie z. B. Flüssigseifen, Badeölen, Cremes und Lotionen
- in arzneilich verwendeten Präparaten wie lokalen Antiseptika, Zubereitungen zur Steigerung der Harnausscheidung (Diuretika), hautreizenden Pflastern und Salben sowie zur Inhalation gegen Bronchitis
- in Lösungsmitteln und Verdünnern
- in Lederpolituren
- in Reinigungsmitteln, insbesondere Reinigungsmitteln mit Kiefernduft
- in der Riechstoffindustrie
- als Klebemittel für Porzellan und Glas
- als Einschlussmittel für mikroskopische Präparate
- in Stempel- und Druckfarben
- in der Farbindustrie bei der Herstellung elastischer Lacke, von Schutzanstrichen und Polituren
- in der optischen Industrie zum Kitten von Linsensystemen.

Gruppenallergie. Kolophonium, Perubalsam, Limonen, Chrysanthemum, Pyrethrum, Geraniol und alpha-Pinen.

Thiuram-Mix

Vorkommen.
- Als Vulkanisationsbeschleuniger
- in der Gummiindustrie für Gummiartikel aller Art, z. B. Regenkleidung, Stiefel, Schuhe, Handschuhe, Fingerlinge, Gürtel, Masken, Badekappen, Knieschützer, Gummibänder in Strümpfen und Unterwäsche, Kondome und Pessare
- in verschiedenen Gummiartikeln, z. B. Kabelisolierungen, Ballons, Schläuchen, Duschmatten, Klebebändern, Stethoskopen, Kathetern, Schwämmen, elastischen Bandagen und Dichtungsringen
- in Desinfektionssprays
- in der Automobilindustrie: Reifen, Dichtungen und Kabelisolierungen sowie Fahrradindustrie: Sättel, Reifen, Griffe, Bremsbeläge
- in Holzschutzmitteln
- in tiermedizinischen Präparaten
- Tetramethylthiuramdisulfid wird in Arzneimitteln zur Behandlung des chronischen Alkoholismus verwendet.

Gruppenallergie. Möglich mit Carbamaten.

Wollwachsalkohole

Synonyme. Lanolin Alcohol (INCI), Alcolanum.

Vorkommen.
- In Arzneimitteln zur äußerlichen Anwendung
- in Kosmetika (Salben, Cremes, Lotionen, Seifen, Lippenstiften, Shampoos etc.)
- in Druckfarben
- in Möbelpolitur
- in technischen Flüssigkeiten (z. B. Schneidemulsion)
- in Erzeugnissen zur Oberflächenversiegelung von Metallen
- in Imprägnierungsmitteln für Leder und Textil
- in Materialien zur Kabelisolierung
- in Skiwachsen.

Gruppenallergie. Möglich, aber nicht obligat mit AmercholT L 101, Adeps lanae, Wollwachsalkoholsalbe.

Zink-diethyldithiocarbamat

Synonyme. Zink-N-diäthyldithiocarbamat, ZDEC, Etazin, Ethasan, Nocceler EZ, Robac ZDC, Sanceler EZ, Vulcafor ZDEC, Vulkacit LDA, Ethazate.

Vorkommen. Zink-diethyldithiocarbamat zählt zur Gruppe der Gummichemikalien. Die Substanz wird zur Beschleunigung der Vulkanisation eingesetzt. Grundsätzlich kann Zink-diethyldithiocarbamat in allen Gummiprodukten enthalten sein. Dabei kommen vorrangig in Betracht:

Im häuslichen Bereich
- Gummi- und Latexhandschuhe
- Gummistiefel
- Badeschuhe.

Im beruflichen Bereich
- Gummi- und Latexhandschuhe
- Reifen
- Dichtungen
- Kabelisolierungen
- Schutzanzüge, -masken, -handschuhe.

Gruppenallergie. Möglich mit anderen Carbamaten.

Beispiel für ein Symptomtagebuch

Monat:					Jahr:				
	Stärke der Beschwerden:		+ ++ +++	= leicht = mäßig = stark	Beschwerden traten auf (bei):				
Tag	Haut	Husten	Asthma	Nase	Augen	drinnen/ draußen		Sonne/ Regen	Medikamenteneinnahme: Präparatname, Dosierung
01									
02									
03									
04									
05									
06									
07									
08									
09									
10									
11									
12									
13									
14									
15									
16									
17									
18									
19									
20									
21									
22									
23									
24									
25									
26									
27									
28									
29									
30									
31									

Affinität. Maß für die Bindungsstärke zwischen einer antigenen Determinante (Epitop) und einem Antikörperbindungsort.

Agretop. Der Teil eines Antigens oder eines Antigenfragments, der mit einem MHC-Molekül interagiert.

Allergen. Im deutschen Sprachraum ein Fremdantigen, das eine Typ-I- oder Typ-IV-vermittelte Immunantwort hervorrufen kann. Allergene sind meist Polypeptide oder Proteine (M_r 5000–50), deren Sensibilisierungspotenz durch den chemischen Aufbau und die Kombination der allergenen Determinanten (Epitope) bestimmt wird.

Allergie. Überempfindlichkeit des Organismus gegen körperfremde Stoffe, die zu Störungen besonders im Bereich der Haut, Schleimhäute und Atemwege, des Gastrointestinaltrakts oder des Gefäßsystems führt (z. B. Urtikaria, Ekzeme, Ödeme, Konjunktivitis, Rhinitis, Asthma).

Anaphylaxie. Antigenspezifische, primär IgE-vermittelte Immunreaktion, die mit Vasodilatation und Kontraktion der glatten Bronchialmuskulatur einhergeht und tödlich verlaufen kann.

Anosmie. Völlige Aufhebung des Geruchsvermögens.

Antigen. Jede Substanz, die eine spezifische Immunantwort auslösen kann. V.a. sind Proteine und Glykoproteine antigenwirksam; jedoch können auch kleinmolekulare Substanzen, die für sich allein nicht in der Lage sind, eine Immunantwort auszulösen (Haptene), durch Bindung an körpereigene Proteine (Hapten-Carrier-Komplex) zu Vollantigenen werden und eine Immunantwort auslösen.

Antigenprozessierung. Proteolytische Zersetzung eines Antigens innerhalb einer Zelle. Dies kann dazu führen, dass dabei entstehende Peptidsequenzen durch MHC-Moleküle gebunden und an der Zelloberfläche präsentiert werden.

Antigenpräsentierende Zellen. Makrophagen, dendritische Zellen, Langerhans-Zellen und verwandte Zellen, die Mikroorganismen und Antigene/Allergene aufnehmen, prozessieren, auf MHC-Molekülen präsentieren und damit T-Lymphozyten stimulieren können.

Apoptose. Programmierter Selbstmord einer Zelle.

Asthma. Anfallsweise auftretende Verengung der Atemwege auf dem Boden eines chronisch entzündeten, überempfindlichen Bronchialsystems.

Atopiker. Menschen mit angeborener Neigung, Heuschnupfen, allergisches Asthma bronchiale oder ein atopisches Ekzem zu entwickeln.

B-Lymphozyten (B-Zellen). Lymphozyten, die Immunglobuline sezernieren.

Berufskrankheit (BK). Nach § 9 SGB VII sind BK solche, die die Bundesregierung durch Rechtsverordnung mit Zustimmung des Bundesrates als BK bezeichnet und die Versicherte infolge einer dem Versicherungsschutz begründeten Tätigkeit erleiden. Darunter fallen Krankheiten, die nach den Erkenntnissen der medizinischen Wissenschaft durch besondere Einwirkungen verursacht sind, denen bestimmte Personengruppen durch ihre Tätigkeit in erheblich höherem Grade als die übrige Bevölkerung ausgesetzt sind. Bisher (Stand 1999) sind 61 BK registriert: darunter 26 durch chemische Einwirkungen verursachte Gesundheitsschäden z. B. durch Metalle, Schwefelwasserstoff, Lösungsmittel, Halogene, Benzol, SiO_2 etc. Allergien zählen zu den häufigsten Berufskrankheiten.

Chemotaxis. Gerichtete Bewegung von Zellen entlang eines Konzentrationsgradienten von bestimmten chemotaktischen Faktoren.

Dendritische Zellen. Antigenpräsentierende Zellen – in der Haut als Langerhans-Zellen bekannt –, die sich aus der Makrophagen/Monozyten-Reihe entwickeln und die in besonderem Maße T-Zell-stimulierende Eigenschaften besitzen; sie werden deshalb auch als professionelle antigenpräsentierende Zellen bezeichnet.

Dermatitis. Akute Entzündung der Haut unter Mitbeteiligung der Epidermis (s.a. unter Ekzem).

Effektorzellen. Funktionelle Bezeichnung für Lymphozyten und Phagozyten, die die eigentlichen Endeffekte der Immunantwort ausüben.

Ekzem. Chronische Entzündung der Haut unter Mitbeteiligung der Epidermis. Im akuten Stadium kommt es zu Juckreiz, Rötung, Bläschenbildung, Nässen und Krusten, im chronischen Stadium zu Lichenifikation, Schuppung, Hyperkeratosen, Rhagaden u. a. Dermatitiden oder Ekzeme sind meist toxisch, können aber auch allergisch bedingt sein.

endogen. Im Körper selbst entstanden.

Entzündung. Abwehrreaktion des Organismus und seiner Gewebe gegen verschiedenartige (schädigende) Reize. Sie ist charakterisiert durch: Erythem, Überwärmung, Schwellung und oft Schmerz; ggf. mit Funktionseinschränkung des betroffenen Bereichs.

Epitop. Der antigene Ort auf einer Moleküloberfläche, der durch den spezifischen Antikörper gebunden wird. Synonym: antigene Determinante.

Exanthem. Effloreszenzen der Haut, die meist auf größere Hautpartien ausgedehnt sind. Die Erscheinungen müssen einen zeitlichen Ablauf (Anfang, Höhepunkt, Ende) erkennen lassen.

exogen. Von außen wirkend.

Hapten. Kleines Molekül, das die Funktion eines Antigens übernehmen kann, für sich allein jedoch keine Immunantwort hervorruft und deshalb an einen geeigneten „Träger" binden muss (Hapten-Carrier-Komplex).

Humanes Leukozyten Antigen (HLA, MHC). Moleküle, die Peptidsequenzen innerhalb einer Zelle aufnehmen, binden, zur Zelloberfläche transportieren und dort an CD4$^+$- oder CD8$^+$-T-Lymphozyten präsentieren.

Hyposmie. Herabgesetztes Geruchsvermögen.

Idiosynkrasie. Angeborene Überempfindlichkeit gegenüber bestimmten (exogenen) Stoffen bereits beim ersten Kontakt aufgrund eines Enzymdefekts (z. B. Favismus, Gegensatz: Allergie).

Immunkomplex. Produkt einer Antigen-Antikörper-Reaktion; kann auch Komponenten des Komplementsystems enthalten.

Immunsuppression. Schwächung oder Unterdrückung der Immunantwort.

Infektion. Übertritt eines potenziell pathogenen infektiösen Agens (z. B. Parasit, Bakterium, Virus, Prion) in den Organismus.

Interferon. Interferone werden von einer Reihe verschiedener Zelltypen synthetisiert. Sie

spielen bei der unspezifischen Abwehr von viralen Infektionen eine wichtige Rolle, indem sie die Replikation des betreffenden Virus unterbrechen.

Interleukine. Gruppe von Molekülen, die als Signalüberträger zwischen Zellen dient. Bislang sind 21 Interleukine charakterisiert. Mit gentechnologischen Methoden ist die Herstellung größerer Mengen möglich geworden.

Intoxikation. Vergiftung. Die verursachenden Stoffe können künstlich hergestellt werden oder mineralischen, pflanzlichen, tierischen oder mikrobiellen Ursprungs sein. Sie können über den Gastrointestinaltrakt, die Atmungsorgane, die unverletzte Haut, aber auch durch Wunden oder durch Injektion in den Körper gelangen. Die Schwere der Erkrankung hängt von der Giftigkeit (Toxizität) des Stoffs (Gift), der Menge (Dosis), der Einwirkzeit (Dauer) und von der Empfänglichkeit (Suszeptibilität) des von der Vergiftung betroffenen Menschen ab. Der Vergiftete zeigt i.d.R. für den Krankheitsprozess charakteristische Symptome.

Inzidenz. Anzahl der Neuerkrankungen an einer bestimmten Krankheit innerhalb eines bestimmten Zeitraums; epidemiologisches Maß zur Charakterisierung des Krankheitsgeschehens in einer bestimmten Population.

Kombinationswirkung. Wirkungsverstärkung oder -abschwächung, die eintreten kann, wenn mehrere gleichzeitig vorhandene biologische Substanzen vergleichbare Wirkungsmechanismen besitzen und damit z. B. auf bestimmte Organe oder biochemische Funktionen des Organismus einwirken (z. B. Medikamente, Zytokine).

Kreuzreaktion/Kreuzallergie. Immunologische Reaktion spezifischer Antikörper bzw. spezifischer sensibilisierter T-Lymphozyten mit unterschiedlichen Substanzen (i.d.R. Proteine, Kohlenhydrate, Glykoproteine), die ähnliche oder identische antigene Determinanten besitzen.

Ligand. Ein Molekül, das ein anderes Molekül spezifisch bindet.

Major Histokompatibility Complex (MHC). Haupthistokompatibilitätskomplex, s. Humanes Leukozyten Antigen.

Natürliche Killerzellen (NK). Lymphozyten, die keinen T-Zell-Rezeptor exprimieren und für

MHC-Klasse-I-negative Zellen zytotoxisch sind.

Noxe. Schadfaktor, d. h. allgemein jeder schädigende Einfluss, z. B. physikalischer Art (Strahlung, Lärm) oder chemischer Art (Schadstoffe).

Plasmazellen. Höhere Differenzierungsform der B-Lymphozyten, die Immunglobuline in großen Mengen produziert und freisetzt.

Prävalenz. Anzahl der Erkrankungsfälle an einer bestimmten Erkrankung bzw. Häufigkeit eines bestimmten Merkmals zu einem bestimmten Zeitpunkt (Punktprävalenz) oder innerhalb einer bestimmten Zeitperiode (Periodenprävalenz); epidemiologisches Maß zur Charakterisierung des Krankheitsgeschehens in einer bestimmten Population.

Priming. Induktion einer Immunantwort gegen ein Peptid. Auf zellulärer Ebene: Aktivierung einer Zelle.

Prozessierung. s. Antigenprozessierung.

Sensibilisierung. s. Priming.

T-Helferzelle (T$_H$). T$_H$-Lymphozyten tragen Antigenmarker der CD4-Subklasse. Sie erkennen Peptide auf MHC-Klasse-II-Molekülen und nehmen eine zentrale Rolle bei der Initiierung, Aufrechterhaltung und Steuerung von Immunreaktionen ein.

T-Lymphozyten (T-Zellen). Lymphozyten, die den T-Zell-Rezeptor exprimieren. Über diesen erkennen sie spezifische Peptide auf MHC-Molekülen; s.a. T-Helferzelle und zytotoxische T-Lymphozyten.

Toleranz. Zustand einer spezifischen immunologischen Nichtreaktivität.

Toxine. Giftstoffe von Mikroorganismen (z. B. Mykotoxine aus Pilzen, Bakterientoxine), Pflanzen (z. B. Phytotoxine) oder Tieren, mit nach unterschiedlichen Inkubationszeiten auftretender spezifischer Wirkung (im Unterschied zu chemisch definierten Giften).

Wirkungsmechanismus. Deutung der Elementarvorgänge pharmakologischer und toxikologischer Wirkungen auf biochemischer, physikalischer und physiologischer Ebene. Jeder Wirkung liegt ein chemischer Mechanismus zugrunde. Sind die Mechanismen nicht hinreichend bekannt, spricht man von Wirkungsweise.

Zytokine. Allgemeinname für lösliche Moleküle, welche Interaktionen zwischen Zellen vermitteln.

Zytotoxische T-Lymphozyten (T$_c$). T-Lymphozyten, die das CD8-Molekül exprimieren, an MHC-Klasse-I-Moleküle binden und vorwiegend zytotoxisch wirken.

Glossar

Wissenschaftliche Gesellschaften und Arbeitsgruppen

Allergie-Dokumentations- und Informationszentrum (ADIZ)
Burgstr. 12
33175 Bad Lippspringe
Telefon: 0 52 52/95 45 00

Ärzteverband deutscher Allergologen e.V. (ÄDA)
Geschäftsstelle
Blumenstr. 14
63303 Dreieich
http://www.aeda.de

Arbeitsgemeinschaft Dermatologische Forschung e.V.
Sekretariat
Regina Jeannet
Schering AG, Exp. Dermatologie
13342 Berlin
Telefon: 0 30/46 81–48 33
Fax: 0 30/46 81–80 51
E-Mail: adf.sekretariat@schering.de
http://www.adf-online.de

Deutsche Akademie für Allergologie und Umweltmedizin (DAAU)
Geschäftsstelle
c/o MedCom international
Godesberger Allee 154
53175 Bonn

Deutsche Dermatologische Gesellschaft
Geschäftsstelle
Karin Sachs, Congress Projekt Management GmbH
Letzter Hasenpfad 61
60598 Frankfurt/Main
Telefon: 0 69/60 90 95-31
Fax: 0 69/60 90 95-40
E-Mail: cpm.sachs.ffm@t-online.de

Deutsche Gesellschaft für Allergologie und klinische Immunologie (DGAI)
Geschäftsstelle
c/o Klinik und Poliklinik für Dermatologie und Allergologie am Biederstein
Biedersteiner Str. 29
80802 München

Geschäftsstelle
c/o BG Kliniken
Bürkle-de-la-Camp-Platz 1
44789 Bochum
http://www.dgaki.de

European Academy of Allergology and Clinical Immunology (EAACI)
PO Box 24140
S-10451 Stockholm
Sweden
http://www.eaaci.org

International Association of Allergology and Clinical Immunology/The World Allergy Organization (IAACI/WAO)
611 East Wells Street
Milwaukee, WI 53202
USA
http://www.iaaci.org

Österreichische Gesellschaft für Allergologie und Immunologie (ÖGAI)
Heinrichstr. 31
A-8010 Graz

Schweizerische Gesellschaft für Allergologie und Immunologie
Gryphenhybeliweg 40
CH-3000 Bern 6

Patientenorientierte Verbände und Gruppen

Allergie Verein in Europa e.V.
Petersgasse 27
D-36037 Fulda
Marienstr. 57
99817 Eisenach
Telefon: 0 36 91/21 30 88

Allergie- und umweltkrankes Kind e.V.
Westerholter Straße 142
45892 Gelsenkirchen (an der Städtischen Kinderklinik Gelsenkirchen)
Telefon: 02 09/3 05 30 oder 02 09/36 93 06
Fax: 02 09/3 80 90 37
E-Mail: AUKGE@aol.com

Arbeitsgemeinschaft Allergiekrankes Kind (AAK)
Nassaustr. 32/Hauptstr. 29
35745 Herborn
http://www.aak.de

Arbeitsgemeinschaft Asthmaschulung im Kindes- und Jugendalter e.V.
Die Geschäftsstelle der AG befindet sich immer am Dienstort des Vorsitzenden, zur Zeit in Osnabrück.

Geschäftsstelle
OA Dr. R. Szczepanski
Frau B. Heße
Iburger Straße 187
49082 Osnabrück
Telefon: 05 41/56 02–0 oder 56 02–2 13
Fax: 05 41/56 02–1 10
e-mail: rszcz@uminfo.de

Informationen zur AG Asthmaschulung sind auch über die DISA (Dokumentations- und Informationsstelle für Allergiefragen im Kindes- und Jugendalter; s. u.) zu erhalten:

Bundesverband Neurodermitiskranker e.V.
Oberstr. 171
56154 Boppard
Telefon: 0 67 42/25 98
Fax: 0 67 42/27 95
http://www.umwelt-medizin.de/neurodermitis

Deutsche Atemwegsliga
Burgstr. 12
33175 Bad Lippspringe
Telefon: 0 52 52/9 54 05

Deutsche Haut- und Allergiehilfe, Bonn (DHAH)
Gotenstr. 164
53175 Bonn
Telefon: 02 28/3 67 91–0
oder
Fontanestr. 14
53173 Bonn
Telefon: 02 28/35 10 91

Deutsche Hilfsorganisation Allergie- und Asthma e.V. (DHAA)
Bundesgeschäftsstelle
Bonusstr. 32
21079 Hamburg

Deutscher Allergie- und Asthmabund e.V.
Hindenburgstr. 110
41061 Mönchengladbach
Telefon: 0 21 61/8 14 94–0
http://www.daab.de

Deutscher Neurodermitiker Bund e.V.
Mozartstr. 1 oder Spaldingerstr. 210
20097 Hamburg
Telefon: 0 40/23 08 10
Fax: 0 40/23 10 08
HautLine: 01 90/25 10 51
HautFax: 01 90/25 20 52

Dokumentations- und Informationsstelle für Allergiefragen im Kindes- und Jugendalter (DISA)
Dr. Sabine Schmidt
Iburger Straße 200
49082 Osnabrück
Telefon: 05 41/5 84 86–21
Fax: 05 41/5 84 86–22
e-mail : sschmidt@uminfo.de

Patientenliga Atemwegserkrankungen
Wormser Str. 81
55276 Oppenheim
Telefon: 0 61 33/20 21

Schweizerische Elternvereinigung asthma- und allergiekranker Kinder (SEAAK)
Südbahnhofstrasse 14 C
Postfach 529
3000 Bern 17
Telefon: 0 31/3 78 20 10
Fax: 0 31/3 78 20 11
PC: 30–11038-5
E-Mail: seaak@swissonline.ch
Stützpunkte:
● Bern
● Zürich
● Basel
● Aargau
● Biel/Seeland
● Ostschweiz
● Zentralschweiz
● Graubünden
● Suisse romande
● Svizzera italiana
Die genauen Adressen und Telefonnummern der Regionalgruppenleiterinnen sind beim Zentralsekretariat, Tel 031 3 78 20 10, oder per E-Mail zu erfragen.

Bildnachweis

Seite 29
B. Foto Immunkomplexablagerungen aus: Burmester G-R, Pezzutto A. Taschenatlas der Immunologie, Stuttgart: Georg Thieme Verlag; 1998. S. 211C.

Seite 37
A2. Fotos Alternaria – Kultur und Sporen: ALK-SCHERAX Arzneimittel GmbH, Hamburg
A2. Foto Alternaria – Wuchsform: Bencard Allergie GmbH, München

Seite 39
B. Fotos Alternaria und Cladosporium: Bencard Allergie GmbH, München

Seite 43
A. Fotos Hausstaub- und Vorratsmilbe: ALK-SCHERAX Arzneimittel GmbH, Hamburg
B. Foto Penicillium: Bencard Allergie GmbH, München

Seite 119
A. Foto Arteriitis temporalis aus: Burmester G-R, Pezzutto A. Taschenatlas der Immunologie, Stuttgart: Georg Thieme Verlag; 1998. S. 187A.7.

Seite 143
B. Foto Aspergillus fumigatus aus: Heppt W, Bachert C. Praktische Allergologie, Stuttgart: Georg Thieme Verlag; 1998. S. 255

Seite 159
A4. Foto Histologie aus: Heppt W, Bachert C. Praktische Allergologie, Stuttgart: Georg Thieme Verlag; 1998. Tafel XXVII 1.a

Seite 161
A. Fotos lichenoide Reaktion, Goldallergie aus: Rateitschak KH, Wolf HF, Hrsg. Farbatlanten der Zahnmedizin, Bd. 14 Oralpathologie. Stuttgart: Georg Thieme Verlag, 1999. S. 174, 175
B. Foto Candidiasis aus: s. **A.**, S. 67

Anhang

Sachverzeichnis

Die *kursiv* gedruckten Ziffern verweisen auf die Farbtafeln.

Sachverzeichnis